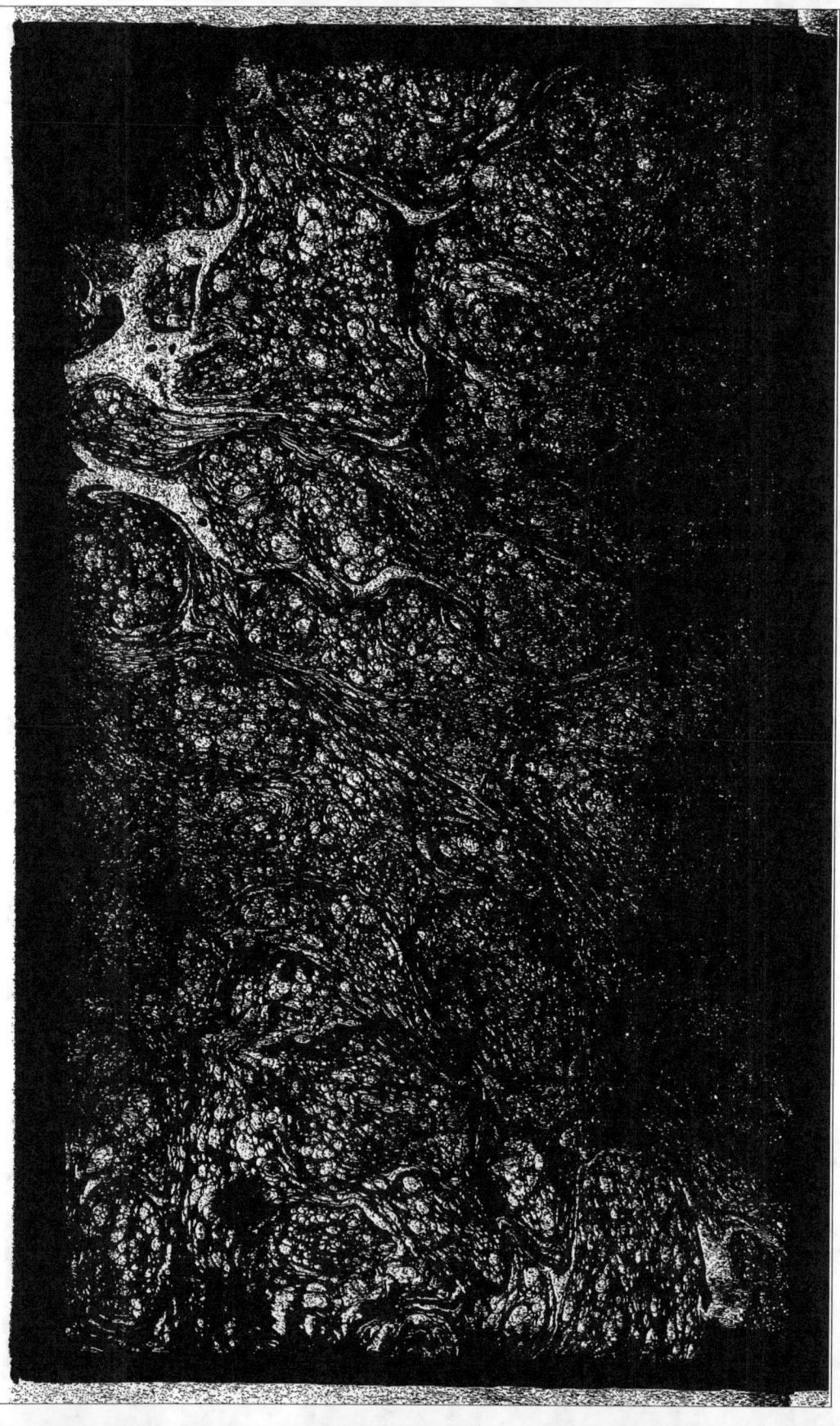

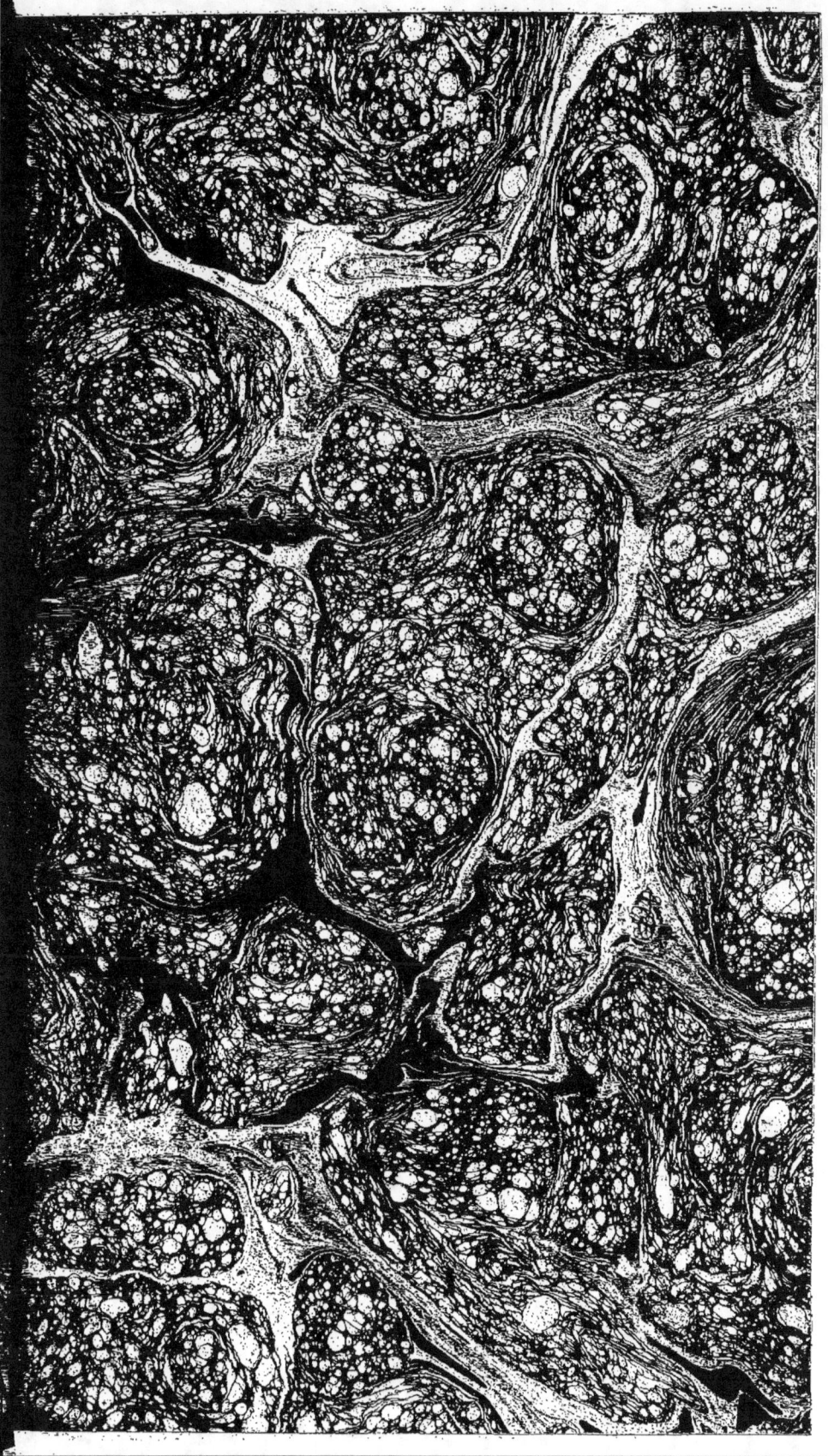

NOSOGRAPHIE

CHIRURGICALE.

TOME II.

5685 b.
2 A

NOSOGRAPHIE
CHIRURGICALE,
OU
NOUVEAUX ÉLÉMENS
DE PATHOLOGIE,

Par M. le Chevalier RICHERAND,

Professeur de la Faculté de Médecine de Paris, Membre de la Légion d'Honneur, Chevalier de l'Ordre de Saint-Wladimir de Russie, et de l'Ordre du Mérite de Bade, Chirurgien en chef-adj[t]. de l'hôpital Saint-Louis, Chirurgien consultant des maisons de la Légion d'Honneur, Membre de l'Académie impériale médico-chirurgicale de Saint-Pétersbourg, des Académies de Vienne, Madrid, Turin, etc.

QUATRIÈME ÉDITION,
REVUE, CORRIGÉE ET AUGMENTÉE.

TOME SECOND.

Instanratio facienda est ab imis fundamentis.
BACO, *Novum organum.*

A PARIS,

Chez CAILLE et RAVIER, Libraires, rue Pavée-Saint-André-des-Arcs, n° 17.

DE L'IMPRIMERIE DE CRAPELET.
1815.

NOSOGRAPHIE,

ou

NOUVEAUX ÉLÉMENS

DE PATHOLOGIE.

CLASSE DEUXIÈME.

MALADIES DE L'APPAREIL SENSITIF.

Les organes des sens, les nerfs considérés comme conducteurs du sentiment, la moelle de l'épine et le cerveau où ces conducteurs vont se rendre, composent cet appareil, destiné à entretenir les rapports de l'homme, en l'avertissant de la présence des objets qui l'environnent, et qu'il a intérêt de connoître. Par les organes des sens sont reçues les impressions sensitives; les nerfs transmettent ces impressions au centre cérébral; et celui-ci, réagissant sur elles, les transforme en idées, les perçoit, les associe, les combine, les analyse, les compare, juge de leurs différences et de leurs analogies, les raisonne, se les rappelle, en compose, en un mot, le système entier de notre intelligence (1).

L'ordre à suivre en décrivant les lésions de cet appareil organique, est visiblement indiqué par la succession naturelle des phénomènes que présente son exercice. L'appareil sensitif, considéré dans son ensemble, chacun des organes qui concourent à sa formation, sont susceptibles des trois modes généraux de lésions auxquels toutes les maladies peuvent être rapportées; des lésions physiques, organiques et vitales peuvent y avoir leur siége, et l'on pourroit les classer et les étudier successivement suivant cet ordre méthodique. Mais dans l'état actuel de la science et de l'enseignement, il vaut mieux se borner à faire l'application de ces idées fondamentales aux maladies des diverses parties de l'appareil sensitif, en subordonnant ici la méthode systématique à la méthode anatomique, bien différente de l'ordre topographique adopté par les anciens et suivi par les modernes, trop portés à confondre ce qui n'est que vieux avec l'antique.

---

(1) Nouveaux Elémens de Physiologie, Tome II.

DE L'APPAREIL SENSITIF.   3

CLASSE DEUXIÈME.
Maladies de l'appareil sensitif.

Ier ORDRE. *Maladie des organes des sens.*

- **Ier SOUS-ORDRE.** *Lésions optiques.*
  - PREMIER GENRE. Affections des parties conservatrices de l'œil, c'est-à-dire, des sourcils, des paupières et des voies lacrymales.
  - DEUXIÈME GENRE. Affections du globe de l'œil considéré comme instrument de réfraction.
  - TROISIÈME GENRE. Affections de la rétine et du nerf optique.
  - QUATRIÈME GENRE. Vices de situation et de direction.

- **IIe SOUS-ORDRE.** *Lésions acoustiques.*
  - PREMIER GENRE. Affections de l'oreille.
  - DEUXIÈME GENRE. Affections du nerf auditif. { Paracousie. Sthénie. Dyscœcie. Asthénie. Surdité. Paralysie. Tintouin. Ataxie.

- **IIIe SOUS-ORDRE.** *Lésions olfactives.*
  - PREMIER GENRE. Affections des fosses nasales.
  - DEUXIÈME GENRE. Affections des nerfs olfactifs.

- **IVe SOUS-ORDRE.** *Lésions tactiles.*
  - PREMIER GENRE. Affections de la main.

IIe ORDRE. *Maladies des nerfs.*

- **Ier GENRE.** *Lésions mécaniques.*
  - ESPÈCES.
  - Compressions.
  - Contusions.
  - Divisions.

- **IIe GENRE.** *Lésions de la sensibilité nerveuse.*
  - Augmentation. Névralgies.
  - Diminution. Foiblesses locales. Danse de S. Guy.
  - Abolition. Paralysies locales.
  - Aberration. Convulsions locales.

IIIe ORDRE. *Maladies de la moelle épinière et du cerveau.*

- **Ier GENRE.** *Lésions mécaniques.*
  - Commotions.
  - Fractures et luxations des vertèbres.
  - Fractures du crâne.
  - *Compressions.*
  - Par des esquilles.
  - Par les os déplacés.
  - Par les fluides épanchés.
  - Encéphalocèle. Déplacement.

- **IIe GENRE.** *Lésions organiques.*
  - Tubercules – cancer – hydatides du cerveau.
  - Tumeurs fongueuses de la dure-mère.
  - Ossifications du cerveau et de ses membranes.
  - Apoplexie } actif.
  - Hydrocéphale } passif.
  - Spina bifida

- **IIIe GENRE.** *Lésions de la sensibilité.*
  - Fièvre ataxique.
  - Céphalalgie.
  - Hypocondrie.
  - Mélancolie.
  - Manie.
  - Démence.
  - Idiotisme.
  - Épilepsie.

Lésions optiques.

Dans cette distribution méthodique des maladies de l'appareil sensitif, les lésions optiques se présentent les premières, et méritent cette place, autant par leur nombre que par l'importance des fonctions confiées aux yeux qu'elles affectent; mais comme le mécanisme de la vision s'accomplit par le concours de plusieurs organes, et que les diverses parties de l'œil lui-même y servent de deux manières bien différentes, cet ordre se trouve naturellement partagé en plusieurs genres.

Le premier se compose des affections qui surviennent aux parties adjacentes de l'œil, aux organes qui le conservent, le protégent et le défendent contre l'action nuisible des corps extérieurs : ce sont les affections des sourcils, des paupières et des voies lacrymales.

Le second comprend les affections du globe lui-même, considéré comme instrument de réfraction ou machine de dioptrique, soit qu'elles troublent sa transparence ; telles sont les taches de son miroir, les troubles de l'humeur aqueuse, l'absence de la pupille, les différens vices de l'iris, l'opacité du cristallin, de sa capsule et du corps vitré; tous obstacles mécaniques qui troublent la vision, en empêchant les rayons lumineux d'arriver au fond de l'œil, pour y peindre sur la rétine l'image des objets qui les réfléchissent, soit qu'elles retardent ou accélèrent la réfraction de ces rayons, et s'opposent à ce que leur foyer ou point de réunion tombe sur la rétine, comme la myopie et la presbytie; soit enfin que le globe entier, désorganisé par suite d'une grande plaie à son enveloppe extérieure, d'une inflammation violente ou d'un carcinome, soit devenu tout-à-fait imperméable à la lumière.

Le troisième genre des lésions optiques embrasse les diverses altérations dont est susceptible la sensibilité de la rétine et du nerf optique; soit qu'elles consistent dans l'accroissement, l'affoiblissement, la destruction ou des anomalies de cette propriété.

Le quatrième genre renferme les fausses directions dans lesquelles le globe de l'œil peut être entraîné par des tumeurs qui le déplacent, et surtout par la force inégale des muscles qui président à ses mouvemens.

Le tableau suivant présente la classification, la nomenclature et la synonymie de toutes les lésions dont l'organe de la vue est susceptible. Quel que soit leur nombre, on trouvera qu'il est bien réduit, si l'on consulte le plus grand nombre des ouvrages qui traitent des maladies des yeux, et spécialement ceux qui ont pour auteurs des oculistes de profession. Ceux-ci semblent vouloir ajouter à leur importance, et étendre leur domaine en multipliant à l'infini le nombre des maladies des yeux, et en leur imposant les noms grecs les plus compliqués. Pour cela, ils décrivent les symptômes différens d'une même maladie comme autant de maladies particulières, et les désignent par les noms grecs très-longs à prononcer et à écrire, comme pour les rendre méconnoissables à l'aide de cette sorte de déguisement. Qui croiroit, par exemple, que la sécrétion trop abondante de l'humeur de Meïbomius, effet de l'irritation des bords libres des paupières, constitue plusieurs maladies? C'est la lippitude, les yeux des malades sont chassieux; mais trop d'irritation empêche l'écoulement de la chassie, la fluxion est sèche, c'est xerophthalmie; la chassie coule-t-elle abondamment, le mal devient psorophthalmie. Si les bords libres, habituellement irrités, s'endurcissent, c'est alors sclérophthalmie, etc. L'autorité d'Ambroise Paré paroît favorable à ceux qui multiplient ainsi les êtres sans nécessité; mais la longue énumération des maux d'yeux, que contient l'ouvrage de ce chirurgien habile, ne lui appartient point: un médecin de son temps, jaloux sans doute de faire briller son savoir, lui a fourni cette nomenclature. « Ces jours derniers, dit Paré, étant en consultation avec M. Cappel, docteur-régent en la faculté de médecine à Paris, homme très-docte et de grande recherche, pour un quidam qui avoit une grande inflammation aux yeux, dont il ne voyoit rien, devisant avec lui, je lui dis, que j'avois très-grand désir de trouver quelque docte médecin en la langue grecque, pour faire un recueil de toutes les maladies des yeux, et en donner l'interprétation en langue françoise. »

ESPÈCES.

Ier GENRE.

Affections des parties conservatrices.

- Plaies du sourcil.
- Pthiriasis. Pediculatio.
- Chute de ses poils. Milphosis. Glabrities palpebrarum.
- Réunion des deux paupières.
- Adhérence des paupières au globe. Ancyloblepharon.
- Plaies, ulcérations et éraillemens.
- Renversemens des paupières. Ectropion. Lagophthalmie.
- Chute de la paupière supérieure. Prolapsus palpebræ.
- Clignotement. Nictatio.
- Tumeurs enkistées des paupières.
- Orgeolets. Grêles. Gravelles.
- Renversemens des cils. Trichiasis. Trichiase de la caroncule.
- Lippitude. Psorophthalmie. Xerophthalmie. Sclerophthalmie.
- Excroissance de la caroncule lacrymale. Encanthis.
- Cancer de la glande lacrymale.
- Oblitération des points et des conduits lacrymaux, du sac et du canal nasal.
- D'où Epiphora, Anchilops, Ægilops, Larmoiement, Tumeur, et Fistule lacrymale.

IIe GENRE.

Affections du globe de l'œil.

- Ophthalmie. Chemosis.
- Pterygion. Végétation de la conjonctive.
- Staphylôme. Tumeur de la cornée.
- Taies. Albugo. Leucoma. Nubecula. Nephelion.
- Hypopion.
- Trouble de l'humeur aqueuse.
- Occlusion de la pupille.
- Eraillemens de l'iris.
- Procidence de l'iris. Proptosis.
- Cataracte. Suffusio.
- Glaucome.
- Myopie. Hydrophthalmie.
- Presbytie.
- Plaies de la sclérotique.
- Inflammation du globe de l'œil.
- Cancer du même organe.

IIIe GENRE.

Affections de la rétine.

- Augmentation de sa sensibilité. Nyctalopie. Sthénie.
- Diminution. Eméralopie. Mydriasis. Asthénie.
- Abolition. Goutte sereine. Amaurosis. Paralysie.
- Aberration. Imaginations. Caligatio. Diplopie. Ataxie.

IVe GENRE.

Vices de situation et de direction.

- Exophthalmie par des abcès dans le tissu graisseux de l'orbite, ou par l'exostose des os qui forment ses parois.
- Strabisme interne, externe, supérieur, inférieur, etc.
- Convulsions habituelles des yeux. Hippos.

Des meilleurs Ouvrages sur les Maladies des Yeux.

Les maladies des yeux sont, peut-être, de toutes les parties de l'art celle sur laquelle nous possédons le plus de traités généraux et de dissertations particulières. Cette richesse est due à ce que, de tout temps, certains hommes se sont exclusivement livrés à cette branche de la chirurgie. De toutes les nations, les Français sont ceux qui l'ont cultivée avec le plus de succès. Les Mémoires de l'Académie de chirurgie, ceux de l'Académie royale des sciences, renferment les nombreux travaux de Mery, de J.-L. Petit, de Daviel, de Laforest, de Lafaye, de Petit de Namur, etc. sur la nature de la cataracte et sur les diverses manières de traiter cette maladie, sur la fistule lacrymale et les divers procédés propres à rendre leur cours naturel aux larmes, etc. Mais, sans parler des dissertations renfermées dans les recueils académiques, la chirurgie française possède un grand nombre de traités *ex professo*, sur les maladies des yeux. A la tête de ces ouvrages, tous plus ou moins recommandables, on doit placer :

1°. Le Traité des Maladies de l'Œil et des Remèdes propres pour leur guérison, enrichi de plusieurs Expériences de Physique; par Antoine Maître-Jean, chirurgien juré du roi, à Mery-sur-Seine ; *in-4*. Paris, 1707 ;

2°. Nouveau Traité des Maladies des Yeux, etc.

par M. de Saint-Yves, chirurgien oculiste de Saint-Cosme; *in*-12. Paris, 1722;

3°. Guérin. Maladies des Yeux; *in*-12. Lyon, 1769;

4°. Manuel de l'Oculiste, ou Dictionnaire Ophthalmologique, par M. de Wentzell; 2 vol. *in*-8°. Paris, 1808.

Dans ce dernier livre, où rien n'est blâmable, sinon l'ordre alphabétique que l'auteur a cru devoir suivre dans l'exposition des matières, M. de Wentzell se montre le digne successeur d'un père célèbre dans les fastes de la chirurgie oculaire. Personne, peut-être, n'a opéré autant de cataractes que cet oculiste renommé, et surtout ne l'a fait avec plus de dextérité. Il avoit imaginé des corrections utiles au couteau de Lafaye (1) : c'est à lui qu'est égale-

---

(1) Quelque ingénieuses que soient les modifications que M. de Wentzell père a fait subir au couteau de Lafaye, il est impossible d'adopter l'opinion de M. de Wentzell fils, et d'affirmer, comme lui, que le *cératotome* et le couteau de Lafaye soient des instrumens *absolument différens*. On ne sauroit trop le redire : celui qui dans notre art perfectionne un instrument ou un procédé, reste toujours à une distance immense de celui qui l'invente, et malheureusement dans l'état actuel de la chirurgie, l'on ne peut guère aspirer à ce dernier genre de gloire. Observons encore que les inventions les plus remarquables sont dues aux chirurgiens qui ont embrassé l'art dans sa totalité, sans se borner à la culture exclusive d'une de ses branches. On auroit lieu de s'en étonner, si l'on ne savoit que le fonds le plus précieux de nos connoissances existe dans la comparaison que nous savons établir

ment dû le précepte important d'inciser obliquement la cornée transparente, etc. Tous ces perfectionnemens de la méthode par extraction, ont été décrits par M. de Wentzell fils, dans son Traité de la Cataracte, publié à Paris en 1786. Cet ouvrage peut être considéré comme une excellente monographie, et proposé pour modèle à ceux qui entreprennent la description particulière d'une maladie et des opérations qu'elle exige.

Aux travaux des chirurgiens français sur les maladies des yeux, il faut joindre les ouvrages publiés par les étrangers sur cette partie de l'art.

Tels sont : 1°. L'Ophthalmographie de *Plempius*, publiée pour la troisième fois à Louvain, sous le titre suivant : *Vopisci Fortunati Plempii, Ophthalmographia, seu tractatus de oculi fabricâ, usu et morbis; in-fol. Lovanii*, 1659;

2°. Les Œuvres de Woolhouse, dont vous trouverez le catalogue dans le premier volume de la Bibliothèque chirurgicale de Haller, ainsi que plusieurs Dissertations particulières de Zacharie

---

entre nos idées. Pour tirer des forces de son esprit le parti le plus utile, celui qui suit la carrière des sciences et des arts doit donc éviter le double écueil d'étendre ses recherches à une trop grande multitude d'objets; ou de les circonscrire dans un cercle trop limité. Si la médecine des Egyptiens resta dans l'enfance, n'en faut-il pas accuser la division de l'art entre une multitude de familles, dont chacune s'adonnoit exclusivement à l'étude et au traitement d'une maladie particulière?

Platner, professeur à Léipsick, indiquées dans le deuxième volume de la même Bibliothèque;

3°. Les Dissertations sur les Maladies des Yeux, recueillies dans la collection de Haller, *Disputationes Chirurgicæ*, 5 vol. *in*-4.;

Le plus grand nombre de ces thèses a pour auteur Mauchart, professeur à Tubinge en Souabe, vers le milieu du 18e. siècle;

4°. Les Remarques sur la Cataracte par le célèbre Pott;

5°. L'ouvrage anglais de Joseph Warner, intitulé : *Description of the human eye and its adjacent parts, together with their principal diseases, and the Methods proposed for relieving them*; London, *in*-8°. 1775;

6°. Les Fascicules de Chirurgie, par Richter, auquel M. de Wentzell reproche avec fondement de s'être attribué les corrections faites par son père, au couteau destiné à l'extraction du cristallin;

7°. Traité pratique des Maladies des Yeux, ou Expériences et Observations sur les maladies qui affectent ces organes; par A. Scarpa, professeur de chirurgie en l'Université de Pavie, etc.; traduit de l'italien, 2 vol. *in*-8.

Cet ouvrage n'a point obtenu en France tout le succès dont il étoit digne. Son auteur y expose, à la vérité, des idées, et préconise des méthodes contraires à celles qui sont adoptées : il préfère pour la cataracte, l'abaissement à l'extraction, et l'établissement d'une route artificielle par la perforation de l'os unguis, pratiquée au moyen du cautère actuel, au rétablissement des voies naturelles dans la fistule lacrymale. Mais toutes les autres maladies des yeux y sont décrites avec fidélité. L'auteur emploie à la recherche de leur mécanisme et de leur véritable nature, tout ce que peuvent fournir de secours les connoissances les plus profondes de l'anatomie la plus délicate, et le talent d'observation porté à ce degré de finesse et de sagacité, qui fait comme le caractère des ouvrages dus aux plus grands médecins de l'Italie.

Nous n'avons pas la prétention de donner la liste complète de tous les auteurs nationaux et étrangers, qui ont écrit particulièrement sur les maladies des yeux. La Bibliothèque Chirurgicale de Haller, la Bibliothèque Médicale de Ploucquet, pourroient aisément faire les frais d'une érudition inutile. Les Traités généraux de chirurgie, les Recueils d'observations renferment tous, sur cette partie de l'art, des détails plus ou moins précieux; et dans tels de ces ouvrages, dans ceux d'Ambroise Paré et d'Heister, par exemple, on trouve plus de choses instructives concernant les maladies de la vue, que dans certains livres spécialement destinés à leur exposition, comme les Traités de Janin, de Gendron, ou dans l'amas d'inepties imprimées par l'abbé Desmousseaux.

La pratique de l'art de l'oculiste suppose une dextérité manuelle, et dans la vue une perspicacité proportionnée à la petitesse des objets sur lesquels elle s'exerce. C'est surtout ici que rien ne peut suppléer à la répétition fréquente des mêmes opérations, et qu'il est essentiel au chirurgien d'être ambidextre. Parmi les oculistes renommés par leur habileté, on citera long-temps de Wentzell père, qui, durant un grand nombre d'années, parcourut l'Europe, opérant toutes les cataractes avec un talent au-dessus de tout éloge, comme il étoit au-dessus de toutes les difficultés. C'est par un mérite analogue que se recommande la mémoire du fameux Taylor, oculiste anglais, malgré le ridicule justement attaché à ses écrits. Observez que c'est dans l'opération de la cataracte que les oculistes font briller leur dextérité. Cette opération est réglée, toutes les circonstances en sont décrites et prévues; l'habitude de son exécution suffit : ce ne sont point ici des cas de chirurgie offrant, dans le cours d'une opération, une foule de circonstances impossibles à prévoir, et qui exigent les connoissances anatomiques les plus exactes, le sang-froid le plus imperturbable, et l'emploi de toutes les ressources que l'art peut offrir.

GENRE PREMIER.

MALADIES DES SOURCILS, DES PAUPIÈRES ET DES VOIES LACRYMALES.

MALADIES DES SOURCILS.

I. — A. Les plaies du sourcil nous présentent deux particularités, relatives à la manière d'en faire la réunion, et aux accidens qui peuvent en être la suite. L'intime adhérence de la peau avec les muscles surcilier et occipito-frontal, rend possible le rapprochement de leurs bords par le moyen des emplâtres agglutinatifs et d'un bandage. On devra raser les poils avant d'appliquer l'emplâtre, et rapprocher les lèvres de la plaie, lors même qu'elles seroient trop contuses pour se réunir sans suppurer; car il importe d'obtenir une guérison la plus exempte possible de difformité. Quand la cicatrice est achevée, on fait en sorte de diriger sur elle les poils qui doivent la dérober à la vue.

On a observé, et j'ai moi-même été témoin des accidens les plus graves survenus à l'occasion des plaies, ou même des simples contusions des sourcils. Petit de Namur les a vues suivies de cécité, de délire, de mouvemens convulsifs, de l'assoupissement léthargique et de la mort. C'est moins peut-être à la lésion de la branche frontale de l'ophthalmique, qu'à la commotion du cerveau, et même à la fracture de la voûte orbitaire, que l'on doit attribuer ces suites funestes d'une plaie en apparence légère.

B. Lorsque les sourcils sont le siége d'une inflammation chronique, avec démangeaison incommode, on doit, avant de prononcer sur la nature vénérienne, dartreuse, etc. de cette inflammation, et lui appliquer des remèdes appropriés, on doit, dis-je, examiner la partie à la loupe. Souvent alors on s'aperçoit que de petits insectes, connus sous le nom de morpions, y sont nichés. On les détruit, en trois ou quatre jours, par des frictions faites avec l'onguent mercuriel.

C. La chute des poils dont le sourcil est couvert, quelle que soit la cause dont elle dépende, qu'elle soit due à la maladie vénérienne, aux dartres, à la teigne, etc., est plutôt une difformité qu'une véritable maladie, et il appartient moins à la chirurgie qu'à l'art cosmétique d'y porter remède. La coloration de la partie dénuée de poils rend le sourcil tout aussi propre à remplir ses usages, qui sont, comme on sait, de mettre l'œil à couvert d'une lumière trop vive, en absorbant ses rayons.

MALADIES DES PAUPIÈRES.

II. — A. Ces deux voiles mobiles qui conservent le globe de l'œil, en le soustrayant à l'action continuelle de la lumière, peuvent le rendre inutile, en empêchant ce fluide d'arriver jusqu'à lui. Tel est l'effet de l'union contre nature des bords libres de chaque paupière ; maladie très-rare, presque toujours congéniale, et qui peut être aussi produite par l'adhérence inflammatoire, à la suite de la petite-vérole.

Lorsqu'un enfant vient au monde les deux paupières réunies, on fait une petite ouverture, en pinçant la peau vers la commissure externe; on introduit par-là une sonde cannelée ; elle sert à conduire les petits ciseaux ou le bistouri mince et étroit avec lequel on fend hardiment la membrane qui établit l'union ; les cils indiquent la direction qu'il faut suivre. Lorsque l'union est immédiate, c'est-à-dire, sans interposition d'une membrane, c'est entre les deux rangées de ces poils que l'incision doit être faite. Les larmes qui mouillent les bords de la division, l'huile d'amandes douces dont on les oint, le soin que prend la nourrice de les séparer en glissant entre eux son anneau, et en empêchant l'enfant de dormir trop long-temps, préviennent une nouvelle adhérence. On peut encore pratiquer des injections mucilagineuses qui offrent le double avantage d'empêcher la réunion des bords, et de calmer la légère phlogose résultante de leur séparation.

Dans les cas où la réunion des paupières est incomplète, l'opération est beaucoup plus facile, et l'on risque moins de blesser, soit l'œil, soit les cartilages tarses.

B. L'adhérence des paupières au globe de l'œil est une affection bien plus grave; elle l'est surtout lorsqu'elle s'étend à la cornée transparente : alors la cécité en est la suite inévitable, puisque la dissection, par laquelle on parviendroit à détacher les paupières du globe, entraîneroit toujours l'opacité de son miroir. Lorsque l'adhérence ne va point jusqu'à la cornée transparente, on dissèque successivement chaque paupière avec un bistouri mince et étroit.

Dans cette opération, que l'on commence par la paupière inférieure, il vaut mieux anticiper sur ces parties que sur le globe de l'œil. On ne sauroit prendre trop de précautions pour empêcher que les paupières ne se recollent à la sclérotique. Le professeur Boyer a vu l'adhérence se renouveler trois fois sur un jeune homme qu'il avoit opéré. Les moyens de la prévenir sont les mêmes que dans le cas précédent. Il faut introduire fréquemment un stylet arrondi entre les surfaces divisées; cela vaut mieux qu'y placer un morceau de papier ou de linge fin imbibé d'huile, corps étranger dont la présence est incommode, douloureuse, et que les mouvemens des parties ont bientôt déplacé.

C. Les plaies faites aux paupières doivent être immédiatement réunies par le moyen des emplâtres agglutinatifs. On y joint l'application d'un *monoculus*, après avoir rempli, avec de la charpie, le creux que présente la partie antérieure de l'orbite. Lorsque ces solutions de continuité sont verticales, et intéressent toute l'épaisseur de la paupière, en s'étendant jusqu'à son bord libre, l'action des fibres palpébrales de l'orbiculaire en tient les lèvres écartées ; il y a alors éraillement de ce bord libre. Une portion de l'œil reste toujours à découvert, et l'impression continuelle de l'air et de la lumière y a bientôt déterminé une inflammation, qui ne guérit que par la suppression de sa cause ; pour cela on réunira les lèvres de la division par un point de suture, en traversant le cartilage tarse. Si la division étoit ancienne, on auroit dû auparavant en rafraîchir les bords. Cette petite opération, analogue à celle du bec-de-lièvre, exige des ciseaux et une aiguille d'une ténuité appropriée à la petitesse des parties.

Les plaies avec perte de substance, les ulcérations de diverses espèces qui peuvent survenir aux paupières, lors même qu'elles sont guéries par le traitement convenable, laissent toujours après elles une autre maladie fort incommode ; c'est le renversement des paupières.

D. Voici comment arrive ce renversement, long-temps rebelle aux moyens de l'art, et dont Bordenave a le premier établi la véritable méthode curative. Nous avons vu, à l'article des plaies qui suppurent, que rien ne se régénère dans le corps de l'homme, à l'exception des parties épidermoïques; que, dans les plaies avec perte de substance, la peau est attirée vers la surface mise à nu, et la recouvre toute entière, lorsqu'elle est assez extensible pour se prêter à cet allongement. Aucune partie de la peau ne jouit d'une plus grande extensibilité que celle des paupières : aussi, voit-on des cicatrices linéaires succéder à leurs plus larges ulcérations. La peau entraîne la conjonctive, et renverse le bord libre des paupières, en mettant leur face postérieure à découvert. L'irritation que la conjonctive palpébrale éprouve par le contact de l'air, y détermine un engorgement inflammatoire; l'œil n'étant plus recouvert par la paupière également renversée, s'enflamme; les douleurs sont vives et la difformité très-grande.

Que faire pour y remédier?

Les anciens, auxquels le véritable mécanisme de la guérison des plaies étoit entièrement inconnu, suivoient une méthode qui augmentoit le renversement, et rendoit la difformité plus hideuse. Ils faisoient, en dehors de la paupière, une incision semi-lunaire. Celse veut qu'on la dirige en sens contraire des courbes que figurent les plis de la peau, c'est-à-dire, que la convexité soit tournée en bas pour la paupière supérieure, et en haut pour l'inférieure. Il se proposoit par-là de rendre plus considérable l'écartement des bords de la division. Mais en vain en tiroit-on les lèvres en sens contraire, par le moyen des emplâtres agglutinatifs et des crochets imaginés pour cet usage ; en vain essayoit-on de fixer une lame de plomb sur la partie saignante, pour obtenir une large cicatrice, et allonger le tissu de la paupière ; les lèvres de la plaie finissoient par se mettre en contact ; l'opération étoit inutile ; rien n'en subsistoit qu'une plus grande difformité. Maître Jean (1) reconnoît l'impossibilité de guérir le renversement des paupières par le procédé de Celse ; il conseille d'emporter le bourrelet que forme la membrane interne gonflée, lorsque le renversement dépend de cette cause. Marc-Aurèle Severin (2) enleva avec succès le cercle tuméfié de la membrane interne, et remit à peu près les choses dans leur état naturel ; mais on ne savoit point étendre ce procédé aux cas de renversement produit par une cicatrice extérieure. Bordenave y fut conduit par un raisonnement très-simple (3) ; aucun moyen ne peut restituer à la paupière la substance qu'elle a perdue : comme il est impossible de l'élargir, retranchons la portion de conjonctive excédante, absolument comme les tailleurs rétrécissent la doublure d'un habit, lorsqu'elle déborde l'étoffe devenue plus étroite. Le succès répondit à son attente. Toujours la paupière reprit sa forme naturelle par

---

(1) Traité des Maladies des Yeux, 1 vol. *in-4*.
(2) *De Mediciná efficaci*, part. 2, *cap.* 33, *de Ectropio*.
(3) Mémoires de l'Académie de Chirurgie, Tome V, *in-4*.

l'excision de sa membrane interne. Il est des cas où le renversement est porté si loin, une grande partie de la peau des paupières se trouvant détruite par une brûlure, un charbon gangreneux ou un ulcère rongeant, qu'il est impossible de la ramener entièrement par l'opération ; la cure n'est alors que palliative. Pour pratiquer cette excision, le malade sera assis sur un siége assez élevé, en face d'une croisée bien éclairée, la tête appuyée et fixée contre la poitrine d'un aide qui embrasse le front avec ses deux mains ; le chirurgien pince la conjonctive boursouflée avec une érigne ou une pince à disséquer, et l'enlève d'un seul coup avec un bistouri ou des ciseaux. Si le renversement étoit énorme, il faudroit, comme Scarpa le conseille, disséquer cette membrane, depuis le cartilage tarse jusque près de l'endroit où elle se réfléchit sur le globe de l'œil, puis en faire l'ablation avec des ciseaux à lames bien évidées. L'excision de la conjonctive est promptement suivie de la réduction de la paupière : le malade guérit parfaitement en quelques jours.

Lorsque le renversement est en dedans, ce qu est fort rare, on pince la peau vis-à-vis l'endroit où le bord libre de la paupière se replie davantage contre le globe de l'œil, puis on en enlève un petit lambeau elliptique. Cette perte de substance ramène en dehors le bord libre garni des poils ciliaires. C'est dans beaucoup de cas, comme l'a très-bien vu Scarpa (1), le meilleur remède contre le trichiasis, ou renversement des cils.

E. Dans la chute ou le relâchement de la paupière supérieure, cette partie descend au-devant de la pupille, et ne peut s'élever, soit qu'il existe un relâchement originel ou accidentel de son tissu, soit que son muscle élévateur ait été frappé de paralysie. Dans quelques individus, la paupière supérieure est, dès la naissance, d'une largeur excessive; l'état œdémateux de la même paupière en augmente aussi l'étendue. Dans le premier cas, on doit pratiquer l'excision dont il vient d'être parlé à l'occasion du renversement en dedans, en ayant l'attention de faire cette perte de substance, le plus haut possible, près l'arcade orbitaire; dans le second, que la structure délicate, cellulaire et lymphatique des paupières, rend extrêmement fréquent, il faut combattre l'œdème par les remèdes appropriés.

L'infiltration aqueuse des paupières est presque toujours symptomatique; la pression du bandage unissant qu'on applique à la suite de l'opération du bec-de-lièvre, le chevêtre employé pour les fractures de la mâchoire, en un mot, tous les appareils qui gênent le retour de la lymphe, par la compression des vaisseaux lymphatiques du visage, entraînent fréquemment l'œdème des pau-

---

(1) *Traité pratique des Maladies des Yeux*, 2 vol. in-8, traduit par le docteur Léveillé.

pières. Le moindre affoiblissement, le plus léger excès, en relâchant la fibre et en diminuant la consistance de l'humeur gélatineuse qui remplit le tissu cellulaire des paupières, les frappe d'un léger empâtement, et augmentant leur transparence, leur donne une teinte bleuâtre, par laquelle les yeux paroissent cernés. Cet accident cesse avec les causes qui y donnent lieu. Il est donc inutile de faire aucun traitement dans la chute de la paupière, dépendante de cette cause ; à mesure que le gonflement œdémateux diminuera, on verra la partie recouvrer toute la liberté de ses mouvemens.

Dans la chute de la paupière, dépendante de la paralysie de son élévateur, l'œil est presque toujours tourné en dehors, parce que la troisième paire étant affectée, les muscles droit supérieur, droit inférieur et droit interne, tombent en paralysie avec le releveur de la paupière, tandis que le droit externe qui ne reçoit pas ses nerfs du même tronc, mais auquel la sixième paire va se rendre en entier, conserve sa contractilité, et entraîne l'œil de son côté. Lorsque cette paralysie est complète et résiste aux vésicatoires placés entre les deux épaules, à la nuque, ou derrière les oreilles, à l'émétique en lavage, aux purgatifs répétés, à de légères frictions faites sur la paupière, avec le baume de Fioraventi et l'alkali volatil, elle doit être réputée incurable. Il faut alors faire un pli à la paupière, et en emporter un petit lambeau longitudinal ; on ne la ramène point tout-à-fait à sa hauteur, mais on fait qu'elle ne descend pas au-devant de la pupille, et n'intercepte plus les rayons lumineux. Je viens de traiter avec succès, par l'application d'un bouton de feu, la maladie dont il est question dans cet article. Une femme âgée d'environ quarante ans, vint à l'hôpital Saint-Louis avec une chute de la paupière supérieure gauche; il y avoit en même temps déviation du globe de l'œil en dehors. La paralysie étoit survenue à la suite de douleurs de tête qui avoient duré plusieurs mois. J'appliquai un bouton de fer rougi à blanc vers la partie moyenne de l'arcade surcilière, vis-à-vis l'endroit où les nerfs ophthalmiques se réfléchissent sur le front, après avoir traversé le trou surcilier. L'escare épaisse d'une demi-ligne se détacha par la suppuration, et la paupière recouvra toute la liberté de ses mouvemens. Le strabisme ne fut point corrigé; mais les fumigations journalières avec le baume de Fioraventi, l'excitation sympathique du tube digestif par l'émétique en lavage, l'ont enfin dissipé.

Lorsque l'abaissement de la paupière supérieure dépend de la contraction spasmodique de l'orbiculaire, spasme rarement idiopathique, mais presque toujours symptomatique et dépendant de l'hystérie ou de toute autre affection nerveuse, on administre les antispasmodiques à l'intérieur, et l'on fait des frictions sur les paupières, avec une solution opiacée.

F. Les mêmes remèdes conviennent dans les

mouvemens convulsifs, connus sous le nom de clignotement des paupières. Ce clignotement est aussi plus souvent symptomatique qu'idiopathique. Quelquefois il est accompagné du tic douloureux de la face. C'est dans un cas de cette espèce, que *Moreau* fit avec succès la section de la branche frontale de l'ophthalmique dans l'endroit où elle se réfléchit sur le front, après avoir traversé le trou surcilier. On cite des exemples de convulsions palpébrales produites par la présence des vers dans le conduit intestinal, et dissipées par l'administration des anthelmintiques.

G. Les paupières sont peut-être plus qu'aucune autre partie du corps, sujettes aux tumeurs enkistées du genre des loupes. Ces petites tumeurs, occupant principalement la paupière supérieure, ne sont pas plus grosses qu'une lentille dans leur commencement, mais acquièrent bientôt le volume d'une fève ou d'une noisette. Elles sont remplies d'une humeur tantôt liquide et mielleuse, d'autres fois grasse et ayant la consistance du suif. Leur siége est plus souvent entre la portion palpébrale de l'orbiculaire et la conjonctive, qu'entre le même muscle et la peau. Aussi, comme l'observe Scarpa, les voit-on presque à nu à travers la conjonctive des paupières, lorsqu'on renverse celles-ci; et devient-il très-facile de les extirper, en les attaquant par ce côté interne : pour cela, le chirurgien saisit le bord libre de la paupière, le renverse, pratique une incision longitudinale sur le kiste, en prenant garde de l'entamer, le dissèque avec une lancette, presse sur lui de manière à ce qu'il fasse saillie à travers la plaie de la conjonctive, puis le saisit avec une pince ou une érigne, et l'enlève d'un seul coup de bistouri ou de ciseaux. Peu importe de laisser quelques lambeaux du kiste ; les larmes empêchent la réunion immédiate des bords de la petite plaie ; et les restes de la poche sont détruits par la suppuration qui dure quelques jours. Les résolutifs sur la paupière conviennent pour prévenir une inflammation trop vive ; ils seroient insuffisans pour arrêter les progrès de la tumeur, et rendre l'opération inutile.

En attaquant les tumeurs cystiques par le dedans de la paupière, on les extirpe plus aisément, la plaie guérit d'elle-même et sans difformité. On ne devroit s'écarter de cette conduite qu'aux cas où la tumeur étant voisine des commissures, il seroit impossible de renverser assez les paupières pour opérer commodément ; on devroit aussi procéder par l'extérieur, si la tumeur étoit immédiatement au-dessous de la peau : on incise alors suivant la direction courbe des fibres palpébrales, afin que la cicatrice linéaire, qui doit résulter de l'opération, se cache aisément dans les replis demi-circulaires de la peau ; on dissèque le kiste conservé dans son entier, avec un petit bistouri ou une lancette, et on le retire en écartant les deux lèvres de l'incision. J'ai mis une fois cette méthode en usage.

Un serrurier, demeurant rue de l'Echiquier,

portoit, depuis plusieurs mois, une tumeur du volume d'une noisette, à la paupière supérieure gauche ; un chirurgien qu'il avoit consulté s'étoit d'abord contenté d'y appliquer des répercussifs ; mais bientôt, convaincu de leur insuffisance par les progrès que faisoit la maladie, il imagina d'employer la pierre infernale. Cette application fut faite d'une manière timide. Le caustique enflamma seulement la peau qui recouvroit le kiste, l'amincit et détermina une adhérence intime entre cette peau et les parois de la poche. J'en fis l'extirpation en vendémiaire an 12, en présence du docteur Valette. L'incision faite sur la tumeur, quoique extrêmement superficielle, ouvrit le kiste, tant la peau amincie y adhéroit intimement ; alors sortit une matière grumeleuse blanchâtre, plutôt semblable à de la cire brisée qu'à du suif. Ce ne fut pas sans difficulté que je parvins à enlever le kiste ; il étoit tellement adhérent à la peau, par son côté antérieur, qu'il fut impossible de l'en séparer. Je me contentai d'enlever le reste par lambeaux ; je réunis immédiatement ; la guérison fut complète au bout de 48 heures. Cette tumeur étoit un athérome. Celles qui ont leur siége au-dessous du muscle appartiennent presque toujours aux méliceris.

H. De petites tumeurs dures, arrondies et blanchâtres, se forment près du bord libre des paupières, ou sur ce bord lui-même, entre le cartilage tarse et la membrane qui le recouvre. Les noms d'orgeolets, de grêles et de gravelles leur ont été donnés à raison de leur ressemblance avec un grain d'orge, de grêle, et à cause de la matière pierreuse dont elles sont quelquefois remplies.

L'orgeolet est moins un phlegmon qu'un furoncle du bord libre des paupières; l'inflammation y est lente et peu active; comme le furoncle, il dépend souvent de l'embarras des organes gastriques. Les excès de liqueurs spiritueuses y disposent également. Ici, comme dans tous les furoncles, l'inflammation commence par la peau, s'étend au tissu cellulaire soujacent, et le frappe de mortification. C'est autour de cette portion du tissu, désorganisée, que s'établit une suppuration qui tend à la détacher et l'entraîner au-dehors. Mais ce travail est lent, et l'on doit bien se garder de l'interrompre en ouvrant la petite tumeur. Il faut en abandonner le soin à la nature; la tumeur blanchit et s'abcède; on presse alors doucement sur la paupière, et on en exprime la matière contenue. Le vide qui résulte de la destruction du tissu cellulaire, est rempli au bout d'un ou de deux jours.

Lorsque l'orgeolet s'annonce par la rougeur d'un point quelconque du bord libre des paupières, les répercussifs doivent être mis en usage. L'application de la glace pilée suffit pour le prévenir. Lorsque déjà la peau blanchit, la résolution devient impossible; il faut recourir aux émolliens, tels que la pulpe de pomme, la mie de pain bouillie dans une décoction de guimauve, à laquelle on ajoute un peu de safran. Ces cataplasmes devront être renouvelés plusieurs fois dans la journée. La chaleur et l'humidité qu'ils entretiennent hâtent singulièrement la suppuration, et par conséquent la guérison de la maladie. Les collyres résolutifs sont utiles après la cicatrisation, pour rendre à la paupière le ton qu'elle a perdu.

La matière que contiennent les petits grains blanchâtres que l'on nomme grains ou gravelles, est plus dure que celle de l'orgeolet; ce sont de petites tumeurs enkistées, insolubles, et que l'on ne détruit que par l'extirpation.

I. Les poils dont sont garnis les bords libres des paupières, naturellement recourbés au-dehors, peuvent se renverser en dedans, se porter entre la paupière et le globe de l'œil qu'ils irritent. Une ophthalmie chronique, des taches et des ulcérations de la cornée peuvent résulter de cette direction vicieuse des cils, connue sous le nom de trichiase. Rarement les cartilages tarses conservent leur rectitude ; la maladie est presque toujours due à l'inclinaison vicieuse de ces cartilages. Leur relâchement, à la suite de certaines ophthalmies chroniques, l'irritation qu'entretient le principe dartreux, quelquefois fixé sur les paupières : telles sont les causes de cette variété du trichiasis par le renversement en dedans, du bord libre de la paupière. Celle qui consiste dans la simple déviation de quelques poils, est d'autant plus difficile à guérir, que les cils arrachés repullulent lors même qu'avec l'extrémité d'un stylet rougi on essaie d'en cautériser les bulbes. La curation de l'autre variété s'obtient par l'ablation d'un petit lambeau de peau, en pinçant la paupière le plus près possible de son bord libre renversé.

Lorsque, par cette opération, on a remédié au trichiasis, on doit corriger le vice qui avoit déterminé le roulement du tarse, comme il sera dit à l'article de la lippitude; complication ordinaire de la maladie dont il est question.

Albinus est le seul qui, dans le chapitre VIII du troisième livre de ses Annotations anatomiques, cite l'exemple d'un trichiasis de la caroncule lacrymale. Un des petits poils qui s'en élèvent avoit pris un tel accroissement, qu'on pouvoit l'apercevoir sans le secours de la loupe; son extrémité, se dirigeant alors contre le globe de l'œil, causa une ophthalmie très-douloureuse. Elle résista opiniâtrément à tous les remèdes, collyres, épispastiques, purgatifs, saignées, exutoires, régime approprié. Albinus consulté recherche les causes du mal, aperçoit le poil, l'arrache et guérit. Il ne dit pas si le poil a repoussé.

K. L'écoulement abondant de l'humeur chassieuse que sécrètent les glandes de Meibomius, constitue-t-il une maladie particulière? Les auteurs les plus anciens la décrivent sous le nom de lippitude; mais l'inflammation chronique de bords libres des paupières, qui donne lieu à cet écoulement, n'est presque jamais une affection idiopathique ; peut-être n'existe-t-elle que comme symptôme des dartres, des écrouelles, de la vérole, etc. C'est ordinairement à la suite des ophthalmies atoniques, scrophuleuses, vénériennes et dartreuses, que la lippitude existe ; mais alors, ce n'est qu'un symptôme de la maladie qui survit aux autres phénomènes. La chassie couloit abondamment durant l'ophthalmie, et cet écoulement subsiste encore après que tous les autres accidens sont dissipés. C'est donc à l'article de l'ophthalmie que nous traiterons des moyens de guérir l'écoulement chassieux appelé lippitude.

L. La caroncule lacrymale est susceptible d'augmenter de volume ; ce petit corps, formé par la réunion de plusieurs cryptes, recouvert par un repli de la conjonctive, dont la pâleur est un signe précieux dans le diagnostic des hydropisies, grossit quelquefois, devient plus dur et forme une tumeur à surface inégale, tantôt indolente, mais plus souvent douloureuse. Cette excroissance, à laquelle les auteurs ont donné le nom d'encanthis, peut offrir le volume d'un pois, d'une noisette, d'une noix. Purmann dit en avoir extirpé une de la grosseur du poing. Les collyres résolutifs peuvent réprimer la végétation commençante du tissu de la caroncule ; mais, lorsque la tumeur verruqueuse aura acquis un certain volume, on doit en faire la ligature, si elle a un pédicule ; ou l'extirper avec l'instrument tranchant, après l'avoir accrochée et soulevée avec une érigne. Des lotions avec l'eau froide après l'opération, des injections mucilagineuses pendant la suppuration qui la suit, la cautérisation de la plaie avec de légers cathérétiques, lorsqu'elle devient fongueuse ; tels sont les moyens à employer pour achever la cure. En voulant détruire l'encanthis par le caustique, on court le risque d'intéresser les parties voisines, ou de causer la dégénération cancéreuse de la caroncule. Il est difficile et dangereux de la détruire en totalité ; on doit même extirper l'encanthis avec prudence, car la base de la tumeur, adhérant au sac lacrymal, on peut facilement ouvrir cette poche, blesser les conduits lacrymaux, et de ces deux manières donner lieu à un larmoiement incurable.

MALADIES DES VOIES LACRYMALES.

III. — A. La glande lacrymale, logée dans la petite fossette que présente la partie antérieure et externe de la voûte orbitaire, enveloppée par les graisses qui environnent le globe de l'œil, est rarement malade. Son inflammation, dont je ne connois aucun exemple, à moins de regarder comme tels les cas de gonflement inflammatoire général des parties contenues dans l'orbite ; son inflammation pourroit tellement augmenter la sécrétion des larmes, que les points lacrymaux ne pouvant suffire à l'absorption de cette humeur, elle couleroit sur les joues. Les saignées, les sangsues autour de la base de l'orbite, les cataplasmes émolliens sur les paupières, seroient indiqués dans cette inflammation.

Quant aux durcissemens squirrheux de la glande lacrymale, on les rencontre plus souvent sur les cadavres qu'on ne les observe dans la pratique. Guérin dit avoir fait l'extirpation d'une glande lacrymale squirrheuse, et tellement gonflée, que le globe de l'œil en étoit entièrement recouvert. On ne l'apercevoit nullement, et l'on auroit pu le croire confondu avec la tumeur, si les phénomènes de la maladie n'avoient appris qu'il devoit se trouver sain derrière elle. Guérin sépara la tumeur de l'œil et des paupières, et la disséqua avec tant d'adresse, que le muscle droit externe ne fut pas même entamé. Cette opération est peut-être l'unique dans son genre. Je ne connois aucun autre exemple d'extirpation isolée de la glande lacrymale squirrheuse.

B. Le larmoiement ou épiphora n'est jamais qu'un symptôme de l'affection des voies lacrymales. Lorsque les larmes étant sécrétées en trop grande abondance, les conduits lacrymaux ne peuvent suffire à leur absorption, et dans le cas où, par le renversement de la paupière inférieure, les larmes ne sont point retenues contre le globe de l'œil, le larmoiement n'est point une maladie essentielle : il est également symptomatique dans l'oblitération des points ou des conduits lacrymaux, comme aussi dans l'oblitération du sac lacrymal et du canal nasal.

Si l'un ou l'autre de ces orifices absorbans, connus sous le nom de points lacrymaux, est frappé d'atonie à la suite d'une violente contusion des paupières, ou bien, ce qui est plus ordinaire, s'ils sont bouchés dans l'inflammation ou par suite d'ulcères varioliques, rien ne peut remédier à cette oblitération, et le larmoiement est incurable. Il en est de même dans l'oblitération des conduits lacrymaux dont les points ne sont que les orifices externes. On a bien, il est vrai, conseillé de percer ces conduits avec une aiguille enfilée d'un fil de soie. Monro, d'Edimbourg, propose de l'enfoncer de dedans en dehors, en l'introduisant par le sac lacrymal. La saillie du nez rend cette opération impraticable, même sur le cadavre; mais, lorsqu'on parviendroit, en suivant le trajet des conduits lacrymaux, à établir ainsi de nouveaux conduits, que la présence du fil qu'on y laisse entretiendroit dilatés, aussitôt que le corps étranger en seroit retiré, les parois ne tarderoient pas à se réunir. Les orifices artificiels jouiroient-ils d'ailleurs de la force absorbante, et seroient-ils capables d'exercer cette espèce de succion par laquelle les points lacrymaux pompent à chaque instant les larmes ramassées vers l'angle interne des paupières?

Bertin conseilloit, dans le larmoiement dépendant de l'oblitération des points ou des conduits lacrymaux, l'incision de la paroi externe du sac lacrymal, derrière la commissure interne, entre les paupières et le globe, puis l'introduction d'une bougie destinée à maintenir cette ouverture dilatée, jusqu'à ce que les bords en fussent devenus calleux. Mais ce trou se fermera dès qu'on en aura retiré le corps dilatant, comme il arriva à Pouteau, sur une jeune demoiselle qu'il avoit opérée de la fistule lacrymale suivant cette méthode ; peut-être qu'en faisant une perte de substance par le moyen du cautère actuel, au moment où on retire la bougie, on préviendroit l'oblitération ; mais la tendance de la nature pour réunir les parties qui doivent l'être, est si forte qu'il est douteux que, malgré cette perte de substance et le passage continuel des larmes, on réussisse à conserver l'ouverture.

Lorsque les conduits lacrymaux sont simplement obstrués par des matières muqueuses, et qu'on peut faire passer un stylet, de ces conduits dans le sac lacrymal, quelques injections d'eau de sureau ou de plantain suffisent pour lever ce léger embarras, aussi facile à guérir que l'oblitération par adhérence des parois est rebelle.

C. C'est à tort qu'on a distingué la tumeur, de la fistule lacrymale. Ce ne sont pas réellement deux maladies, mais deux degrés de la même affection. C'est en effet de la tumeur négligée que naît la fistule, et l'une et l'autre exigent, à peu de chose près, un traitement semblable. Toutes les fois que le canal nasal est fermé au passage des larmes, soit que l'obstacle à leur écoulement consiste dans l'engorgement de la membrane muqueuse qui tapisse son intérieur, ou dans la compression qu'exercent des tumeurs situées à son voisinage, comme un polype des fosses nasales et du sinus maxillaire, une exostose des os de la face, le liquide ne pouvant descendre dans les fosses nasales, s'accumule dans son réservoir placé vers le grand angle de l'œil, dans la gouttière lacrymale. Quelles que soient la force et l'épaisseur du sac lacrymal, quoiqu'une aponévrose, détachée du tendon de l'orbiculaire des paupières, se réfléchisse sur lui et augmente la résistance de sa paroi externe, il n'en cède pas moins à la distension qu'exerce l'humeur accumulée ; il se gonfle et forme, du côté interne de l'orbite, sur les côtés de la racine du nez, une tumeur oblongue, indolente, circonscrite, que la pression efface en faisant sortir, par les points lacrymaux, les larmes dont l'accumulation constitue la cause matérielle de la maladie. Evacuées ainsi par regorgement, elles coulent blanchâtres et muqueuses, parce que, mêlées aux mucosités que sécrètent la membrane intérieure du sac et les glandes de Meibomius, elles n'ont plus leur fluidité et leur transparence naturelles.

La tumeur lacrymale est plus volumineuse le matin que le soir, les larmes s'accumulant en plus grande quantité durant le sommeil de la nuit. Les paupières sont collées le matin, parce que la maladie est toujours accompagnée d'une légère irritation des glandes de Meibomius.

La chassie abondante dont les bords libres des paupières sont enduits, les larmes altérées que la compression fait sortir par les points lacrymaux et couler sur les joues, une gêne légère dans les mouvemens de l'œil, et la difformité peu considérable, sont les inconvéniens qu'entraînent les tumeurs lacrymales, et les motifs qui portent les malades à réclamer nos secours.

Lorsqu'ils tardent trop long-temps, la tumeur, d'abord indolente, devient douloureuse, rougit, s'enflamme, et cette inflammation, après s'être plusieurs fois dissipée, use enfin la portion de peau qu'elle affecte, ulcère, détruit la partie correspondante du sac lacrymal, ouvre ainsi cette poche, et fait succéder à la tumeur une véritable fistule lacrymale.

Telle est la maladie dans son état de simplicité. L'irritation continuelle, long-temps entretenue par les larmes accumulées dans le sac lacrymal, non-seulement occasione toujours l'inflammation de sa membrane interne, et l'exsudation des mucosités puriformes qui troublent la transparence du liquide; mais cette irritation peut encore ulcérer, détruire la membrane, et produire la carie des os qu'elle recouvre, tels que l'os unguis, et l'apophyse verticale du maxillaire supérieur. En outre, la peau plusieurs fois attaquée d'inflammation, tantôt présente un ou plusieurs points endurcis, calleux; d'autres fois, est percée en divers endroits, de manière que la fistule lacrymale a plusieurs orifices. La carie des os et les callosités ne sont point la cause, mais bien les effets de la fistule lacrymale; les callosités se forment ici comme ailleurs, par une inflammation itérative et prolongée; elles ne constituent pas l'essence de la fistule, comme le pensoient les anciens, qui, d'après cette fausse idée, faisoient consister dans leur extirpation le traitement de la fistule lacrymale et de toutes les maladies entretenues comme celles-ci par la perforation d'un réservoir ou d'un conduit excréteur.

C'est dans l'oblitération plus ou moins complète du canal nasal, que consiste la véritable cause de la tumeur et de la fistule lacrymales. Cette oblitération s'établit de diverses manières; la membrane qui tapisse l'intérieur du conduit nasal, est un prolongement de la pituitaire. Quoique moins épais que cette membrane muqueuse, ce prolongement participe à ses affections. Il n'est point rare que le coryza se propage, et s'étende jusqu'à la conjonctive, au moyen de la membrane qui revêt l'intérieur des voies lacrymales. Or, le résultat de toute inflammation des membranes muqueuses est, à la longue, d'épaissir leur tissu. C'est de cet épaississement que dépendent les rétrécissemens de l'urètre, à la suite de la blennorrhagie, l'obstruction du pylore; la même cause produit les tumeurs et les fistules lacrymales : on voit en effet que les personnes sujettes aux catarrhes chroniques de la pituitaire, aux rhumes de cerveau opiniâtres et prolongés, sont le plus fréquemment atteintes du mal que nous décrivons.

L'ulcération de la membrane interne du canal nasal par les boutons suppurans de la petite-vérole, ou par toute autre cause, détermine rarement l'oblitération de ce conduit par l'adhérence réciproque de ses parois. Ces ulcères sont aussi rares ici que dans le canal de l'urètre, et c'est à tort que, dans les fistules lacrymales comme dans les fistules urinaires, on a admis des brides imaginaires dans le canal des larmes, et dans celui des urines.

La compression qu'exercent certaines tumeurs voisines, tels qu'un polype du sinus maxillaire ou des fosses nasales, une exostose, peuvent aussi donner lieu à l'oblitération du canal, par l'affaissement de ses parois; mais on sent aisément qu'alors le dérangement dans le cours des larmes n'est que le symptôme d'une maladie plus grave, contre laquelle le traitement doit être uniquement dirigé.

Enfin, à ces causes d'oblitération il faut joindre l'obstruction du canal nasal par les mucosités épaissies que sécrète sa membrane interne. Ces engorgemens muqueux du conduit donnent lieu aux tumeurs et aux fistules dont la guérison est la plus facile; car on rencontre bien moins de difficulté à déboucher le conduit, qu'à le rétablir lorsqu'il est entièrement oblitéré. Cependant on peut dire que l'obstruction muqueuse est presque constamment accompagnée de l'épaississement de la membrane interne du canal.

L'on n'obtient la guérison des tumeurs et fistules lacrymales, qu'en rétablissant le cours des larmes, et l'on arrive à ce but de deux manières. Dans l'une, on débouche et l'on dilate le canal nasal, obstrué, rétréci, ou bien entièrement oblitéré; dans l'autre, on pratique aux larmes, une route artificielle. Pour ces deux méthodes ont été imaginés divers procédés, dont le choix se dispute encore les suffrages. La préférence à accorder aux méthodes n'est pas un moindre sujet de discussion; en sorte que de la multitude des ressources, naissent en foule les doutes et les incertitudes. Ici, comme dans beaucoup de circonstances, la meilleure conduite à suivre est de prendre dans chaque procédé ce qu'il a d'utile, et d'adopter une méthode combinée, qui réunisse les avantages de tous, sans avoir les inconvéniens d'aucun.

Indiquer brièvement les défauts de chaque procédé, ce sera faire mieux ressortir les avantages de celui qu'on leur préfère.

Les anciens, qui n'avoient que de fausses notions sur la structure et la disposition des voies lacrymales, employoient la compression, les caustiques et l'excision, au traitement des tumeurs et des fistules de cette espèce. Une petite pelote, fixée à un demi-cercle d'acier élastique, étoit employée à la compression. Le sac affaissé, ne pouvant admettre les larmes, le larmoiement étoit continuel. Lorsqu'au bout d'un ou de deux mois on cessoit un moment la compression, bientôt la tumeur reparoissoit aussi volumineuse qu'auparavant. Continuée trop long-temps, et assez forte pour maintenir les parois du sac lacrymal en contact immédiat, elle pouvoit déterminer l'adhérence mutuelle de ces parois irritées, et produire un épiphora incurable par l'oblitération du réservoir. J.-L. Petit cite un cas de cette espèce. La compression est donc un moyen inefficace et dangereux, qui doit être banni du traitement des tumeurs et des fistules lacrymales. Il en est de même de l'excision et des caustiques.

Persuadés que les callosités étoient le principal obstacle à la guérison des fistules de toute espèce, les anciens cherchoient à les détruire par le fer et par le feu. Un traitement basé sur des idées aussi fausses, ne pouvoit avoir que des suites funestes. La destruction des parois du sac lacrymal, l'anéantissement de cette poche, en étoient presque toujours la suite. Heureux les malades, lorsque l'action du caustique, en s'étendant aux parties voisines, ne déterminoit pas des nécroses et autres affections plus graves que celles que l'on vouloit guérir !

Anel imagine de traverser avec un stylet délié, introduit par le point lacrymal supérieur, toute la suite des voies lacrymales ; puis de faire des injections avec une seringue dont le siphon est d'une finesse égale à celle du stylet. Ce procédé lui réussit dans le cas pour lequel il l'inventa. La ténuité du stylet, le peu de forces qu'ont les injections pour lever un obstacle un peu considérable, autorisent à croire que ce procédé d'Anel n'est applicable qu'aux cas de simple embarras muqueux du canal nasal. Heister, qui le préfère à tous les autres, dit cependant l'avoir appliqué avec succès à toutes sortes de fistules.

Méjean fit du stylet d'Anel une espèce d'aiguille, avec laquelle il conduisit un fil de soie, du point lacrymal supérieur jusque dans les fosses nasales. Arrivé là, il le fit sortir par les narines, et y attacha un séton qu'il ramena dans le canal nasal, et qu'il renouvela chaque jour. La difficulté d'introduire le stylet, et de le conduire jusque dans les fosses nasales, a fait imaginer à Palucci une canule d'or, que l'on introduiroit la première, et sur laquelle on feroit ensuite glisser le stylet de Méjean. Le peu de facilité qu'on éprouve à faire sortir le stylet par la narine, donna à Cabanis l'idée d'ajouter aux instrumens dont Méjean faisoit usage, une plaque percée de plusieurs petits trous, dans l'un desquels l'extrémité du stylet s'engage.

Laforest proposa d'introduire des sondes par les fosses nasales dans le canal nasal, et d'injecter chaque jour les voies lacrymales. Ce procédé, d'une exécution difficile, même avec l'inutile modification qu'y a ajoutée Cabanis, de Genève, est absolument abandonné. Il en est de même de celui de Pouteau, qui consistoit à inciser le sac derrière la commissure interne des paupières. L'introduction et la présence des sétons et des bougies dont on se sert pour dilater le canal, causoient une irritation trop considérable. Poutéau n'opéra ainsi qu'une seule fois ; sa manière avoit le foible avantage de sauver la légère difformité que cause la cicatrice dans l'incision extérieure.

J.-L. Petit est l'auteur de cette méthode, dont la supériorité est attestée par l'expérience. Foubert, Lecat, Desault et plusieurs autres chirurgiens moins célèbres, lui ont fait éprouver diverses corrections et modifications qui ont encore accru ses avantages. C'est cette méthode combinée que nous allons décrire avec exactitude, en renvoyant pour les détails historiques étrangers à la nature de cet ouvrage, aux auteurs qui ont plutôt écrit l'histoire de l'art, qu'ils n'en ont exposé la pratique.

Dans cette méthode combinée, la plus généralement suivie en France au moment où j'écris, on emprunte à J.-L. Petit l'idée de son incision extérieure ; à Méjean celle de son séton. Les injections avec la seringue d'Anel, les fumigations que Louis conseille, sont quelquefois employées vers la fin du traitement.

Le malade étant assis vis-à-vis une croisée bien éclairée, sur une chaise de hauteur ordinaire, la tête appuyée contre la poitrine d'un aide qui l'assujettit dans cette position, avec les deux mains placées sur le front, le chirurgien procède ainsi à l'opération : il se place vis-à-vis son malade, un peu du côté de la fistule, fait tirer en dehors la peau des paupières par un aide, tandis que lui-même, avec l'indicateur placé sur la racine du nez et le pouce sur la pommette, il tend encore les tégumens, afin de rendre plus saillant le tendon du muscle orbiculaire. C'est immédiatement au-dessous de la ligne blanchâtre par laquelle ce tendon est indiqué, qu'on enfonce la pointe d'un bistouri long et étroit, ténu comme une plume à écrire ; il n'est pas besoin de dire que l'on se sert de la main droite si la fistule est à gauche, et *vice versâ*. C'est surtout dans les opérations qu'exigent les maladies des yeux, qu'il est absolument nécessaire que le chirurgien soit ambidextre. La pointe très-aiguë du bistouri ne devra pas néanmoins être trop foible, de peur que la rencontre d'un os ne l'émousse ou ne la brise. Il sera tenu verticalement, et même un peu incliné en avant, si l'éminence du sourcil forme une saillie considérable. L'incision est faite en un seul temps, à moins que le gonflement ne rende préférable celle en deux temps, conseillée par J.-L. Petit. Sa longueur sera d'environ trois lignes, sa direction oblique en bas et en dehors. Les incisions demi-circulaires et longues d'un demi-pouce, comme les faisoit le chirurgien célèbre qu'on vient de nommer, causent inutilement une plus grande difformité.

Le bistouri pénètre dans le sac lacrymal, sa pointe s'engage dans le canal nasal; quelquefois même, si la lame est étroite, il descend dans les fosses nasales. Inclinant légèrement la lame en dehors, on fait glisser le long de son dos le petit stylet cannelé, connu sous le nom de sonde à panaris ; on retire le bistouri, on force l'obstacle avec la sonde, et lorsque celle-ci est parvenue dans le méat inférieur des fosses nasales, ce dont on est instruit par le chatouillement qu'éprouve le malade, et les gouttes de sang qui sortent par la narine, elle sert de conducteur pour introduire une canule d'argent ou de plomb, longue d'environ dix-huit lignes, et d'une grosseur différente, suivant l'âge de l'individu, mais qui n'excède jamais celle d'une plume à écrire. Cette canule est légèrement courbée en avant, pour s'accommoder à la direction du canal nasal : de ses deux extrémités dirigées antérieurement, la supérieure un peu plus évasée, est arrondie dans son contour, tandis que l'inférieure est taillée obliquement, à la manière d'une plume à écrire.

On introduit dans la canule un stylet élastique, fait avec un ressort de montre, terminé en bas par un petit bouton d'argent, et percé supérieurement par une ouverture semblable à celle d'une aiguille. Ce petit ressort d'acier se déploie dans les fosses nasales, son bouton sort par la narine correspondante; on le saisit et l'on introduit par son moyen un long fil de lin, dont l'ouverture supérieure a été garnie. On retire la canule lorsque le fil est ainsi passé; on attache un séton de charpie à son extrémité inférieure, on ramène le séton par les fosses nasales, dans le canal nasal ; on le fait seulement avec quelques brins de charpie rapprochés, afin qu'il puisse facilement y trouver place. On a attaché un autre fil à son extrémité inférieure ; il sert à le retirer lorsqu'on le renouvelle.

L'opération étant terminée, on entortille le fil supérieur autour d'une épingle attachée au bonnet du malade ; on met sur la petite plaie une mouche de taffetas gommé, ou de la charpie fine, couverte par un emplâtre agglutinatif, si trop de sang empêche le taffetas de coller. On prescrit la diète et l'usage des boissons délayantes et rafraîchissantes.

Quelques praticiens font à plusieurs reprises l'opération qui vient d'être décrite, et, de peur qu'elle n'entraîne une irritation trop vive, ils se contentent de passer le fil, sans y joindre le séton. Ils ajoutent celui-ci à la levée du premier appareil, qui se fait au bout de quarante-huit heures. On devroit user de cette précaution, si l'opération avoit été laborieuse, que le sujet fût irritable, et que l'on eût à craindre une inflammation trop grande. La suite du traitement consiste à renouveler le séton chaque jour, en le grossissant graduellement par l'addition de nouveaux brins de charpie, afin qu'il opère une dilatation progressive. Lorsqu'au bout de trois, quatre ou six mois, le séton, dont le volume est celui d'une plume d'oie, entre et sort avec facilité, on le supprime en conservant néanmoins encore le fil, afin de pouvoir placer commodément un nouveau séton, si les larmes ne reprennent pas leur cours. Mais si le larmoiement cesse, on retire le fil lui-même ; alors la petite ouverture par laquelle il passoit, se ferme, et la cicatrice s'achève. Il est prudent d'injecter, chaque jour, par le conduit lacrymal inférieur (1), avec la seringue d'Anel, une liqueur résolutive, telle que l'eau de rose ou de plantain ; et même de faire renifler au malade les vapeurs qui s'élèvent d'une décoction de sureau ou d'une autre plante émolliente et résolutive. Lorsque, dans ces fumigations, la vapeur aspirée sort par les points lacrymaux, au moment où, la bouche et les narines étant fermées, on conseille au malade de faire une forte expiration, il y a lieu de croire que la dilatation des voies lacrymales est suffisante, et la cure radicale.

Il s'en faut de beaucoup néanmoins que, malgré ces apparences favorables, les malades soient exempts de rechutes. Les fistules dépendantes du rétrécissement d'un conduit excréteur, quoique guéries par la dilatation artificielle de ce conduit,

---

(1) Ce conduit est plus favorable pour pousser des injections, à raison de sa direction transversale. Comme le supérieur est oblique, on le préfère pour l'introduction des stylets auxquels on veut faire parcourir toute la suite des voies lacrymales.

sont singulièrement sujettes aux récidives. La nature conserve une telle tendance à rétrécir de nouveau le diamètre du canal, qu'il est très-commun de voir l'obstacle renaître, et la fistule se reproduire, lorsque la guérison paroissoit la plus sûre.

Malgré la facilité que présente l'opération qui vient d'être décrite dans tous ses détails, quelques oculistes suivent un procédé plus simple, mais moins parfait. L'incision du sac étant pratiquée, ils cherchent à déboucher le canal nasal avec une sonde d'un certain volume, et lorsqu'ils l'ont fait descendre jusque dans les fosses nasales, ils la retirent, et mettent une bougie à sa place. Cette bougie de corde à boyaux est renouvelée tous les cinq à six jours, et chaque fois grossie. L'humidité dont elle se pénètre, la gonfle et la rend très-propre à dilater le canal où elle est placée; mais, introduite de haut en bas, elle enfonce les lèvres de l'incision, du côté du sac lacrymal, et les tenant toujours écartées, parce que la grosse extrémité est en haut, la cicatrice est large et difforme.

D'autres, au lieu d'employer le stylet à ressort, font descendre le fil dans la canule, au moyen d'un stylet fourchu; et lorsqu'il est parvenu dans le méat inférieur, ils recommandent au malade de se moucher, afin que la colonne d'air expirée l'entraîne avec elle. Il en est aussi qui emploient une corde à boyau. Bichat proposoit un fil de plomb; le stylet à ressort est préférable. Enfin, il est des praticiens qui, après l'incision du sac lacrymal, introduisent dans le canal nasal une petite canule d'or, sur laquelle ils cherchent à faire cicatriser la plaie résultante de l'opération; cette canule, introduite avec force, provoque la suppuration de la membrane, en même temps qu'elle dilate le canal, et tombe enfin dans les fosses nasales. M. le professeur Dupuytren, auteur de ce procédé, ayant à traiter une fistule lacrymale congéniale sur une jeune fille, et s'étant assuré que le canal nasal n'existoit pas, n'hésita point à pratiquer un conduit artificiel en introduisant avec force un perforateur dans la substance osseuse, suivant la direction naturelle du canal, y plaça sa canule, sur laquelle la petite plaie se ferma en quelques jours, couverte avec une simple mouche de taffetas d'Angleterre. Cette canule, que M. Dupuytren laisse à demeure dans le canal nasal, n'empêche point la cicatrisation de la petite plaie, et reste souvent des années entières sans que le malade soit averti de sa présence par aucune incommodité.

Dans les cas où l'ouverture fistuleuse est assez grande, lorsque l'introduction d'un stylet par la fistule indique un rétrécissement peu considérable, Desault, dont sont empruntées les principales règles du procédé combiné que nous avons décrit, jugeoit l'incision du sac inutile. Tantôt il introduisoit tout de suite la canule et le fil auquel il attachoit le séton; d'autres fois il commençoit à dilater le canal, en introduisant par la fistule des bougies dont il augmentoit chaque jour la grosseur.

Il est plus facile de pratiquer une route artificielle aux larmes, par la perforation de l'os unguis, que de rétablir les conduits naturels dans leurs dimensions accoutumées. D'ailleurs, des praticiens, et entre autres Scarpa, observent avec raison que, trop exclusivement peut-être, les fistules lacrymales ont été attribuées au rétrécissement ou à l'oblitération du canal nasal, tandis que les maladies du sac lacrymal en sont une cause non moins féconde. Ceux-là préfèrent aux moyens décrits, l'établissement d'une ouverture qui rendra le canal nasal inutile.

C'est à tort que Woolhouse a été regardé comme l'inventeur de cette méthode, puisqu'on la trouve décrite dans Paul d'Egine, et dans les nombreux auteurs qui l'ont copié ou suivi. Woolhouse ne fit qu'y ajouter une canule, destinée à entretenir l'ouverture faite à l'os unguis. Il la laissoit dans l'os; la plaie extérieure se fermoit sur elle; enfin, elle se détachoit, et tomboit dans la gorge au bout d'un temps plus ou moins long.

La facilité avec laquelle se bouche l'ouverture artificielle de l'os unguis, a fait imaginer diverses corrections au procédé de Woolhouse. Heister, qui l'employoit dans les cas où celui d'Anel lui paroissoit insuffisant, après avoir ouvert le sac lacrymal par une incision assez grande, et traversé l'os unguis avec le perforatif de Woolhouse, plaçoit, dans ce nouveau canal, d'abord une tente de linge, puis une bougie de plomb, jusqu'à ce que ses parois, qu'il touchoit de temps en temps avec la pierre infernale, fussent entièrement durcies; alors il y plaçoit une courte canule d'or, et laissoit cicatriser la plaie extérieure. Cependant il injectoit les points lacrymaux avec la seringue d'Anel, afin de frayer la route aux larmes, et d'empêcher que la canule ne fût bouchée par les mucosités dont elle se remplit.

Pott se servoit d'un trois-quarts courbe, et perçoit obliquement l'os unguis, afin que la nouvelle ouverture ayant une direction plus analogue à celle du canal oblitéré, les larmes coulassent plus facilement dans les fosses nasales. Il entretenoit cette ouverture long-temps dilatée, par le moyen d'une bougie, et touchoit fréquemment son contour avec la pierre infernale.

En se conduisant ainsi, on ne fait pas une véritable perte de substance aux membranes qui revêtent les deux faces de l'os unguis. Traversées par l'instrument qui les enfonce du côté des fosses nasales, elles s'enflamment et suppurent; leurs lambeaux, que les corps dilatans tiennent écartés, tendent toujours à se réunir, et se réunissent lorsque la pression cesse. Pour obvier à cet inconvénient, Hunter imagina d'exécuter la perforation, au moyen d'un emporte-pièce.

Voici comment s'exécute son procédé, auquel

on peut être forcé de recourir lorsque le canal nasal est complètement effacé par l'ancienneté de la maladie, ou comprimé par une exostose, ou bien par un polype, qu'il est impossible d'extirper. On fait, vers le grand angle de l'œil, l'incision ordinaire, en lui donnant cinq ou six lignes d'étendue. Après avoir ainsi pénétré dans le sac, on fait une seconde incision à sa membrane interne, dans l'endroit où elle recouvre l'os unguis; on introduit une plaque de corne dans la narine du côté malade. Cette plaque, enfoncée presque verticalement jusqu'à la hauteur du méat moyen des fosses nasales, vis-à-vis l'endroit qu'occupe l'os unguis, doit fournir un point d'appui indispensable à l'emporte-pièce. Un aide, auquel on confie cette plaque, l'assujettit, et l'appuie avec une certaine force, contre le point qui doit être percé. Alors, écartant avec une grosse canule, ou des pinces élastiques, les deux lèvres de l'incision extérieure, le chirurgien porte le perforateur contre l'os unguis, et le perce, en imprimant à l'instrument un mouvement de rotation tel qu'il agisse autant en sciant qu'en pressant : on laisse cicatriser la plaie extérieure, soit immédiatement après l'opération, soit après l'avoir maintenue dilatée durant quelques jours, au moyen d'une bougie. Quelques praticiens placent dans l'ouverture faite par l'emporte-pièce une courte canule d'or ou d'argent, qui la remplit exactement, et n'en est chassée qu'au bout d'un certain temps.

La principale difficulté que présente la méthode de Hunter, est relative à l'introduction et à l'assujettissement de la plaque qui doit offrir un point d'appui à l'emporte-pièce. Il n'est pas toujours possible de l'appliquer immédiatement à l'os unguis. Chez certains sujets, l'extrémité antérieure du cornet éthmoïdal est tellement rapprochée du point correspondant de la paroi externe des fosses nasales, qu'on ne peut faire glisser la plaque dans leur intervalle. Alors on perce le cornet en même temps que l'os unguis; la plaque oblique et difficile à assujettir cède à la pression qu'on exerce avec l'emporte-pièce. L'os unguis et la membrane pituitaire se coupent difficilement; l'instrument n'agit plus que comme un poinçon ordinaire; alors la méthode de Hunter joint aux inconvéniens des autres procédés celui de n'employer aucun corps dilatant après l'opération, pour prévenir l'obturation de l'ouverture.

La cautère actuel seroit peut-être préférable à l'emporte-pièce. Il n'exige pas de point d'appui; la canule dans laquelle on glisse le poinçon rougi, défend de son action les parties voisines; la perte de substance est sûre et complète. L'on a donc moins à redouter la récidive; seulement il faudroit modérer la pression à l'aide de laquelle on traverse l'os unguis, de peur que le cautère, introduit avec trop de force, n'allât blesser l'intérieur des fosses nasales.

Les anciens, comme Petit l'observe judicieusement, n'employoient pas ce moyen dans la même intention que les modernes. Dépourvus de notions exactes sur la véritable cause des fistules lacrymales, c'étoit pour détruire les callosités de la fistule et la carie de l'os unguis, et non pour faire passer les larmes dans les fosses nasales, qu'ils usoient des caustiques.

Scarpa adopte exclusivement l'usage du cautère actuel; et certain, par son expérience, du prompt déplacement des canules que l'on a proposé de laisser dans l'ouverture, ou de leur obstruction par des mucosités, il conserve la plaie extérieure ouverte jusqu'au moment où, par l'introduction répétée des bougies et l'usage des cathérétiques, il a fait de l'ouverture intérieure une issue favorable à l'écoulement des larmes. Cet écoulement est un obstacle à ce que l'ouverture s'oblitère. C'est une véritable fistule interne substituée à la fistule extérieure, et les larmes ont une tendance d'autant plus naturelle à y passer, que le trois-quarts ardent a été porté obliquement en dedans et vers la partie du sac la plus déclive.

On ne doit pas se féliciter trop tôt du succès dans le traitement des fistules lacrymales; rien de plus ordinaire que leur récidive. Elle arrive presque constamment lorsqu'il existe une complication scrophuleuse, vénérienne, ou toute autre affection dont l'influence sur les membranes muqueuses, en activant la sécrétion, épaissit et engorge le tissu. Ces rechutes multipliées ont fait regarder l'opération de la fistule comme non applicable aux enfans au-dessous de sept à huit ans, et à ceux qui, n'ayant point encore atteint l'âge de la puberté, offrent quelques symptômes de l'affection scrophuleuse. On doit, dans ces cas, se borner aux soins que la propreté commande ; et souvent par le simple développement des organes, ou par la destruction des écrouelles, la fistule cesse d'elle-même. J'ai observé plusieurs fois, à l'hôpital Saint-Louis, ces guérisons spontanées sur des enfans auxquels on administroit les remèdes usités dans le traitement des scrophules.

GENRE DEUXIÈME.

AFFECTIONS DU GLOBE DE L'OEIL.

A. L'ophthalmie, placée à la tête des maladies de ce second genre, sembleroit peut-être devoir être rapportée à celles du genre précédent ; mais elle sert de passage intermédiaire entre les unes et les autres ; elle forme, entre l'œil et les parties adjacentes, une liaison pathologique analogue à l'union anatomique qu'établit la conjonctive. Cette membrane est le siége de l'ophthalmie, affection moins grave par elle-même que par ses suites. En effet, si plusieurs maladies du genre précédent dépendent, comme on l'a dit, des ophthalmies fréquentes, rebelles et prolongées, plusieurs de celles qui troublent ou empêchent la vision en détruisant la transparence des parties de l'œil, sont aussi des conséquences funestes de l'inflammation de la conjonctive.

Mais de combien de degrés l'ophthalmie n'est-elle pas susceptible ? combien son traitement ne doit-il pas être varié selon la multiplicité de ses causes ? Sa fréquence nous semble une raison d'accorder quelque temps à son histoire. N'imitons pas ces auteurs qui, s'étendant avec complaisance sur certains cas rares et singuliers où la curiosité est presque seule intéressée, négligent les maladies dont la connoissance est la plus utile, précisément parce qu'elles se présentent à chaque instant dans la pratique.

La phlogose de la conjonctive, l'ophthalmie aiguë dont le dernier degré est désigné par le nom de *chémosis*, l'ophthalmie chronique entretenue par le relâchement de la conjonctive, ou par l'action prolongée de sa cause, les ophthalmies aiguës et chroniques, qui ne sont que le symptôme d'un autre mal, telles que les ophthalmies scrophuleuses, vénériennes et dartreuses, méritent d'être successivement examinées dans leurs causes, leurs symptômes et leur méthode curative.

Si nous appliquons à l'ophthalmie les idées que nous avons établies sur les caractères et la nature de l'inflammation, nous voyons que la conjonctive est suscesptible des quatre modes de cette affection; que l'ophthalmie aiguë ou chronique, dépendante d'une irritation locale, plus ou moins variée, se rapporte à l'inflammation idiopathique bénigne; que l'ophthalmie bilieuse appartient aux inflammations sympathiques; l'ophthalmie vénérienne, scrophuleuse, dartreuse, aux inflammations spécifiques; et qu'enfin la conjonctive enflammée est susceptible de tomber en gangrène, quoique l'on ne possède aucun exemple de ces ophthalmies gangreneuses.

L'irritation la plus légère, exercée sur la conjonctive, fait rougir l'œil en déterminant le sang à passer en plus grande quantité dans les vaisseaux capillaires. Le simple frottement un peu rude des paupières contre le globe de l'œil, suffit pour produire cet effet; mais il se dissipe si promptement qu'il ne mérite pas le nom de maladie. Lorsqu'un corps étranger d'un petit volume s'est introduit entre les paupières et le globe, sa présence occasione une rougeur plus vive : s'il s'y joint un peu de douleur avec le sentiment de la chaleur, c'est le premier degré de l'inflammation.

Tout corps étranger irritant, liquide ou solide, introduit dans l'intervalle des paupières et du globe de l'œil, doit en être retiré sur-le-champ; les larmes ont bientôt délayé le vinaigre, les sels et autres corps dissolubles, de manière à en émousser l'activité. Leur quantité, augmentée par l'irritation, suffit dans le plus grand nombre des cas pour entraîner les corps légers, comme les insectes, les grains de sable, etc.; mais, si la sortie de ces corps se fait trop long-temps attendre, il faut prévenir, par leur extraction, l'ophthalmie qu'ils ne manqueroient pas de produire. On y parvient en frictionnant doucement le globe avec les paupières, en glissant entre elles et lui un morceau de papier roulé ou un anneau. Si le corps étoit implanté dans la sclérotique, et y tenoit avec une certaine force, il faudroit l'enlever avec des pinces ou tout autre instrument approprié. Une paillette de fer s'étoit fichée dans le tissu de la cornée; Fabrice de Hilden, pendant plusieurs jours de suite, s'évertua pour l'en retirer : soins inutiles, traitement infructueux. Pendant qu'il tient les deux paupières écartées, sa femme, armée d'un aimant, le présente au fer qu'elle attire (1). L'on fait ensuite quelques fomentations avec l'eau de graine de lin et de guimauve. Ces applications émollientes ont bientôt dissipé la douleur et l'inflammation.

Toute ophthalmie produite par une cause semblable, est légère et facile à guérir. Il n'en est pas de même de celles qu'occasionent la fatigue extrême de l'organe de la vue, l'influence de l'atmosphère, l'état suburral des premières voies, ou qui dépendent d'une disposition générale scrophuleuse, siphilitique ou dartreuse.

Il n'est pas rare de voir les hommes qui se livrent avec excès à l'étude, et qui prolongent leurs veilles bien avant dans la nuit, tourmentés par des ophthalmies, soit aiguës, soit chroniques, dont la cause évidente est la fatigue extrême de l'organe de la vue. Des céphalalgies nerveuses précèdent ces ophthalmies dépendantes d'une application trop forte et trop prolongée; la conjonctive rougit et s'enflamme par degrés : si le malade continue à se livrer au travail avec excès, s'il ne consacre pas les nuits entières au repos, c'est en

---

(1) . . . . . . *Oleum et operam perdidi. En uxor mea remedium aptissimum excogitat. Interim enim, dum ego ambabus manibus palpebras aperio, illa magnetem oculo, quàm proximè æger id sufferre potuit, admovet....... Tandem scoria ex oculo nobis omnibus videntibus, ad lapidem prosiliit.* FABR. HILD. Observat. chirurg. *cent. 5, observat.* 21.

vain qu'on emploiera les remèdes les plus efficaces, l'inflammation subsiste ; palliée par le traitement, elle ne fait aucun progrès, mais d'aiguë qu'elle eût été si l'on n'y avoit apporté aucun soin, elle devient chronique. Le tissu des paupières, long-temps engorgé, tombe dans le relâchement ; la guérison est rendue plus difficile.

Le repos des yeux, des cataplasmes émolliens et résolutifs, celui de pulpe de pommes reinettes cuites, des fomentations avec l'eau de sureau, de rose et de plantain dont on imbibe les compresses qu'on laisse sur les yeux pendant la nuit ; l'usage habituel des bouillons aux herbes, du petit-lait, de l'eau de veau, dans lesquels on fait dissoudre trois gros de sulfate de soude ou de magnésie par chaque pinte, suffisent pour dissiper ces ophthalmies commençantes. Se montrent-elles opiniâtres et rebelles à ces moyens trop doux, employez un traitement plus actif : faites dissoudre quelques grains de sucre candi, ou d'acétite de plomb, dans les collyres humides ; mêlez la décoction de noix de galle à l'eau de rose ou de plantain ; augmentez la dose des évacuans, de manière que le ventre soit toujours libre ; appliquez trois ou quatre sangsues autour des paupières, à moins que l'ancienneté de l'affection et la rougeur peu vive de la conjonctive, n'indiquent dans cette membrane un relâchement excessif ; enfin, si le mal continue et résiste aux topiques, ainsi qu'aux évacuans, employez des dérivatifs plus énergiques ; appliquez un vésicatoire derrière les oreilles ou à la nuque, parties de la peau qui ont avec les yeux la sympathie la mieux constatée. Les vésicatoires placés dans ces endroits, ceux même qu'on applique ailleurs, jouissent d'une telle efficacité dans le traitement de l'ophthalmie, qu'on pourroit les considérer jusqu'à un certain point comme spécifiques, s'il n'étoit un autre moyen bien plus puissant : je veux parler du séton à la nuque.

L'on sait depuis long-temps que le séton est le remède le plus énergique qu'on puisse opposer aux ophthalmies les plus anciennes et les plus rebelles ; mille observations en établissent les vertus ; mais aucune peut-être n'en constate mieux les avantages que la suivante, tirée d'Ambroise Paré. Un orfévre italien étoit atteint d'une fluxion invétérée à la conjonctive ; plusieurs médecins et chirurgiens lui avoient inutilement appliqué divers médicamens, « et ne se pouvant plus conduire
» m'appela, et luy conseillay d'aller à l'extresme
» remède qui étoit le séton : ce que volontiers m'accorda, et l'ayant appliqué, et son ulcère étant
» converti en matière ou sanie, commença à mieux
» voir, et à mesure que son ulcère couloit, tou-
» siours alloit en amendant, de façon qu'il recou-
» vra du tout sa veue, et porta ledit séton environ
» un an ou plus : puis s'en fascha, pensant qu'il
» ne lui faisoit plus aucun profit, dont le voulut
» oster, et faire clorre sa plaie ; mais six mois après
» tomba en pareil accident, perdant la veue comme

» devant ; par quoy me renvoya quérir pour luy
» appliquer derechef ledit séton, dont tost après
» recouvra sa veue, et le porte encore à présent.
» Or je ne te puis encore assez louer l'effect dudit
» séton ».

C'étoit avec un poinçon ardent qu'Ambroise Paré faisoit l'ouverture dans laquelle le séton étoit placé. La chirurgie de nos jours, plus timide ou moins cruelle, y emploie l'instrument tranchant. Pourvu d'un bistouri ordinaire, et d'une aiguille à séton, enfilée d'un ruban de linge effilé sur ses bords, le chirurgien fait un pli longitudinal aux tégumens de la partie postérieure du cou, confie à un aide l'extrémité supérieure de ce pli, tandis que lui-même en assujettit l'extrémité inférieure avec la main gauche. Alors le bistouri étant tenu comme pour couper devant soi, et de dedans en dehors, c'est-à-dire le pouce et l'indicateur de la main droite appuyant sur l'instrument, vers l'union de la lame avec le manche, celui-ci, contenu dans la paume de la main, par les trois derniers doigts fléchis, et le tranchant de la lame tourné en haut, le chirurgien traverse de part en part le pli fait à la peau, baisse un peu le manche du bistouri, afin que la plaie soit aussi large vers sa sortie que vers son entrée ; puis retirant le bistouri, sans lâcher le pli de la peau, traverse la plaie avec l'aiguille, et y laisse le séton qu'elle entraîne après elle. On peut encore se servir du bistouri pour conducteur, et conduire l'aiguille le long de sa lame à travers la plaie, ce qui seroit surtout facile, en employant une lame cannelée sur l'une de ses faces, comme celle dont J.-L. Petit faisoit usage pour l'opération de la fistule lacrymale. On a aussi proposé de supprimer l'aiguille, en faisant à la lame du bistouri, près de sa pointe, une ouverture dans laquelle on passeroit le séton, qui seroit ensuite ramené dans la plaie, à mesure qu'on en retireroit la lame de l'instrument.

Le séton sera d'abord enduit de cérat, pour calmer l'irritation trop vive. On y substitue l'onguent de la mère, ou même une pommade à laquelle on incorpore le précipité, ou tout autre cathérétique, lorsque la plaie ne fournit plus une suffisante quantité de pus.

L'ophthalmie très-aiguë, outre la douleur et le gonflement extrêmes des paupières, la lividité de la conjonctive, offre encore un bourrelet autour de la cornée. Ce degré de l'ophthalmie, appelé *chémosis*, peut causer la mort, lorsque l'inflammation se transmet par voie de continuité aux autres parties de l'œil, et amène le bouleversement intérieur de cet organe. Des saignées générales et locales, de profondes mouchetures dans la conjonctive tuméfiée, la diète la plus sévère, les boissons délayantes, sont alors indiquées; la saignée du pied et les sangsues sont les évacuans les plus efficaces. On applique ces sangsues aux narines, aux grandes lèvres, au périnée, lorsque la suppression d'une hémorragie nasale, des règles, ou d'un flux hémorroïdal, paroît être la cause de l'ophthalmie.

Lorsque les symptômes sont moins intenses, et la marche de la maladie moins rapide, on substitue avec avantage aux scarifications de la conjonctive, des frictions avec la brosse oculaire, dont Woolhouse fit long-temps un secret. Hippocrate se servoit pour cela du chardon des bonnetiers; presque tous les praticiens y emploient un épi de seigle, dont on réunit toutes les barbes; on promène ce pinceau sur la face postérieure des paupières, et même sur la conjonctive de l'œil; le sang coule abondamment, et la membrane éprouve un dégorgement salutaire.

L'ophthalmie est quelquefois épidémique, chose assez fréquente dans les constitutions catarrhales, comme celle qui régna à Paris pendant la plus grande partie de l'hiver de l'an XI : j'en vis alors un grand nombre; les paupières engorgées étoient autant œdémateuses qu'enflammées, la rougeur pâle, les douleurs vives et cuisantes. Les topiques sembloient n'avoir aucune influence sur la durée de cette ophthalmie épidémique ; on prescrivoit les boissons adoucissantes et pectorales, parce que la constitution catarrhale étoit tellement dominante, que toutes les membranes muqueuses, en contact avec l'air, étoient à la fois ou successivement atteintes : assez souvent on voyoit des malades en même temps affligés d'un catarrhe pulmonaire, d'angine muqueuse, d'enchifrenement et d'ophthalmie. La dissolution de quelques grains d'extrait d'opium ou de safran, dans les collyres, servoit utilement pour calmer les douleurs; le camphre étoit employé de la même manière, ou bien, plus avantageusement encore, en fumigations.

Lorsqu'une ophthalmie aiguë a cédé au traitement antiphlogistique, les paupières restent encore engorgées, et la conjonctive conserve une pâle rougeur. Cet état tient au relâchement de la membrane, à l'extrême délicatesse de son tissu, foiblesse organique à laquelle doit être attribuée en grande partie la fréquence des ophthalmies chroniques.

Lorsqu'il n'existe aucun symptôme scrophuleux, vénérien ou dartreux, et que l'inflammation de la conjonctive se prolonge au-delà du terme accoutumé, on doit prendre garde d'augmenter l'atonie, en continuant l'usage des émolliens, en insistant sur le traitement débilitant; il faut au contraire chercher à rendre à la partie le ton qu'elle a perdu. On y parvient par l'emploi des collyres astringens et des pommades détersives. Une dissolution de six grains de sulfate de zinc, dans six onces d'eau distillée de plantain; le mucilage de semence de coing, auquel on ajoute quelques gouttes d'esprit-de-vin camphré; la teinture thébaïque, l'onguent ophthalmique de Janin, dont Scarpa raconte merveilles; la pommade ophthalmique de Desault, etc., doivent alors être employés en lotions, en fomentations, en linimens ou en frictions. C'est pour la guérison de ces ophthalmies chroniques qu'ont été imaginées en plus grand nombre, les pommades, les onguens, les collyres, et autres recettes contre les maux d'yeux. Il est peu d'oculistes qui ne se vantent de posséder quelque spécifique infaillible en pareil cas. Aujourd'hui la pommade de Régent, ainsi nommée du nom d'un oculiste de la capitale, qui fait un secret de sa composition, est celle qui jouit de la vogue. Des pharmaciens de Paris l'ont analysée avec soin, et ont reconnu qu'elle étoit composée d'acétate de plomb, d'oxide rouge de mercure, de chacun 5 grains, incorporés dans 80 grains environ de beurre lavé à froid avec l'eau de rose, plus un demi-grain de camphre (1).

Il est des ophthalmies dépendantes de l'exercice de certaines professions. C'est ainsi que les yeux des vidangeurs, journellement exposés aux vapeurs méphitiques qui s'exhalent des fosses d'aisance, sont presque toujours atteints d'ophthalmie. Il en est de même des ouvriers qui travaillent dans les fours à chaux, de ceux qu'on emploie à broyer le plâtre, ou à pulvériser d'autres substances calcaires, dont les molécules les plus subtiles s'attachent à la conjonctive, et deviennent la cause d'une irritation plutôt chimique que mécanique. La suspension momentanée de leurs travaux, de fréquentes lotions avec la décoction de sureau, de mélilot, ou de fenouil, l'onguent rosat, dont on

---

(1) Voyez Bulletin de Pharmacie, 1814; tom. VI, p. 390.

oint les bords libres de chaque paupière, suffisent pour dissiper ces ophthalmies.

Il n'en est pas de même de celles qui dépendent d'une mauvaise disposition des organes gastriques. Dans les érysipèles bilieux du visage, l'inflammation sympathique ou dépendante de l'état saburral des premières voies, se propage presque constamment à la conjonctive, ainsi qu'aux paupières; le gonflement et la douleur y sont plus considérables que dans le reste de la face, et l'engorgement inflammatoire est plus long à se dissiper. Rarement l'ophthalmie se manifeste sans que le visage ne soit en même temps érysipélateux.

La perte de l'appétit, les nausées, l'amertume de la bouche, l'enduit jaunâtre et bilieux de la langue, la céphalalgie sus-orbitaire, en un mot, tous les symptômes de l'embarras gastrique joints à ceux de l'ophthalmie, servent à indiquer sa cause.

Le traitement consiste dans la prompte administration d'un vomitif, dans l'usage des boissons habituellement laxatives, telles que le petit-lait, l'eau de veau, etc., dans lesquelles on fait dissoudre un sel neutre: les soins locaux se bornent aux fomentations résolutives.

Cette inflammation érysipélateuse des paupières et de la conjonctive, se termine assez souvent par un abcès dans le tissu cellulaire des paupières. On l'ouvre avec une lancette, par la face interne de la paupière, à moins que son siége étant entre le muscle palpébral et la peau, celle-ci ne soit extrêmement amincie. On ouvre alors l'abcès en dehors par une incision demi-circulaire, dans le sens des courbes que décrivent les rides de la paupière.

L'ophthalmie scrophuleuse se reconnoît aux signes réunis de l'ophthalmie et des écrouelles. Cette variété, rarement aiguë, prend toujours le caractère chronique; elle exige, pour son traitement, la combinaison des topiques et des remèdes intérieurs indiqués à l'article des ulcères scrophuleux. Il en est de même de l'ophthalmie vénérienne. Lorsque chez un individu qui présente les signes évidens de la vérole, ou chez lequel une blennorrhagie est tout à coup supprimée à la suite d'un excès, une ophthalmie violente se déclare avec boursoufflement extrême de la conjonctive, cette membrane restant pâle, et fournissant une abondante quantité de matière puriforme, verdâtre, il faut faire dissoudre quelques grains de sublimé dans les collyres, administrer le mercure à l'intérieur, rappeler l'écoulement supprimé par l'introduction d'une sonde dans l'urètre, ou même par une nouvelle inoculation.

L'ophthalmie puriforme des enfans nouveaunés a beaucoup d'analogie avec l'ophthalmie siphilitique, pour la marche des symptômes, et la qualité de l'humeur qui suinte abondamment des paupières. Elle requiert l'emploi des vésicatoires à la nuque, des purgations répétées avec le mercure dissous dans le lait, ou le sirop de chicorée, auquel on mêle quelques grains de rhubarbe en poudre, puis l'usage des pommades légèrement irritantes, pour achever le dégorgement de la conjonctive oculaire.

L'ophthalmie dartreuse se distingue des autres par la coexistence d'une éruption herpétique, soit au visage, soit ailleurs. Quelquefois les dartres ont disparu long-temps avant que l'ophthalmie se déclare; d'autres fois elles ne cessent qu'à cet instant, de manière que le principe dartreux paroît se transporter sur la conjonctive. Cette ophthalmie est extrêmement opiniâtre; souvent on ne la dissipe qu'en partie; les bords libres des paupières restent enflammés et bordés de rouge, comme dit le vulgaire. La chute des cils est fréquemment la suite de ces ophthalmies dartreuses.

L'inflammation de la conjonctive, à la suite de la petite-vérole, lorsque des boutons nombreux ont fait éruption sur les paupières, constitue l'ophthalmie variolique. La chute des boutons détermine des ulcérations opiniâtres du bord libre des paupières, et la perte des cils. Les collyres résolutifs camphrés servent à décoller chaque matin les paupières que réunit une chassie abondante; on les injecte avec une petite seringue, entre les paupières et le globe, et lorsque la petite-vérole est terminée, la desquamation complète, il faut procurer d'abondantes évacuations, c'est-à-dire, purger le malade plusieurs fois de suite, en mettant un jour d'intervalle entre chaque purgation. C'est ici qu'on pourroit appliquer l'absurde pratique de Chirac, et faire ce qu'il conseilloit dans le plus grand nombre des fièvres, purger au moins tous les deux jours, *purgare saltem alternis diebus.* Les ophthalmies chroniques, la chute des cils, le renversement des paupières, leurs ulcérations, les taches de la cornée, et autres affections de l'organe de la vue, suites dangereuses et trop ordinaires de la petite-vérole, disparoîtront, si l'on vient à bout d'extirper ce fléau en généralisant la pratique salutaire de l'inoculation de la vaccine.

C'est surtout à cause de ses suites, que l'ophthalmie doit être considérée comme une des lésions optiques qui exigent le traitement le plus actif, et la guérison la plus prompte. Le plus grand nombre des maladies de la cornée transparente reconnoît l'ophthalmie pour cause. C'est ainsi que l'état variqueux de la conjonctive, le ptérygion, le nuage de la cornée, l'albugo, le leucoma, etc., sont des conséquences de l'ophthalmie, soit aiguë, soit chronique. Aucun auteur, à mon avis, n'a mieux connu que Scarpa, la véritable nature de ces affections. L'ophthalmie variqueuse, dit cet auteur, le ptérygion et le nuage de la cornée (*nuvoletta*) ne diffèrent entre eux que par le degré plus ou moins avancé de la maladie. Toutes trois consistent dans l'état variqueux plus ou moins étendu de la conjonctive, uni à un certain degré de relâchement et d'épaississement de cette membrane. Je pense qu'il eût pu y joindre le staphylôme, ou l'excroissance de la cornée transparente.

B. Le ptérygion consiste donc dans la dégénérescence d'une portion de la conjonctive qui s'épaissit, perd sa transparence, et présente une tache d'un rouge grisâtre, presque toujours placée vers l'angle interne de l'œil, s'avançant quelquefois de l'angle externe, venant plus rarement encore de l'hémisphère supérieur ou inférieur de l'œil, mais affectant toujours la forme d'un triangle, dont le sommet appuyé sur la cornée, se termine à une distance plus ou moins grande de son centre. Lorsque plusieurs ptérygions existent à la fois, tous se dirigent vers la cornée ; et s'ils s'y réunissent, ils la couvrent d'un voile entièrement opaque, auquel les anciens donnoient le nom de pannicule.

La forme triangulaire du ptérygion s'explique par le mode d'union de la conjonctive à la partie antérieure du globe de l'œil. L'adhérence devient d'autant plus intime, que l'on s'approche davantage de la cornée transparente. Elle est telle à ce miroir de l'œil, qu'on sépare très-difficilement la portion très-mince de la conjonctive qui forme en quelque sorte la lame antérieure de la cornée. Or, le ptérygion rencontrant d'autant plus d'obstacles à sa formation, qu'il s'avance plus près du centre de cette membrane, il doit se rétrécir par degrés, et revêtir nécessairement la forme d'un triangle. *Non cooperit oculum nisi in formâ sagittæ* (1), disoit Forestus, qui paroît avoir bien connu le mécanisme de sa formation.

---

(1) *Oper. medic.* lib. II, observat.

Le siége du ptérygion est dans la conjonctive; on peut toujours, en le saisissant avec une pince, le soulever en forme de pli sur la sclérotique et la cornée, tandis qu'il est impossible de détacher ainsi de l'œil les diverses excroissances qui s'élèvent de ses propres membranes. Le staphylôme qui consiste dans la végétation et l'épaississement de la cornée, forme une tumeur saillante, irrégulière, et faisant tellement corps avec le reste, qu'on ne peut la tirer à soi sans entraîner à la fois le globe entier de l'œil. Il est bien essentiel de distinguer ces deux maladies par leur forme et leur véritable siége; car l'une et l'autre naissent et se développent dans des cas à peu près semblables, et de même que le ptérygion succède aux ophthalmies aiguës ou chroniques, et surtout à l'ophthalmie puriforme des enfans, ainsi qu'à l'ophthalmie variolique, le staphylôme est fréquemment la suite des mêmes affections.

L'excision de la portion de la conjonctive épaissie, est le seul remède efficace dans le cas de ptérygion; on la pratique en soulevant la membrane avec une pince à disséquer, pour la retrancher ensuite avec des ciseaux minces et courbés sur leurs lames. Lorsque le ptérygion anticipe sur la cornée transparente, ce qui est le plus ordinaire, il est impossible qu'une tache ne succède à l'opération. Pour que la cicatrice ne forme pas une bride gênante dans les mouvemens du globe de l'œil, il convient de faire, en deux coups de ciseaux, l'excision des ptérygions d'une certaine étendue ; d'abord, dans la direction de la tache, de sa base à son sommet ; puis une seconde incision qui représente un segment de cercle concentrique à la cornée. L'opération faite, on favorise l'écoulement du sang par des lotions d'eau tiède, puis l'on couvre l'œil d'une compresse fine ; on remplit de charpie le creux que forme la base de l'orbite, et l'on soutient le tout au moyen d'une bande, sans trop comprimer. Tous les soins ultérieurs consistent à laver, cinq ou six fois par jour, l'œil, avec de l'eau tiède ; on le garantit du contact de l'air au moyen de l'appareil qui vient d'être indiqué : la surface de la rescision suppure, les bords se rapprochent, puis s'unissent, et la guérison est achevée. Pour fortifier la conjonctive, on fait instiller, pendant quelques jours, entre les paupières, quelques gouttes d'un collyre résolutif, légèrement animé par l'alkool camphré.

C. Le staphylôme, quoique bien plus grave, exige un traitement analogue. La cornée, chez les enfans nouveau-nés, est mollement pulpeuse et tellement épaisse, que l'iris paroît presque immédiatement appliquée à sa face postérieure : la chambre antérieure de l'œil est réduite à un très-petit espace. Les vaisseaux qui lient la conjonctive à cette membrane, sont aussi plus gros et plus dilatables ; l'ophthalmie aiguë doit donc étendre bien plus loin son influence chez les enfans que chez les adultes ; aussi voit-on, en peu de jours, à la suite de cette affection, la cornée gonfler, s'épaissir, former une tumeur irrégulière, qui bientôt sort entre les deux paupières qu'elle tient écartées, s'irrite par le contact de l'air et les frottemens des cils, devient rouge, douloureuse, et tend à dégénérer en carcinome.

L'état spongieux de la cornée chez les enfans, favorise, comme on le sent très-bien, ce développement morbifique. Toute l'épaisseur de cette membrane transparente se change en une tumeur acuminée, grisâtre et toute solide; sa base touche à l'iris. Le staphylôme des adultes, plus rare que celui des enfans, en diffère en ce qu'il est concave en dedans, et que la cornée, bien loin d'être épaissie, souffre un amincissement. Cette membrane est alors poussée par les humeurs de l'œil, de la même manière que le péritoine par les viscères abdominaux, lorsqu'ils s'échappent pour former hernie. L'iris poussée en avant par le cristallin et l'humeur vitrée, se place dans la concavité de la tumeur. La portion de conjonctive qui passe au-devant du miroir de l'œil, se trouvant irritée, s'engorge et s'épaissit; elle soutient la cornée amincie, et prévient sa rupture.

Cette dernière membrane étant affectée d'une opacité incurable, même lorsque la maladie est récente dans des enfans en bas âge, le traitement du staphylôme consiste dans son excision; mais faut-il en enlever la totalité, ou faire l'opération seulement sur la pointe où le sommet de la tumeur, comme Celse le prescrit : *in summâ parte ejus ad lenticulæ magnitudinem exscindere* (1)? L'excision circulaire du staphylôme, pratiquée à sa base, vers l'union de la cornée avec la sclérotique, en y comprenant même cette dernière, comme le faisoit Woolhouse, est constamment suivie d'accidens inflammatoires très-intenses; il vaut mieux enlever seulement le sommet d'un seul coup avec des ciseaux dont les lames, courbées sur leurs faces, seront parfaitement évidées; lorsqu'on a ainsi emporté une portion de trois à quatre lignes de diamètre, les humeurs s'échappent, le globe se vide, les membranes s'affaissent, l'œil entier se fronce et se réduit, par la suppuration, en un petit moignon sphéroïde mobile; les muscles y conservent leurs attaches; il est très-facile d'y adapter un œil artificiel. L'inflammation est modérée après l'opération, telle qu'on vient de la décrire. Les cataplasmes émolliens appliqués sur les paupières, la saignée et les autres moyens antiphlogistiques, servent à la contenir dans de justes bornes.

D. La cornée n'est point toujours aussi dangereusement affectée à la suite de l'ophthalmie, et les taies de toute espèce, lors même qu'il est impossible de les dissiper, sont bien moins graves que le staphylôme. Le nuage (*nephelion*) est surtout d'une nature bien moins alarmante; cette affection, plus analogue peut-être au ptérygion

---

(1) Lib. 7, cap. 7.

qu'au staphylôme, car son siége est dans la portion de conjonctive adhérente à la cornée, consiste en un obscurcissement récent et léger de cette membrane transparente. Cet obscurcissement, accompagné ou précédé par l'ophthalmie chronique, ne dérobe pas complètement la vue des objets, mais ne les laisse apercevoir qu'au travers d'une espèce de voile ou de nuage; les vaisseaux de la conjonctive sont variqueux, dilatés; une sérosité blanchâtre, albumineuse, est épanchée le long de leur trajet dans le tissu de la conjonctive; la tache est solitaire, ou bien il y en a plusieurs; elle peut s'étendre, faute de soins, à toute la largeur du miroir de l'œil, obscurcir la vue et même l'intercepter totalement.

Les collyres résolutifs, soit secs, soit humides, sont moins efficaces que l'excision d'une portion de la conjonctive vers l'union de la sclérotique avec la cornée, près l'endroit où s'est formé le nuage. On doit néanmoins user de ces remèdes avant d'en venir à l'opération. Voici de quelle manière elle se pratique : on saisira la conjonctive variqueuse avec une pince très-fine, on la soulèvera facilement à raison de sa laxité, puis on l'excisera avec de petits ciseaux courbes, en donnant, autant que possible, à cette section, la figure d'un segment de cercle concentrique à la cornée, vers la circonférence de laquelle il est placé; cela fait, on laisse couler librement le sang des vaisseaux variqueux, on provoque même sa sortie en appliquant sur les paupières une éponge imbibée d'eau tiède, après quoi on couvre l'œil d'un linge fin et d'un bandeau. Au bout de vingt-quatre heures, on lève ce premier appareil, puis on fait, trois ou quatre fois par jour, des fomentations avec l'eau de guimauve; une légère inflammation survient et se dissipe, la cicatrice se forme; on substitue alors les résolutifs froids aux émolliens. Lorsque la cicatrice est terminée, la cornée recouvre sa transparence, la conjonctive, auparavant flasque et relâchée, est maintenant tendue sur le globe de l'œil; si elle restoit encore un peu ridée, il faudroit insister sur l'application des répercussifs.

Par l'opération dont on vient de tracer les règles, on dérive à l'instant le sang accumulé dans les vaisseaux variqueux de la conjonctive, l'on établit un couloir qui donne issue à la sérosité laiteuse, épanchée dans le tissu par lequel cette membrane et la cornée transparente sont unies. Une simple incision ne rempliroit pas aussi parfaitement l'indication; on dégorgeroit bien, à la vérité, la conjonctive; mais, au bout de quelques jours, les lèvres de la plaie étant réunies, la récidive pourroit avoir lieu.

E. L'albugo et le leucoma diffèrent du nuage, en ce que leur siége est dans le tissu même de la cornée, et qu'ils consistent, le premier, dans l'épanchement d'une lymphe opaque entre les lames de cette membrane, et le second, dans une cicatrice de son tissu. Le nuage est le produit d'une ophthalmie chronique et rebelle, l'albugo est l'effet d'une ophthalmie aiguë, et le leucoma succède aux ulcères ou aux plaies avec perte de substance. L'albugo est d'abord d'un blanc laiteux, puis il acquiert la couleur de la terre crayeuse, ou mieux de la perle. J'en ai vu dans lesquels la cornée ressembloit à la pierre chatoyante du Labrador. Le leucoma consiste en une cicatrice grisâtre plus ou moins large et épaisse. L'albugo se dissipe de lui-même, à mesure que l'inflammation ophthalmique disparoît, ou bien il survit à cette affection; et alors, tantôt il s'efface insensiblement, mais plus souvent il subsiste rebelle à tous les remèdes. La résolution de l'albugo arrive spontanément chez les enfans d'un âge encore tendre, ce qu'on ne peut attribuer qu'à la vigueur des absorbans à cette époque de la vie. Les collyres résolutifs favorisent cette disparition. Lorsque l'albugo est invétéré, en vain l'humeur qui le forme seroit-elle absorbée, la texture de la cornée a souffert un tel dommage, qu'elle ne reprend jamais sa transparence.

Quant au leucoma, il est tout-à-fait incurable; l'ignorance seule a pu proposer la raclure de la cicatrice. Aviver la cornée, ce ne sera pas lui rendre sa transparence, puisqu'une nouvelle cicatrice se forme à la suite de cette ablation de l'ancienne, et reproduit infailliblement l'opacité.

F. C'est à tort qu'on a décrit sous le nom d'hypopions, de petits abcès formés dans le tissu même de la cornée. Il arrive, dans certaines ophthalmies aiguës, que plusieurs gouttes d'une sérosité blanchâtre, puriforme, déposées dans l'intervalle de ses lames, forment, en les écartant, une petite tumeur qu'il faut abandonner à elle-même, en aidant l'absorption du liquide qu'elle contient, par l'emploi des collyres résolutifs. Il n'est point rare qu'après sa disparition, une taie subsiste dans l'endroit qu'elle occupoit. Cet obscurcissement de la membrane, tenant au dérangement de son organisation, à un changement de rapports entre ses lames, ne peut être guéri par aucun remède.

Dans certains cas, les lames de la cornée se détruisent, soit derrière, soit devant l'amas des liquides qui forment le petit abcès. Ceci arrive dans les cas où la collection est considérable, et l'énergie absorbante tellement affoiblie, que les lymphatiques ne font rien pour en opérer la résolution. Il vaut mieux alors ouvrir l'abcès, en incisant la cornée avec une lancette, que de laisser un ulcère s'établir. Les collyres résolutifs acheveroient la cure. Scarpa établit qu'il est avantageux d'appliquer le caustique à ces ulcérations de la cornée, dont la surface, toujours mouillée par les larmes, se maintient difficilement dans les dispositions nécessaires à la formation de la cicatrice.

G. Le véritable hypopion est un abcès de l'intérieur de l'œil. Dans cette maladie, l'humeur aqueuse est troublée par son mélange avec un liquide glutineux, puriforme, lequel suinte des membranes de l'œil, enflammées dans certaines ophthalmies aiguës où l'affection est tellement intense, qu'elle se propage jusqu'à la choroïde. L'hypopion ne survient guère que dans le plus haut degré de l'ophthalmie. Modérer l'activité de celle-ci, c'est la seule manière efficace d'arrêter les progrès de l'épanchement purulent ; l'humeur aqueuse recouvre sa transparence à mesure que les vaisseaux absorbans repompent la lymphe blanchâtre qui l'altéroit par son mélange. La section de la cornée, pour vider les chambres de l'œil, de l'humeur aqueuse troublée et épaissie, doit être regardée comme un procédé vicieux, malgré le nombre et l'autorité des chirurgiens qui en donnent le précepte. La plaie faite, dans cette intention, se cicatrise difficilement ; un ulcère lui succède, et par-là s'écoule, non-seulement le liquide altéré dont on se proposoit l'évacuation, mais encore le crystallin luimême, le corps vitré.

L'empyème de l'œil est seulement indiqué dans les cas où l'inflammation a fait de tels progrès du dehors au dedans de cet organe, que le globe est énormément gonflé, les membranes et les humeurs confondues, les douleurs excessives. Par la fièvre ardente qui naît d'un tel désordre, la vie du malade est directement menacée : le cerveau, à raison de son extrême voisinage, participant bientôt aux dérangemens de l'organe de la vision, il faut sacrifier celui-ci, pour éviter des suites plus funestes. L'évacuation de l'œil, pratiquée dans une telle circonstance, ne mérite pas même le nom de sacrifice; car, en supposant la plus heureuse terminaison possible de l'engorgement inflammatoire, le malade seroit toujours privé de la vue, l'intérieur de l'œil étant désorganisé par la violence de l'inflammation. Ces douleurs atroces et intolérables, dont s'accompagne tout gonflement excessif du globe de l'œil, dépendent bien moins du voisinage du centre sensitif, que de la structure même de cet organe. Il n'en est aucun peut-être qui résiste mieux à la tuméfaction. La sphéricité de son enveloppe membraneuse la rend également résistante dans tous ses points. Cette enveloppe, connue sous le nom de sclérotique, comme toutes les membranes fibreuses, est si peu extensible, qu'elle réagit avec la plus grande force contre les causes qui tendent à l'écarter de l'axe du globe; la substance nerveuse épanouie dans l'intérieur de cet organe, où elle forme la rétine, est donc soumise alors à une pression d'autant plus douloureuse, qu'elle est continuelle, et augmente sans cesse. Les douleurs violentes de l'hydrophthalmie, quand elle est parvenue à un certain degré, dépendent de la même cause.

On vide le globe de l'œil, en faisant à la cornée transparente une incision semblable à celle qui se pratique pour l'extraction du cristallin dans l'opération de la cataracte. Lorsque le gonflement de l'œil est parvenu à ce degré où l'empyème est indiqué, la cornée, moins résistante que la sclérotique, est poussée en avant par les parties internes qui s'échappent en jaillissant au moment où l'incision s'achève ; mais, comme une suppuration abondante doit dégorger les membranes affaissées après cette ouverture, il faut exciser le lambeau résultant de l'incision, de peur que, se recollant à la plaie, il n'occasione un nouvel amas d'humeurs, et ne rende une seconde opération nécessaire.

Le bulbe se rétracte, rentre dans l'orbite, se cicatrise, et prend une forme favorable au placement d'un œil artificiel.

Je pense qu'il n'est pas besoin de dire que les moyens antiphlogistiques les plus puissans, tels que les fortes saignées du pied, l'ouverture de l'artère temporale, du côté malade, auront dû être mis en usage dans ces violentes ophthalmies, dont l'hypopion est la suite. Elles résultent le plus souvent d'un coup violent porté sur l'œil ; et, dans ces cas, la désorganisation est autant le résultat immédiat du coup que du gonflement inflammatoire.

Ce n'est pas une maladie que l'opacité de l'humeur aqueuse, à la suite de l'opération de la cataracte. Les accompagnemens du cristallin, en s'y mêlant, lui ôtent sa transparence ; mais l'absorption est tellement active, qu'au bout de deux ou trois jours, cette humeur troublée a cédé sa place à un autre liquide parfaitement diaphane.

H. La pupille fermée par une membrane, pendant les six premiers mois de la vie du fœtus, peut rester ainsi bouchée, de manière que l'enfant vienne au monde aveugle. Ce vice de conformation très-rare, exige l'incision cruciale de la petite membrane : on la pratique avec une aiguille tranchante, introduite par la chambre antérieure ; on aura dû faire auparavant une incision demi-circulaire à la cornée, comme dans l'opération de la cataracte par extraction. Ce procédé est préférable à celui de Cheselden, dans lequel on incise la membrane pupillaire avec l'aiguille à abaissement, introduite et dirigée à peu près de la même manière que pour déprimer le cristallin opaque. Quoique Scarpa le préfère, il nous semble qu'il expose à percer la capsule cristalloïde, et par conséquent, à occasioner le déplacement du cristallin.

Lorsqu'à la suite d'une maladie, ou de l'opération de la cataracte, la pupille s'est effacée, on propose d'établir une pupille artificielle, en détachant la grande circonférence de l'iris, du ligament ciliaire, auquel elle est foiblement unie.

Scarpa opère ce décollement avec son aiguille à abaissement, introduite comme pour la dépression de la cataracte. Peut-être vaudroit-il mieux percer la cornée ; l'œil pourroit suivre alors la pointe de l'aiguille, et servir à la diriger dans la chambre antérieure.

Dans les cas où la cornée est obscurcie sur

la plus grande partie de son étendue, et principalement vers son centre, correspondant à la pupille, on propose de guérir la cécité qui résulte de cet obstacle au passage des rayons lumineux, en incisant la membrane, et en perçant l'iris vis-à-vis l'endroit où la cornée conserve encore sa transparence. M. Demours a exécuté cette opération avec succès. C'étoit sans doute une idée ingénieuse que celle qui a suggéré cette opération ; mais le procédé dont on a fait usage me paroît vicieux ; en incisant la cornée dans l'endroit où elle est encore transparente, on court risque de rendre opaque cette petite portion qu'on a tant d'intérêt de ménager. L'excision de l'iris avec des ciseaux est presque inexécutable, quelque petit que soit l'instrument ; et tirer l'iris au-dehors avec des pinces, par l'incision faite à la cornée transparente, expose à la déchirer. Je pense que, dans un cas semblable, il vaudroit mieux percer la cornée avec l'aiguille à crochet, dans l'endroit où elle est obscurcie ; puis, en faisant monter sa pointe vers l'endroit de la circonférence, correspondant à la portion encore saine, détacher l'iris du ligament ciliaire. L'iris, ainsi détachée, se retire sur elle-même ; la nouvelle pupille ne risque pas de se boucher. Lorsqu'elle s'y forme accidentellement, par les tiraillemens qu'éprouve parfois l'iris dans l'opération de la cataracte, elle subsiste sans qu'on puisse la détruire, et trouble la vision, en admettent dans l'œil plusieurs faisceaux de rayons lumineux qui croisent la direction de ceux auxquels la pupille naturelle donne entrée.

L'adhérence du cristallin opaque à l'iris, celle de cette membrane à la cornée, avec occlusion ou resserrement extrême de la pupille, peuvent encore rendre nécessaire l'établissement d'une pupille artificielle.

J. C'est à tort que certains auteurs donnent le nom de staphylôme à la sortie de l'iris à travers une ouverture faite à la cornée ; cette affection, qu'il vaut mieux nommer avec Galien, *procidence*, est une véritable hernie de l'iris, occasionée par les solutions de continuité de la cornée, avec ou sans perte de substance. Lorsque la chambre antérieure de l'œil est ouverte par la lésion de son miroir, l'humeur aqueuse s'écoule ; l'iris, poussée par les parties au-devant desquelles elle est placée, se porte en avant, s'engage entre les lèvres de la plaie, et forme en dehors une petite tumeur grisâtre et très-douloureuse. Bientôt cette tumeur grossit par la vive irritation que lui font éprouver les frottemens et la pression des paupières, l'impression de la chassie et des larmes, le contact de l'air, etc., causes d'inflammation dont elle ressent d'autant plus vivement l'atteinte, qu'il entre dans son organisation une très-grande quantité de vaisseaux et de nerfs. Les douleurs diminuent et s'apaisent, soit que l'iris s'accoutume aux stimulus, soit que la portion sortie, étranglée par l'ouverture qui lui a donné issue, perde sa sensibilité.

On conseille de faire rentrer l'iris, en la repoussant avec un stylet, puis de s'opposer à une nouvelle sortie, en faisant coucher le malade sur un plan parfaitement horizontal, et en exerçant sur l'œil une compression légère. Si ce moyen ne réussit pas, soit parce que l'humeur aqueuse entraîne toujours l'iris après elle, soit parce que cette membrane ayant déjà contracté des adhérences avec l'ouverture qui lui a donné passage, on ne peut plus en opérer la réduction ; il faut la laisser dans la plaie, exciser la portion qui dépasse le niveau de la cornée, cautériser la surface de la section, puis en procurer la cicatrisation par l'usage continué des collyres astringens et résolutifs. La pupille reste alors plus ou moins déformée ; cependant elle reprend peu à peu sa place et sa forme ordinaires : la vision ne s'en trouve pas beaucoup gênée, hormis les cas où la procidence existe vers le centre de la cornée transparente. On prévoit que l'établissement d'une pupille artificielle peut alors se trouver indiqué.

K. La cataracte consiste dans l'opacité du cristallin et de sa capsule. Tantôt ces deux parties perdent à la fois leur transparence ; d'autres fois, l'une d'elles seulement est opaque. De là se tire la distinction de la cataracte en cristalline, et en membraneuse. La cataracte laiteuse est une simple variété de la cataracte cristalline. En effet, l'humeur de Morgagni est trop peu distincte des couches les plus extérieures du cristallin, plus molles que le centre de ce corps lenticulaire, pour que l'on puisse établir une espèce de cataracte fluide qui consisteroit dans l'épaississement de cette humeur. La cataracte cristalline est beaucoup plus fréquente que la membraneuse. Celle-ci peut être primitive ou secondaire. C'est ainsi qu'assez souvent après l'opération de la cataracte, quelle que soit la méthode dont on fait usage, on voit la membrane transparente après l'opération, puisque le malade a recouvré un moment la vision distincte des objets, devenir opaque, en sorte qu'à la levée du bandeau on reconnoît une opacité secondaire; enfin, la cataracte peut avoir à la fois son siége dans le cristallin et dans sa capsule. Ces cataractes composées sont néanmoins assez peu communes; on conçoit qu'une cécité plus profonde et presque complète doit résulter de cette double opacité. On ne peut révoquer en doute l'existence de la cataracte laiteuse; en effet, outre qu'il reste quelquefois après l'extraction de la lentille cristalline quelques gouttes d'une matière opaque et liquide que l'on est obligé de retirer de la capsule au moyen d'une curette, quelquefois au moment où l'on incise la capsule, une humeur trouble s'échappe avec l'humeur aqueuse; l'œil distingue aussitôt les objets, et bientôt la lentille elle-même, parfaitement transparente, se présente à l'ouverture de la cornée. Pendant plus de deux mille ans les médecins se sont trompés sur la véritable nature de la cataracte. Selon Hippocrate, qui donnoit à cette maladie le nom de *glaucosis*, et les autres médecins grecs qui l'appeloient *hypochyma*, la cataracte étoit produite par un amas d'humeur épaissie, et peu à peu coagulée et endurcie au milieu de l'humeur aqueuse. Les Latins la désignoient par le terme *suffusio*. Selon eux, c'étoit une pellicule formée dans les chambres de l'œil; et, jusque vers le milieu du dix-septième siècle, on n'en eut pas d'autre idée; enfin, Pierre Bonet, Théophile Borel, Blegny, Rohaut et Gassendi démontrèrent que la cataracte avoit son siége dans le cristallin, et consistoit presque toujours dans son opacité. Bientôt, quoique vraie, cette opinion fut abandonnée par les ennemis des nouveautés; et ce ne fut que vers le commencement du dix-huitième siècle qu'enfin la vérité prévalut au moyen des observations multipliées de Mery, de Boerhaave, de Maître Jean, d'Heister et d'Albinus.

Lorsque le cristallin ou sa capsule commence à s'obscurcir, une gaze légère semble couvrir les objets aux yeux du malade; comme c'est ordinairement par le centre du cristallin que commence l'opacité, sa circonférence restant diaphane, il ne peut livrer passage qu'aux rayons les plus divergens : les malades ne voient que de très-près, ils sont myopes et regardent de côté. Cependant le nuage qui paroît couvrir les objets, devient plus épais; enfin, les malades ne peuvent plus distinguer les couleurs, seulement ils s'aperçoivent du passage de la lumière à l'obscurité.

L'examen de l'œil présente derrière la pupille une tache grisâtre, blanchâtre, jaunâtre ou noirâtre, tantôt sans mouvement et d'autres fois mobile : ce dernier état constitue la cataracte branlante. Quelquefois le cristallin est comme étoilé. M. Tenon dit avoir vu une cataracte dans laquelle le cristallin offroit une pointe aiguë qui s'engageoit dans l'ouverture de la prunelle.

Lorsqu'on expose l'œil malade à l'éclat d'une vive lumière, en exerçant sur lui de légers frottemens à travers la paupière supérieure que l'on abaisse et relève alternativement, si la pupille se resserre, et que l'iris conserve sa mobilité, on a lieu de croire que la cataracte n'est pas compliquée de la paralysie du nerf optique. Si le cristallin est d'un gris noirâtre, la pupille immobile; si des hémicranies violentes ont précédé ou accompagné la formation de la cataracte, et surtout si la cécité est tellement profonde, que le malade ne puisse pas même distinguer le jour des ténèbres, on a lieu de présumer l'existence de l'amaurose. Cependant une opacité complète de la lentille cristalline, l'adhérence du cristallin à l'uvée, peuvent donner lieu à cette fâcheuse apparence; et, dans les cas où la vue s'est obscurcie par degrés, il est bien difficile d'affirmer la réalité de cette complication.

La formation de la cataracte est ordinairement lente, l'un des yeux s'affecte long-temps avant l'autre; quelquefois néanmoins on l'a vue se former avec rapidité. Tel étoit le cas de ce potier dont parle Tenon, et qui étant entré dans un four encore chaud, en ressortit avec les deux yeux complètement cataractés. Le même auteur cite l'exemple de deux dames dont l'une eut les deux cristallins entièrement obscurcis en un seul jour, et dont l'autre, ayant eu l'œil vivement frappé par un bouchon de bouteille, eut le lendemain même cet œil affecté de cataracte.

Est-il possible de distinguer à des signes certains à quelle espèce de cataracte l'on a affaire, si elle est cristalline, membraneuse, laiteuse, ou bien, enfin, composée ? Certains auteurs disent bien qu'elle est plus profonde quand la moitié postérieure de la capsule est seule affectée d'opacité; que dans la cataracte laiteuse le cristallin est plus volumineux; que les cataractes étant solides, le cristallin a moins de volume et la pupille plus de mobilité; mais toutes ces apparences extérieures sont fort équivoques. A mesure que la cataracte vieillit, le cristallin s'amollit, loin de devenir plus dense, comme Janin me semble l'avoir prouvé par plusieurs observations; et ce ramollissement a même été quelquefois porté jusqu'à la dissolution complète du cristallin qui a été absorbé, de manière que la maladie a guéri spontanément, terminaison aussi heureuse qu'elle est rare, et dont M. Demours cite un exemple. Son observation a pour sujet un homme qui, affecté depuis quatorze ans d'une double cataracte, s'aperçut un matin, après une nuit passée dans la fièvre et dans l'agitation, qu'il recouvroit la faculté de voir qui lui fut enfin tout-à-fait rendue.

Le pronostic est plus grave, quand on a lieu de soupçonner la goutte sereine; il l'est encore dans les cas où les yeux cataractés sont sujets à des ophthalmies habituelles. Enfin, lorsque l'œil est petit, très-enfoncé dans l'orbite, extrêmement mobile, et doué d'une vive sensibilité, la difficulté d'opérer la cataracte rend également le pronostic plus fâcheux.

L'ignorance dans laquelle nous sommes sur la cause prochaine de la maladie ne doit point surprendre, puisque nous ne connoissons pas mieux le mode de nutrition du cristallin, et qu'il est encore douteux si cet organe, dans lequel les injections les plus heureuses ne peuvent démontrer des vaisseaux, se nourrit comme les autres parties, ou s'imbibe des sucs que lui fournissent les artérioles de sa capsule. La cataracte survient spontanément sans cause apparente, sur des individus de quarante à soixante ans. Elle est très-rare chez les sujets plus jeunes. On l'a vue succéder à une percussion violente du globe de l'œil; elle est surtout fréquente chez les hommes qui fatiguent beaucoup la vue en l'appliquant à des objets très-déliés, ou qui exigent l'éclat d'une vive lumière. Le cristallin augmente de densité, perd sa transparence, et jaunit naturellement par les progrès de l'âge. On conçoit que, de cette couleur citrine que contracte le cristallin des vieillards, il n'y a qu'un pas à l'opacité de la lentille.

Si l'on pouvoit hasarder quelque conjecture sur un sujet aussi difficile, ne pourroit-on pas regarder la cataracte comme l'effet d'une combustion d'une sorte d'oxidation ordinairement très-lente de la masse albumineuse du cristallin? En effet, toutes les causes connues de la cataracte paroissent agir ainsi, l'action de la chaleur, d'une vive lumière, toute percussion, toute douleur qui appelle le sang vers la tête avec plus d'abondance, les acides, enfin, dont l'application sur les yeux des animaux et de l'homme, finit par obscurcir non-seulement la cornée, mais encore le cristallin lui-même. Voilà bien des raisons plausibles en faveur de cette conjecture. Petit de Lyon a observé que sur trois cents malades environ affectés de cataractes, les trois quarts étoient des cultivateurs accoutumés à travailler au soleil, la tête baissée, et l'œil fixé sur un terrain fortement éclairé; c'est surtout pendant et à la suite des travaux de la moisson que les paysans sont le plus souvent atteints de cataractes par l'effet de la triple influence d'une chaleur vive, d'une lumière éclatante et d'une position qui favorise le transport du sang vers la tête. Un violent accès de colère a pu produire une cataracte dans l'espace d'une seule nuit.

Les anciens en croyoient, dans certains cas, la résolution possible, au moyen de remèdes fondans pris à l'intérieur, ou bien appliqués sous forme de topiques. On n'a aucun exemple du succès de ces méthodes. On cite, à la vérité, des cas de disparition de cataractes vénériennes, par le traitement mercuriel; mais, outre le peu d'authenticité de ces observations, on n'opère jamais une cataracte compliquée d'affection siphilitique, que tous les symptômes de cette dernière ne soient auparavant dissipés; et s'il est au moins douteux qu'il existe des cataractes siphilitiques, il l'est bien plus encore qu'il y en ait d'arthritiques, de rhumatismales, etc.

Aussi, les seuls remèdes internes dont l'usage soit indiqué, ce sont les dépuratifs et les amers, auxquels on joint un vésicatoire ou séton à la nuque, lorsque les malades sont tourmentés d'une fluxion habituelle sur les yeux; ou bien les purgatifs, à l'aide desquels on débarrasse les premières voies, un ou deux jours avant l'opération.

Pour pratiquer celle-ci, il faut attendre que les deux yeux soient malades, ce qui ne manque jamais d'arriver dans le plus grand nombre de cas; il faut aussi que la cataracte soit mûre, c'est-à-dire, le cristallin parvenu à ce degré d'opacité où l'on ne distingue plus ni les couleurs, ni les objets. En effet, comme l'opération n'est point constamment suivie du succès, on ne doit s'y décider qu'au moment où le malade n'a plus rien à perdre : l'opération manquant de réussir, la cécité ne sera pas plus profonde qu'auparavant. Les anciens entendoient, par maturité de la cataracte, cet état où la partie opaque avoit acquis assez de densité pour n'être point divisée par l'aiguille, au moyen de laquelle ils en pratiquoient l'abaissement. On doit donc différer l'opération jusqu'à ce que les deux yeux soient affectés, et les cataractes mûres; la différer encore pour dissiper les fluxions habituelles auxquelles les yeux peuvent être sujets, s'en abstenir lorsqu'il y a complication de goutte sereine; enfin, la pratiquer, malgré l'enfoncement, la petitesse, la mobilité du globe; car ces dernières circonstances ne font que rendre l'opération plus difficile, sans la contre-indiquer.

Enlever le cristallin qui fait obstacle au passage des rayons lumineux, tel est le but qu'on se propose dans cette opération. Deux méthodes y conduisent: celle de l'abaissement, et celle de l'extraction.

Dans la première, la seule que les anciens connussent et qu'ils missent en usage, on a besoin d'une aiguille aplatie et tranchante vers sa pointe, arrondie dans le reste de sa longueur. Cette tige d'acier est montée sur un manche, où l'aplatissement de l'aiguille vers la pointe se trouve indiqué par des points. Bell et Scarpa ont proposé de courber légèrement en crochet la pointe de cette aiguille. Cette aiguille à crochet est de beaucoup préférable à l'aiguille ancienne; elle doit être aplatie et tranchante sur ses bords, de manière que coupant à la fois en sciant et en pressant, elle divise la sclérotique avec facilité.

Le malade étant assis en face d'une croisée bien éclairée, l'œil par lequel on achève l'opération, couvert d'un bandeau, la tête appuyée et assujettie contre la poitrine d'un aide placé derrière lui, on fait relever par cet aide la paupière supérieure avec l'index et le doigt médius, dont il engage la pulpe au-dessous de l'arcade orbitaire, de manière qu'il presse légèrement entre la paupière et le globe de l'œil : ce moyen de fixer l'organe, en faisant relever la paupière supérieure par un aide, tandis qu'on abaisse soi-même l'inférieure avec la main dont on n'opère pas, est bien préférable à l'emploi de tous les *speculum oculi*, ophthalmostates, dont les anciens faisoient usage, ou qui ont été imaginés par Palucci, Pamard, Demours, Richter, Pellier, etc.

L'aiguille étant tenue comme une plume à écrire avec les trois premiers doigts de la main droite, si l'on opère sur l'œil gauche, *et vice versâ*, on enfonce perpendiculairement sa pointe dans la sclérotique, à deux lignes environ de son union avec la cornée, vers l'extrémité du diamètre transversal du globe. On traverse la sclérotique, la choroïde, la rétine et le corps vitré ; on pénètre dans la chambre postérieure de l'œil, et lorsqu'on aperçoit la pointe de l'aiguille par l'ouverture de la pupille, on la dirige en arrière, puis on accroche le cristallin par sa partie moyenne, endroit où cette lentille offre le plus de consistance.

Après l'avoir saisi, on le détache par quelques légers mouvemens, puis on le déprime en élevant le manche de l'instrument, et en le portant un peu en avant, on pousse le cristallin en arrière, on l'enfonce au-dessous du corps vitré, « et estant » ainsi baissée, la lui faut laisser, la tenant sujette » de l'aiguille, par l'espace de dire une patenostre » ou environ, de peur qu'elle ne remonte, et pen- » dant faire mouvoir vers le ciel l'œil au ma- » lade (1) ». Ce précepte, dont personne n'a fait mention avant Ambroise Paré, ni depuis lui, est très-essentiel, comme Scarpa l'observe, pour contraindre le cristallin à s'enfoncer de plus en plus au-dessous du corps vitré.

Si cette lentille a perdu sa consistance, et qu'après l'ouverture de la capsule, elle coule sous la forme d'une humeur blanchâtre qui se mêle à l'humeur aqueuse dont elle trouble la transparence, il faut s'en reposer sur l'absorption, du soin de la dissoudre et de l'enlever. Il en est de même des lambeaux de la capsule, lorsque la cataracte est membraneuse. La capsule déchirée par les mouvemens de l'aiguille, et ramenée dans la chambre antérieure de l'œil, se fond à la longue; ses débris disparoissent à mesure que l'humeur aqueuse se renouvelle; mais que devient le cristallin déplacé?

---

(1) Œuvres d'Ambroise Paré, liv. 17, chap. 22.

Il s'atrophie, diminue, fond en quelque manière et se détruit. Les vaisseaux absorbans opèrent cette usure; et lorsqu'on examine les yeux d'un homme qui, pendant sa vie, a été opéré de la cataracte par abaissement, on trouve le cristallin réduit à un si petit volume, que sa grosseur égale à peine celle de la tête d'une épingle.

On a reproché à la méthode qui vient d'être décrite, les dangers de la récidive. Le cristallin peut remonter dans l'endroit d'où il a été déplacé; il peut passer à travers la pupille, dans la chambre antérieure de l'œil, d'où il faudra l'extraire par l'incision de la cornée. On n'est donc jamais sûr d'un succès complet et d'une guérison solide; le cristallin peut tomber dans la chambre antérieure pendant l'opération, si la pupille n'est point resserrée. Enfin, il est difficile de détruire les cataractes membraneuses, et la dissolution de la capsule opaque dans les humeurs de l'œil, se fait long-temps attendre. Ces objections sont moins solides que spécieuses; en effet, peu importe que le cristallin remonte à sa place, si la capsule a été ouverte, si les adhérences de la lentille sont effectivement rompues. Le cristallin est désormais un corps étranger qui, ne recevant plus de nourriture, doit être détruit à la longue, se dissoudre dans les humeurs qui le baignent, et que l'absorption renouvelle sans cesse; il n'est qu'une seule circonstance où le cristallin remontant derrière la pupille, conserve son volume et son opacité. Si l'on s'est contenté d'abaisser le cristallin, comme le faisoient les anciens, la poche membraneuse cède et s'allonge sous cet effort de dépression; aussitôt qu'il cesse, l'élasticité mise en jeu remonte le cristallin, dont aucune adhérence n'est rompue, et qui doit, par conséquent, continuer à vivre, au moyen des vaisseaux que lui transmet sa capsule. Il faut donc, après avoir accroché le cristallin, lui imprimer quelques légères secousses qui déchirent la capsule. Il est des praticiens qui remuent, dans le cristallin, la pointe de l'aiguille à crochet, de manière à diviser cette lentille, en sorte que l'opération consiste moins dans sa dépression que dans un véritable broiement. Si pendant cette manœuvre une portion du cristallin, ou même le corps tout entier, s'échappe et passe dans la chambre antérieure, il n'est pas indispensable de l'extraire par l'incision de la cornée. L'expérience prouve que, baigné de toutes parts par l'humeur aqueuse, il finit par s'y dissoudre en totalité; enfin, les cataractes membraneuses se dissolvent également, quand on les a déchirées avec la pointe de l'aiguille à crochet de manière à réduire la capsule en plusieurs lambeaux; chose facile et moins dangereuse qu'il ne semble au premier abord, car l'œil de l'opérateur aperçoit la pointe de l'instrument par l'ouverture de la pupille, et sert à la diriger. J'ai pratiqué plusieurs fois l'opération de la cataracte suivant le procédé que je viens de décrire, et je ne l'ai jamais vue suivie d'accidens inflammatoires; la rougeur légère de la conjonctive se dissipe en quelques jours, et il suffit, pour tout pansement, de couvrir l'œil opéré d'un simple bandeau. Ce procédé est donc moins douloureux, et cause moins souvent l'inflammation de l'œil, que ne le fait la méthode par extraction; on peut mettre un intervalle entre l'opération faite à chaque œil : enfin, si on a tenté l'abaissement sans succès, rien n'empêche de réitérer les tentatives, ou de recourir à l'extraction, tandis que celle-ci ne réussissant point, entraîne presque toujours la perte de l'œil sur lequel on l'a pratiquée. Enfin la méthode par abaissement est d'une exécution bien plus facile; avantage qui, peu important pour un praticien exercé, est d'un grand prix pour la généralité des médecins destinés à exercer leur art loin des grandes villes. Depuis quelques années, la dépression a acquis en France de nombreux partisans; elle balance aujourd'hui la méthode par extraction. Le professeur Dubois, qui, de tous les chirurgiens de la capitale, est un de ceux qui opèrent le plus grand nombre de cataractes, l'a adoptée d'une façon presque exclusive. L'abaissement étoit la seule méthode usitée chez les anciens (puisque l'extraction proposée par Mery en 1706, n'a été mise en pratique par Daviel qu'en 1745); elle a toujours été suivie en Angleterre, en Italie, en Allemagne, en Suède et en Danemarck. Les Français seuls l'avoient presque entièrement abandonnée pour l'extraction; méthode qui leur appartient, car elle a été inventée en France, successivement perfectionnée par les travaux de Lafaye, de divers membres de l'Académie de Chirurgie, et plus récemment par ceux de Ventzell, célèbre oculiste.

Ceux qui seroient curieux de connoître le procédé de Daviel, peuvent consulter le Mémoire où cet oculiste l'expose; il est inséré dans le deuxième volume de l'Académie. Ce procédé, nommé vertical, exigeoit un très-grand nombre d'instrumens; les ciseaux employés à la section de la cornée, faisoient une incision si peu régulière, qu'on l'abandonna bientôt pour celui de Lafaye, qui se trouve décrit dans le même volume. Ce dernier, dans lequel on n'emploie que deux instrumens, a été simplifié par Ventzell, qui lui a également fait subir plusieurs modifications utiles. Voici quelle est la manière de l'exécuter :

Le malade étant assis et recevant obliquement le jour d'une croisée, on couvre de charpie, et l'on fixe avec un bandeau l'œil que l'on réserve pour le dernier, afin que ses mouvemens ne déterminent pas sympathiquement ceux de l'œil par lequel on commence l'opération. La tête est fixée, les paupières écartées, et le globe assujetti comme dans le procédé par abaissement. Le chirurgien, assis vis-à-vis le malade, la main armée du couteau de Ventzell, tenu comme une plume à écrire, avec les trois premiers doigts demi-fléchis, le coude appuyé sur le genou, afin d'avoir la main plus sûre et moins vacillante, porte perpendiculairement la pointe de l'instrument un peu au-dessus de l'extrémité externe du diamètre transversal de la cornée, sur cette membrane, à une ou demi-ligne environ de son union avec la sclérotique. Lorsqu'on a traversé l'épaisseur de la cornée, on ramène doucement le manche du couteau en arrière, et l'on fait glisser obliquement sa lame entre l'iris et la cornée, que l'on perce de nouveau un peu au-dessous de l'extrémité interne de son diamètre transversal; l'œil ainsi traversé, on achève la section de la cornée, en continuant à pousser le couteau obliquement en bas et en dedans. La convexité du tranchant de la lame, dont la largeur augmente de la pointe vers le talon, suffit pour terminer la division qui se fait ainsi, plutôt en sciant qu'en pressant.

La lame de l'instrument ne doit pas être tenue droite dans la chambre antérieure de l'œil, mais inclinée de manière que son tranchant soit en même temps tourné en bas et en avant : à l'instant où l'on perce la cornée, il arrive souvent que l'œil se dirige en dedans ; on recommande alors au malade de regarder au dehors, et l'on saisit le moment où l'œil est en repos pour transpercer la cornée. Si l'iris se présente au tranchant de l'instrument, il faut s'arrêter un peu, faire de légères frictions sur la cornée avec la pulpe de l'indicateur, puis continuer lorsque l'iris s'est remise à sa place. Cet accident arrive lorsque l'instrument est conduit par une main peu ferme, et que l'humeur aqueuse s'écoule par l'ouverture à la faveur de laquelle le couteau s'introduit. L'écoulement de l'humeur aqueuse arrive surtout quand, à l'exemple de Ventzell, on veut inciser la capsule cristalline en même temps que la cornée, et faire l'opération d'un seul coup. Comme il faut pour cela porter la pointe du couteau en arrière, au moment où elle est vis-à-vis la pupille, on ne peut exécuter ce mouvement sans établir, entre la lame et la lèvre postérieure de l'incision, un espace par lequel l'humeur aqueuse s'échappe. Ventzell, il est vrai, a extrait ainsi plusieurs centaines de cataractes; mais quel procédé vicieux n'est point corrigé par la dextérité de l'artiste?

Il vaut mieux, lorsque la section de la cornée est terminée, relever le lambeau et introduire à travers la pupille le kystitome de Lafaye, l'aiguille à cataracte, le petit bistouri de Tenon, ou tout autre instrument analogue, à l'aide duquel on incise facilement la capsule cristalline. Cette seconde incision pratiquée, on presse doucement le globe de l'œil, on détermine ainsi la sortie du corps vitré; la pression doit être modérée, de peur de vider l'organe, ou d'exprimer une partie du corps vitré, accident qui, selon la quantité d'humeur perdue, compromet le succès de l'opération, ou l'empêche absolument.

Quelquefois la pupille est tellement resserrée, qu'elle permet à peine l'introduction des instrumens destinés à ouvrir la capsule, et s'oppose au passage du cristallin. C'est dans des cas semblables qu'il conviendroit d'appliquer sur l'œil, quelques jours avant l'opération, un cataplasme fait avec les feuilles de belladona, ou des compresses trempées dans une forte décoction de cette plante. La dilatation des pupilles, fruit constant de son application, favoriseroit l'extraction du cristallin.

Si la cataracte est membraneuse, ce dont on ne peut s'assurer avant l'opération, l'opacité subsiste après l'extraction du cristallin : on porte alors une pince à travers la pupille, on saisit la membrane, on exerce sur elle des tractions légères, on l'ébranle, et enfin on la déplace. Si son extraction est impossible, on se contente d'en détacher par lambeaux la portion qui, correspondant à la pupille, fait obstacle au passage des rayons lumineux. Lorsque la cataracte est laiteuse, ou que, cristalline, elle est compliquée de l'état laiteux des couches les plus superficielles et les moins dures de la lentille, souvent il reste ce que maître Jean nommoit les accompagnemens de la cataracte. On les extrait au moyen d'une petite curette portée à plusieurs reprises, soit dans la poche cristalline, soit dans les chambres de l'œil.

Comme l'opération se pratique rarement sur un seul œil, puisqu'on doit attendre que tous deux soient affectés pour l'entreprendre, il est de règle de ne point l'achever d'un côté avant de passer à l'œil opposé. Dans les agitations, les nausées et même les vomissemens qui peuvent survenir au moment où l'on incise la cornée du second œil, celui dont on auroit extrait le cristallin, pourroit se vider de l'humeur vitrée ; lors donc qu'on a incisé la cornée, on interrompt cette première opération, on fait entièrement celle du second œil, puis on termine celle par laquelle on avoit commencé ; ce précepte est de rigueur.

Le malade est remis au lit, il s'y couche horizontalement, la tête plutôt basse qu'élévée. L'on prévient par cette position l'écoulement de l'humeur vitrée, que rien n'empêche après la section de la cornée. Tout le pansement consiste à couvrir les yeux avec des compresses fines qu'on assujettit au moyen d'un bandeau peu serré ; on bassine chaque jour les paupières avec l'eau tiède, et, lorsqu'au neuvième ou dixième jour, la légère phlogose qu'entraîne l'opération est dissipée, on examine les yeux du malade, on lui permet de les ouvrir à la lumière ; et, si l'opération a réussi, on trouve la cornée réunie, l'humeur aqueuse réparée ; l'œil a repris son brillant, et recouvré la faculté de distinguer les objets. Il ne faut point que le malade s'abandonne trop long-temps au plaisir de les contempler ; ce n'est qu'insensiblement qu'il s'accoutumera à l'impression de la lumière.

Négligerons-nous de blâmer la pratique de certains oculistes qui permettent aux malades de jouir de la vue qu'ils ont recouvrée, aussitôt que le cristallin est déplacé? Cet essai, fait dans l'intention de s'assurer du succès, ne doit pas être prolongé au-delà de quelques secondes ; nous avons vu des malades perdre la vue par la sortie du corps vitré, pour s'être trop long-temps abandonnés au plaisir que leur fait éprouver cette sensation.

Il n'est aucun mouvement dans le procédé qui vient d'être décrit, dont les effets n'aient été savamment calculés ; il n'est aucun précepte, dont l'omission puisse être sans danger ; tous ont été dictés par les connoissances anatomiques les plus exactes, et l'expérience la plus consommée. Si l'on enfonce d'abord la pointe du couteau dans la cornée, suivant une direction perpendiculaire, c'est pour ne point labourer le tissu de cette membrane. Si l'on préfère l'incision oblique de haut en bas et de dehors en dedans, à celle de la demi-circonférence inférieure de la cornée, on y trouve le double avantage de n'être point exposé à piquer le grand angle de l'œil, et la racine du nez, en achevant l'incision, et d'empêcher la paupière inférieure d'engager son bord libre entre les lèvres de la plaie. En effet, c'est à la partie inférieure de l'union de la cornée avec la sclérotique, que répond le bord libre de cette paupière. Il s'interposeroit bientôt entre les deux lèvres de l'incision, et s'opposeroit à leur recollement, si, par la direction oblique, conseillée par Ventzell, on ne prévenoit cet effet. On seroit cependant réduit à suivre exactement le procédé de Lafaye, et à couper transversalement, si la saillie du sourcil étoit telle, que, le manche de l'instrument étant porté en avant, sa pointe fût dirigée en arrière, au point de blesser l'iris. Enfin, on ne court aucun risque d'intéresser cette membrane, en perçant la cornée à une demi-ligne environ de son union avec la sclérotique; car, cette dernière recouvrant la circonférence de la cornée, on s'éloigne de près d'une ligne du ligament ciliaire. On peut voir, dans le Traité de Médecine opératoire du professeur Sabatier, la description de la machine à cataracte, inventée par Guérin; quelque ingénieux que soit cet instrument, il manque de succès entre les mains les plus habiles; qu'arrivera-t-il donc, lorsqu'il sera manié par des ignorans enhardis par la facilité de son application? Ce n'est jamais à la mécanique d'un instrument, qu'il faut attacher la perfection d'un procédé opératoire, mais à la dextérité de la main qui l'exécute.

Quelquefois il arrive que la capsule cristalline s'obscurcit après l'extraction du cristallin. On en est instruit par l'apparition d'une nouvelle tache derrière la pupille. Il faut alors inciser de nouveau la cornée, et détacher la capsule, comme il a été dit précédemment. Ces cataractes membraneuses secondaires sont très-rares.

Deux méthodes se disputent la préférence pour la guérison de la cataracte. Chacune d'elles a de nombreux partisans ; leurs défauts et leurs avantages se balancent. L'extraction est plus difficile et plus longue que l'abaissement ; elle n'est guère mieux à l'abri des accidens inflammatoires. Elle expose à la perte de la vue, par la sortie du corps vitré. Pourquoi débattre plus long-temps leurs inconvéniens respectifs ? La préférence sera pour la méthode que l'exercice vous aura rendue la plus familière ; ici, comme dans la fistule lacrymale, l'incertitude est peu dangereuse, puisqu'elle ne peut cesser que par l'adoption d'un bon procédé.

L. Avant que l'on eût découvert le véritable siége de la cataracte, on donnoit le nom de glaucome à cette maladie. Aujourd'hui on a restreint la signification de ce terme. Il ne désigne plus que l'opacité du corps vitré. Cette humeur muqueuse limpide, qui remplit à elle seule la plus grande partie de l'intérieur de l'œil, est susceptible de perdre sa transparence, sans qu'on puisse dire quelles causes peuvent l'en priver. Le diagnostique de cette affection n'est pas moins obscur que son étiologie. Une tache d'un gris jaunâtre, plus éloignée de la pupille que celle de la cataracte, l'affoiblissement gradué, puis enfin la perte totale de la vue, au point que le malade ne peut plus même distinguer la lumière de l'obscurité ; tels sont les signes d'un mal que l'on peut combattre dans son principe par les évacuans et les dérivatifs, tels que les purgations répétées, le vésicatoire, ou le séton à la nuque, mais qui, une fois bien décidé, est complètement au-dessus des ressources de l'art. Il est alors inutile de fatiguer les malades par des remèdes impuissans contre un mal incurable.

M. Les maladies que nous venons de décrire, gênent ou interceptent l'entrée des rayons lumineux, et les empêchent d'arriver jusqu'à la rétine. La myopie et la presbytie nuisent à la vision d'une autre manière. Les rayons lumineux peuvent traverser le globe de l'œil, dont les diverses parties n'ont rien perdu de leur transparence. Mais, par les vices de quantité ou de densité des membranes, et des humeurs, les phénomènes de leur réfraction sont altérés, leur réunion s'opère trop tôt ou trop tard ; ils tombent épars sur la rétine ; la vision en devient trouble et confuse.

Si les humeurs de l'œil sont trop abondantes, le globe trop volumineux, la cornée trop saillante, le cristallin trop dense, trop convexe ou trop rapproché de la partie antérieure, les yeux sont doués d'une force réfringente trop considérable, les rayons lumineux sont réunis en foyer, avant d'arriver à la rétine ; de l'endroit de leur réunion, ils s'écartent ou divergent, tombent épars sur cet épanouissement du nerf optique, et produisent des impressions peu distinctes. Dans ce vice de la vision appelé myopie, les malades ne peuvent distinguer que les objets très-rapprochés, d'où partent des rayons dont l'extrême divergence a besoin d'un organe doué d'une grande force de réfraction.

La myopie est quelquefois l'effet de l'habitude que contractent les enfans, de regarder de trop près. La pupille s'habitue à une grande constriction, et se dilate difficilement. Cette maladie est plus familière chez les enfans que chez les adultes, parce que, dans le premier âge de la vie, la prédominance des humeurs muqueuses donne au globe de l'œil une grosseur considérable. Elle se corrige et disparoît par les progrès de l'âge. Les humeurs diminuent en quantité dans la vieillesse; souvent il arrive que des myopes, parvenus à un âge avancé, ont une vue excellente; c'est ce qui a fait dire que les vues basses sont celles qui se conservent le plus long-temps.

Lorsque ce volume des yeux est excessif, par la surabondance des humeurs aqueuse et vitrée, cela constitue l'hydrophthalmie, ou l'hydropisie de ces organes, maladie rare, arrivant dans un petit nombre de cas à ce degré où, par la réaction de la sclérotique, les humeurs accumulées exercent sur la rétine une pression douloureuse. L'hydrophthalmie, toujours accompagnée de la myopie, parvenue à ce terme où le volume du globe est excessif, et son intérieur douloureux, exige l'évacuation de cet organe, pratiquée de la même manière que dans l'hypopion (G). Mais le plus souvent, le mal n'est pas porté au point d'exiger une opération aussi grave; l'emploi des évacuans en arrête les progrès, l'œil saillant et volumineux mérite le nom d'œil de bœuf, que certains lui ont donné.

Lorsque la myopie dépend de la mauvaise habitude qu'ont contractée les enfans, de regarder les objets de trop près (1), on la guérit aisément en leur montrant, à une certaine distance, des choses qui piquent vivement leur curiosité, et en les empêchant de lire de trop près. Si la myopie est le résultat d'un vice organique, tel que le volume excessif du globe, etc. elle est incurable. Heureusement l'art peut en sauver les inconvéniens, en conseillant aux malades l'usage des lunettes concaves.

N. La presbytie est un vice de la vision, absolument opposé à la myopie, soit dans ses causes, soit dans ses effets. Il dépend de la petitesse de l'œil, de l'aplatissement de la cornée et du cristallin, de la diminution des humeurs. C'est la maladie des vieillards; et, lorsque les jeunes gens en sont atteints, elle ne peut qu'empirer par les progrès de l'âge. En effet, l'œil se dessèche, la quantité de ses humeurs diminue à mesure qu'on vieillit, l'organe de la vue éprouve le sort commun à toutes nos parties. La presbytie est presque toujours le partage de ceux qui ont recouvré la vue par l'opération de la cataracte. La soustraction du cristallin doit constamment diminuer les forces réfringentes du globe de l'œil; mais, lorsqu'on opère cette sous-

---

(1) *Voyez* Nouveaux Élémens de Physiologie, Tome II.

traction sur un myope, on ne doit point être étonné qu'elle ait guéri la myopie, en ramenant l'énergie réfringente de l'organe au degré convenable. Haller en cite des exemples; j'en ai moi-même observé plusieurs.

On remédie à la presbytie, par l'emploi des lunettes convexes. Il est impossible de déterminer d'une manière précise le degré de leur convexité. Ce degré varie suivant les divers individus : chaque malade doit essayer et choisir dans un grand nombre de verres, celui qui lui convient. Il en est de même pour la concavité des verres destinés aux myopes.

O. Les grandes plaies de la sclérotique, en donnant issue aux humeurs de l'œil, le réduisent à un simple moignon membraneux, auquel les muscles conservent leur attache. Nul pour la vision, ce moignon peut supporter l'œil artificiel par lequel on corrige la difformité.

P. Le carcinome de l'œil est souvent la suite d'une autre maladie. Tantôt il succède à une ophthalmie rebelle, quelquefois à un coup violent qui a bouleversé tout l'intérieur de l'œil, aux inflammations qui le désorganisent, aux grandes plaies qui le vident, aux staphylômes et autres excroissances irritées par l'usage imprudent des caustiques : enfin, il survient, dans certains cas, spontanément et sans cause au moins apparente. Des douleurs de tête, une démangeaison incommode, soit dans l'œil, soit dans ses environs, une chaleur plus grande que de coutume, une grande sensibilité, signalent l'invasion de la maladie. Ces symptômes augmentent ; la lumière produit des impressions douloureuses, les picotemens se changent en une douleur lancinante et pongitive, l'œil gonfle, non plus suivant ses dimensions naturelles, comme dans l'hydrophthalmie, mais perdant sa forme, devenant inégal et plus dur, la vue s'obscurcit, puis s'éteint ; la cornée, devenue rougeâtre et livide, s'ulcère et s'ouvre ; des fongosités s'en élèvent ; une sanie fétide en découle.

La tuméfaction augmente ; l'œil sort de l'orbite, entraîne la conjonctive et les paupières qui s'enflamment, s'ulcèrent ; le mal se propage aux parties voisines, le tissu cellulaire et le périoste de l'orbite s'engorgent ; les os de cette cavité se carient. Les signes de la diathèse cancéreuse générale se manifestent.

Tous les âges sont également exposés à cette maladie. Nous lisons dans les œuvres chirurgicales de Desault, qu'un tiers des individus, sur lesquels il a pratiqué l'extirpation de l'œil, étoit au-dessous de douze ans. Il sembleroit donc que l'enfance est plus sujette au carcinome de l'œil qu'aux autres espèces d'affections cancéreuses. J'ai vu, sur un adulte, le globe de l'œil devenir rouge et douloureux, se durcir en se rappetissant, loin d'augmenter de volume, et le cancer se manifester sans tuméfaction préliminaire, circonstance que l'on rencontre aussi quelquefois dans le sarcocèle.

On ne doit point attendre que le mal ait étendu

ses ravages aux parois de l'orbite. Dès que le caractère carcinomateux est bien décidé, c'est en vain qu'on use des collyres émolliens et résolutifs, qu'on épuise les remèdes, tant internes qu'externes, employés dans le traitement des fluxions dirigées sur l'organe de la vue; ses progrès n'en sont pas ralentis. L'extirpation est le seul moyen efficace.

Elle se borne à l'ablation des parties affectées, lorsque la maladie consiste dans de simples excroissances qui s'élèvent de la cornée, et qu'un traitement mal entendu a exaspérées. On ne doit pas craindre alors d'enlever la cornée elle-même de la substance de laquelle ces fongosités s'élèvent; l'œil se vide : on le remplace par un œil artificiel.

Lorsque la totalité du globe est affectée, voici de quelle manière on procède à son extirpation. Une érigne double et un bistouri ordinaire suffisent. Louis veut qu'on y ajoute des ciseaux à lames recourbées suivant leurs bords, pour faire la section du pédicule par lequel l'organe est attaché dans le fond de l'orbite. Le malade étant assis, comme dans toutes les opérations qui se pratiquent sur les yeux, le chirurgien incise d'abord l'angle externe des paupières, afin d'agrandir leur ouverture, et de faciliter l'extraction du globe cancéreux; il coupe ensuite la conjonctive dans l'endroit où elle se porte de la paupière inférieure à l'œil; puis vers l'union de la paupière supérieure avec le même organe : il coupe en dedans l'attache du grand oblique. On accroche la partie antérieure de l'œil avec une érigne, on enfonce la lame du bistouri dans l'orbite, et on le fait glisser le long de ses parois, en cernant la masse engorgée. Il ne reste plus que le pédicule formé par le nerf optique, l'artère du même nom, et les quatre muscles de l'œil; on en fait la section, en glissant le bistouri, dont le tranchant est tourné en bas, le long de la paroi externe de l'orbite, à moins qu'on ne préfère y employer les ciseaux courbes que Louis propose. L'addition de cet instrument au bistouri, est une surcharge inutile, la section avec le bistouri est toujours facile, elle est moins douloureuse que celle que les ciseaux peuvent opérer.

Le globe de l'œil est tiré au dehors; l'indicateur porté dans l'orbite, en parcourt l'intérieur, reconnoît toutes les parties du tissu cellulaire qui peuvent rester adhérentes aux parois de cette cavité; on les extirpe avec soin, car ici, comme dans toutes les amputations de tumeurs cancéreuses, le succès de l'opération dépend de l'attention scrupuleuse qu'on met à tout enlever. Dans cette recherche, on ne doit jamais oublier la glande lacrymale. Placée dans sa fossette osseuse, elle échappe quelquefois à l'instrument qui isole la tumeur des parois orbitaires. Sa conservation exposeroit le malade aux suites incommodes d'un larmoiement habituel; d'ailleurs, elle peut participer à l'affection de l'œil, et renouveler le carcinome.

La cavité de l'orbite est remplie d'une charpie

douillette qui s'imbibe des liquides : par la douce compression qu'elle exerce, elle arrête l'hémorragie, d'autant plus facile à prévenir, malgré le calibre assez considérable de l'artère optique, que les parois osseuses de l'orbite fournissent un point d'appui sûr et facile.

Le malade sera couché, saigné du pied, mis à la diète des maladies aiguës, et pansé seulement trois ou quatre jours après l'opération. La suppuration est considérable; cependant elle diminue, le dégorgement est complet, et le guérison assurée. Mais plus souvent encore le mal repullule des parois de l'orbite, des fongosités s'élèvent, et, semblables à l'hydre fabuleuse, renaissent, et se multiplient à mesure qu'on les détruit par le feu ou par les caustiques.

Lorsque les paupières participent à l'état carcinomateux, il faut les exciser en même temps que le globe. Qu'importe une difformité plus grande ? le mal renaîtroit de la plus foible racine. Si la conjonctive et les paupières sont encore saines, quoiqu'entraînées par la tumeur, et employées à la recouvrir, il faut les en séparer par une dissection habile. Si le globe de l'œil est excessivement volumineux, l'évacuation des humeurs qu'il contient, en diminuant sa grosseur, facilite son extirpation.

L'opération est d'une exécution facile ; mais les accidens primitifs et consécutifs sont également formidables. Le voisinage du cerveau, la sensibilité du nerf optique, irrité par la section et par les tiraillemens, la facilité avec laquelle l'inflammation des parois de l'orbite se propage à la dure-mère, dont leur périoste est une continuation, tout favorise le développement d'une fièvre violente, avec délire, et autres symptômes mortels.

L'œil postiche, placé dans l'orbite, est borné aux mouvemens que peuvent lui communiquer les paupières. L'irritation qu'il exerce sur les parties au milieu desquelles il est placé, peut rendre sa présence incommode et même dangereuse à l'œil sain ; mieux vaut alors supporter la difformité, qu'y remédier par un moyen dangereux.

GENRE TROISIÈME.

LÉSIONS DE LA SENSIBILITÉ OPTIQUE.

A. La sensibilité de la rétine étant accrue, affoiblie, éteinte ou dépravée, il en résulte quatre maladies bien distinctes. On les connoît sous les noms de nyctalopie, d'héméralopie, d'amaurose ou goutte sereine, et de mydriasis ou d'imaginations. La première dépend de l'augmentation, la seconde de la diminution, la troisième de l'abolition, et la quatrième de l'aberration de cette propriété vitale, en vertu de laquelle la membrane nerveuse ressent les impressions que produisent les images des objets.

La nyctalopie reconnoît deux causes bien différentes ; ou bien elle est produite par un trop long repos de l'organe de la vue, ou bien elle est le résultat de l'ophthalmie. Purement symptomatique, dans ce dernier cas, elle se dissipe avec l'inflammation, de la même manière que l'extrême sensibilité des yeux, effet assez commun des maladies nerveuses, et de certaines fièvres d'un mauvais caractère, disparoît avec ces affections.

Quant à la nyctalopie véritable, ou idiopathique, elle est le résultat de la longue inaction à laquelle les yeux ont été condamnés, ou de l'habitude qu'ils ont contractée d'impressions peu fortes, comme celles que peuvent produire les rayons lumineux épars dans un appartement obscur. Telle étoit la maladie de ce prisonnier qui, retiré au bout de plusieurs années d'un cachot ténébreux, ne put supporter la lumière du jour, dont il recevoit des impressions douloureuses. Dans les premiers jours de sa détention, il distinguoit à peine les diverses parties de son corps et les murs de sa prison ; insensiblement sa vue devint assez perçante pour démêler les plus petits objets. Il n'en est pas de la sensibilité comme de la contractilité; le mouvement et le repos, l'inaction et l'exercice ne produisent point les mêmes effets sur ces deux propriétés vitales. La sensibilité de l'œil se répare, et s'avive par le défaut d'impressions, son principe paroît s'accumuler; un muscle, condamné à de foibles mouvemens, tendroit à la paralysie. C'est pour avoir confondu ces deux propriétés vitales sous le terme commun d'excitabilité, que les partisans de Brown ont commis tant de méprises. Le principe d'excitabilité n'étant pas employé, il en devroit résulter la foiblesse indirecte; la nyctalopie est, au contraire, un état véritablement sthénique.

Les nyctalopes sont dans le même cas que certains animaux destinés par la nature à poursuivre leur proie dans les ténèbres; tels les chats, les hiboux, et tous les oiseaux nocturnes que la lumière du jour fatigue. Il leur suffit du petit nombre de rayons épars dans l'obscurité, pour en recevoir des impressions profondes. Leur pupille se dilate amplement pour les admettre au fond de l'œil, elle se ferme au contraire pour écarter, pendant le jour, les rayons lumineux trop abondans, et cet état de constriction de la pupille, joint à la douleur qu'occasione toute clarté un peu vive, ainsi qu'à la faculté de distinguer les plus petits objets au crépuscule, et même au milieu de la nuit, caractérise la nyctalopie.

Faire passer graduellement le malade des ténèbres à la lumière, en éclairant son appartement chaque jour davantage, vaut mieux pour guérir la nyctalopie, que les applications opiacées et stupéfiantes sur le globe de l'œil et sur les paupières. L'usage habituel des lunettes dont les verres sont colorés en vert, doit être conseillé à ceux qui, n'étant point nyctalopes, ont néanmoins les yeux tellement sensibles, que toute lumière éclatante ou trop vive les incommode. Cette couleur, dont on teint un seul verre, ou tous deux, si les yeux pèchent également par excès de sensibilité, diminue la force des impressions visuelles.

B. L'héméralopie est l'inverse de l'affection précédente ; la sensibilité de la rétine est affoiblie, les malades ne peuvent distinguer que les objets très-éclairés ; leur vue se perd, en quelque sorte, lorsque le soleil abandonne notre horizon, mais l'inhabilité à distinguer les objets pendant la nuit est différente suivant les degrés de l'affoiblissement. Une lecture assidue d'ouvrages imprimés en très-petits caractères, ou écrits d'une manière illisible ;

toutes les professions dans lesquelles les yeux s'exercent sur de petits objets, celles surtout où ces objets ont besoin d'être éclairés par une lumière très-vive, ou qui réfléchissent les rayons lumineux en grand nombre et avec beaucoup de force, déterminent cette maladie. Les imprimeurs, les bijoutiers, les horlogers, les lapidaires, les ouvriers employés à la fonte des métaux dans les hôtels des monnoies, y sont particulièrement sujets. L'épuisement de la sensibilité optique par des impressions vives et habituelles, l'occasione également chez les habitans de ces contrées où la terre, couverte de neige pendant la plus grande partie de l'année, reflète les rayons du soleil avec une telle vivacité, qu'on est obligé de défendre sa vue en couvrant les yeux d'un crêpe ou d'une gaze légère. Il en est, à cet égard, des peuples qui habitent les déserts sablonneux de l'Afrique, comme de ceux du nord ; et si la cécité est si fréquente en Égypte, on doit peut-être l'attribuer autant à la fatigue de l'œil qu'aux suites de l'ophthalmie. L'abus des plaisirs de l'amour est une cause assez fréquente de l'héméralopie. La dilatation de la pupille après les excès de ce genre, annonce que la rétine partage l'affoiblissement des autres parties du système nerveux.

L'héméralopie est le premier degré de la goutte sereine, ou de la cécité complète par la paralysie du nerf optique. Il est rare que cette dernière arrive subitement sans être précédée par divers signes

DE LA SENSIBILITÉ OPTIQUE. 121

qui annoncent la diminution graduelle de la sensibilité. Lorsque cet engourdissement est complet, la maladie, arrivée à son dernier degré, prend le nom de goutte sereine.

C. Elle a aussi reçu celui d'amaurosis ; ses causes sont les mêmes que celles de l'héméralopie, et décrire son traitement préservatif, ce sera faire l'histoire de celui qui convient à cette dernière affection. S'aperçoit-on que la vue foiblisse, il faut de suite remonter à la cause. Les membranes et les humeurs de l'œil jouissent d'une transparence parfaite, les dimensions de l'organe n'ont pas changé, on l'expose à une lumière un peu vive, la pupille dilatée ne se resserre qu'avec peine, et son rétrécissement est moindre que dans l'état ordinaire. D'autres fois le rétrécissement est très-considérable, la prunelle pourroit à peine admettre la tête d'une épingle, et dans cet état de constriction, elle reste immobile; toutefois il est plus commun de la trouver dilatée et sans aucuns mouvemens, lorsque l'amaurose est complète.

Diverses causes peuvent engourdir et paralyser la sensibilité de la rétine. Si le malade est jeune, fort, sanguin, replet; s'il étoit sujet à quelque évacuation sanguine récemment supprimée; si c'est une femme dont le flux menstruel a cessé de couler, les yeux sont rouges, la face animée, les vaisseaux de la conjonctive indiquent la plénitude de ceux de l'intérieur du crâne, et l'embarras dans la circulation cérébrale; on y remédie par les sangsues aux paupières, les saignées de la frontale, du bras, du pied, et par le rétablissement des évacuations supprimées. Si l'amaurose s'est manifestée après la disparition d'une dartre ou de tout autre exanthème, on doit le rappeler au dehors par des applications irritantes sur l'endroit où il étoit placé.

Il n'existe aucun signe de pléthore, le malade se livre avec ardeur à l'étude, prolonge les veilles bien avant dans la nuit, accorde peu de temps au sommeil, et se refuse aux délassemens nécessaires. Les yeux sont rouges, mais ce rouge pâle, plutôt indice de la foiblesse que d'une inflammation aiguë, n'exige point la saignée ; elle seroit dangereuse par le profond affoiblissement dans lequel le principe de la sensibilité a été jeté. Le repos, ou au moins l'attention d'éviter le travail à la lumière des bougies, l'usage continu des laxatifs, les vésicatoires appliqués aux bras, ou mieux encore à la nuque, sont les moyens indiqués en pareil cas : on peut y joindre les bains de pied et l'usage des collyres astringens et toniques. Des douleurs de tête violentes accompagnent presque toujours l'affoiblissement de la vue, produit par la fatigue excessive de ses organes.

Lorsque la profession en est la cause, on conseille au malade d'en changer ; on remédie par les mêmes moyens à la foiblesse déjà contractée.

Quand la paralysie est complète, et que le malade ne peut pas même distinguer le jour de l'obscurité, on doit redoubler l'activité des remèdes. Cependant l'expérience apprend que, parvenu à ce degré, le mal est presque toujours incurable. Les frictions sur le sourcil et autour des paupières avec le baume de Fioraventi, le liniment volatil, la teinture de cantharides, doivent être employées avec les vésicatoires et les purgatifs. L'émétique à petite dose, de manière à ne produire que des nausées, a produit de bons effets. Mais que peuvent ces moyens lorsque la goutte sereine dépend de la désorganisation, de l'induration du nerf optique, comme le démontre souvent l'ouverture des cadavres?

L'ophthalmique de Willis entretient, au moyen des nerfs ciliaires, des rapports si intimes avec l'organe de la vision, que la lésion de l'une de ses branches, le nerf frontal, intéressé dans les plaies du sourcil, entraîne fréquemment la cécité. Ne pourroit-on pas, dans la goutte sereine, appliquer une mouche vésicatoire sur l'aile du nez, du côté malade? C'est dans cet endroit que se termine le filet ethmoïdal de la branche nasale : l'irritation, propagée à cette branche, de laquelle partent les nerfs qui vont à l'iris, ne pourroit-elle point redonner à cette partie l'action dont elle est privée, et réveiller sympathiquement la sensibilité de la rétine?

D. La sensibilité de la rétine peut éprouver des perversions singulières. Maître Jean donnoit le nom d'imaginations à ces vices de la vision, qui ne semblent tenir à aucun défaut organique du globe de l'œil. Il est des individus qui voient tous les objets dans un mouvement continuel, comme s'ils étoient sur un bateau qu'entraîne un courant rapide. Cette illusion, assez ordinaire quand on sort de toute espèce de voiture qui nous a transportés avec beaucoup de vitesse, existe en tout temps pour les malades dont il s'agit. D'autres voient les objets sous des formes bizarres et fantastiques; il en est qui les aperçoivent doubles ou couverts de taches, de figure et de grandeur variées. Une personne, dit Saint-Yves, après avoir cueilli des fraises au soleil, a vu, pendant plus de deux mois, une fraise voltiger devant ses yeux, etc.

Ces aberrations de la sensibilité optique sont fréquemment dépendantes de l'ataxie générale des fonctions du système nerveux. C'est ainsi que, dans les diverses sortes de vésanies, dans le délire fébrile, l'œil transmet au cerveau les impressions les plus singulières. Un prêtre, furieux par excès de continence, voyoit, dans son transport, toutes les femmes lumineuses et comme enveloppées de feux électriques. Mais il est des cas où la maladie paroît absolument locale. Néanmoins, comme elle se lie souvent à l'excès de la sensibilité, les bains chauds, les pédiluves, les saignées, les purgations, les exutoires, les méthodes débilitantes, dérivatives et calmantes, trouvent leur application.

Il est certaines singularités dans la vision qui dépendent de la mauvaise conformation du cristallin, et ne doivent pas être rapportées aux altérations de sensibilité. M. L., agent de change, cherchant à remédier à la confusion qu'il apercevoit dans les objets lorsqu'il les considéroit avec son œil gauche, et n'éprouvant cette incommodité que dans certains aspects, imagina que la lentille du cristallin, loin d'être régulière, avoit beaucoup moins d'épaisseur en dehors que du côté interne, et que peut-être aussi elle n'étoit pas placée de champ dans le globe, de manière à présenter une de ses faces directement en avant. Dans la supposition de cette cause, il fit construire différens verres légèrement convexes, plus épais d'un côté que de l'autre; et les appliquant à l'œil malade, de manière que le côté mince étoit tourné en dedans, et répondoit à la partie du cristallin supposée plus épaisse, il éprouva avec la plus vive satisfaction que le vice de la vision étoit corrigé. Ce qui ajoute encore à l'intérêt de ce fait, c'est que la piété filiale a porté M. L. à entreprendre ses recherches : sa mère avoit la vue foible et confuse; des lunettes construites d'après les principes exposés lui en ont restitué l'usage, au point qu'elle peut lire et se livrer à diverses occupations qui lui étoient auparavant interdites.

GENRE QUATRIÈME.

VICES DE SITUATION ET DE DIRECTION DU GLOBE DE L'OEIL.

A. L'exophthalmie est moins une maladie essentielle que le symptôme d'une autre affection : le globe de l'œil tend à sortir de l'orbite toutes les fois que le tissu graisseux, placé entre lui et le fond de cette cavité, s'engorge et s'enflamme. Les abcès qui se forment dans le tissu cellulaire qui l'environne peuvent aussi le pousser au-dehors ; la compression qu'exercent sur lui les tumeurs osseuses qui s'élèvent des os de l'orbite doit encore le déplacer ; enfin, les polypes des fosses nasales, et surtout ceux du sinus maxillaire, peuvent effectuer ce déplacement, lorsqu'après avoir détruit ou soulevé les parois interne ou inférieure de la fosse orbitaire, ils se développent dans cette cavité. Une tumeur enkistée qui se développe derrière ou à côté du globe, peut encore le pousser hors de l'orbite. J'en ai maintenant sous les yeux un exemple remarquable. Un cordonnier, âgé de 45 ans, avoit l'œil gauche saillant et presque entièrement hors de son orbite ; l'exophthalmie étoit survenue peu à peu avec douleur, mais sans inflammation. L'œil étoit chassé en dehors par une tumeur dure qui paroissoit située entre le globe et la paroi interne de l'orbite. Plusieurs praticiens distingués de la capitale avoient été d'avis que la tumeur étoit de nature carcinomateuse; l'œil poussé en dehors n'avoit pas augmenté de volume, quoiqu'il eût perdu la faculté visuelle, sans doute par la compression et le tiraillement du nerf optique. Je proposai au malade de lui extirper ce prétendu carcinome, quoique la rénitence de la tumeur m'inspirât de légers doutes sur sa véritable nature. Fort de l'opinion de plusieurs chirurgiens habiles, j'en entrepris cependant l'extirpation en présence d'un grand nombre d'élèves; après avoir agrandi l'ouverture des paupières par une incision de leur commissure externe, et coupé la conjonctive qui se réfléchit sur l'œil de la face postérieure de l'une et de l'autre paupière, je voulus, avant de continuer l'opération, m'assurer de la véritable nature de la tumeur en y plongeant la pointe de mon bistouri. Cette ponction fut suivie de l'issue de deux ou trois onces d'une liqueur semblable à du blanc d'œuf. Certain alors que l'exophthalmie dépendoit d'une tumeur enkistée, et l'œil étant en partie rentré par l'affaissement qui suivit l'évacuation du liquide, je renonçai à l'extirpation, et me contentai de couvrir l'œil avec des compresses trempées dans de l'eau de guimauve; l'inflammation fut assez considérable : une saignée du pied en calma la violence; le kiste suppura, et le malade guérit après l'excision de quelques bourrelets formés par la conjonctive boursouflée.

L'exophthalmie complète supposeroit l'entier

arrachement du globe, le déchirement des membranes, des vaisseaux et des nerfs optiques, produit par une violence extérieure; un tiraillement aussi fort, lors même qu'il n'iroit pas jusqu'à l'avulsion entière, seroit mortel par les accidens inflammatoires et l'affection du cerveau. Lorsqu'à la suite d'un coup de poing sur l'œil, les parties contenues dans l'orbite s'enflamment, et que le globe paroît sortir de cette cavité, le déplacement semble bien plus considérable qu'il ne l'est en réalité. Cette fausse apparence dépend de la coupe oblique de la base de l'orbite. La paroi externe est moins longue que les trois autres parois; à raison de cette obliquité, le globe de l'œil n'est guère protégé au dehors que par des parties molles; il est presque entièrement hors de l'orbite osseuse, qu'il s'avance encore de quelques lignes, et il paroîtra l'avoir tout-à-fait abandonnée. C'est ainsi qu'il faut expliquer ce que dit Covillard d'un œil pendant sur la joue, et qui reprit sa place naturelle lorsque les accidens inflammatoires furent dissipés. Combattre l'inflammation, ouvrir les abcès, extirper les exostoses et les excroissances fongueuses, lorsque cette ablation est possible; tels sont les moyens qui font cesser l'exophthalmie, en détruisant la maladie dont elle n'est qu'un symptôme.

B. Lorsque les deux yeux ne se dirigent point à la fois vers l'objet qu'on regarde, on est affecté du strabisme. Ce vice consiste donc dans la divergence des axes visuels; il nuit à la vision, en empêchant la réunion des forces dont jouit chaque œil; en outre, c'est un sujet de difformité qui rend désagréables les figures qui ont d'ailleurs les traits les plus heureux. Il ne sera point question dans cet article du strabisme symptomatique qui se manifeste dans le cours de certaines fièvres et de plusieurs névroses. Ce strabisme accidentel et peu durable ne requiert d'autre traitement que celui de la maladie principale.

La force inégale des muscles de l'œil est constamment la cause du strabisme, et cette inégalité, quelquefois originelle, dépend bien plus souvent de ce qu'un exercice inégal en a plus ou moins favorisé le développement.

Comme six muscles meuvent l'œil, et que, par la cause qui vient d'être indiquée, chacun d'eux peut, accidentellement doué d'une force prédominante, entraîner l'œil dans sa direction, il y a six variétés du strabisme; celle dans laquelle l'œil se dirige en dehors par l'action du droit externe, le strabisme divergent, est la plus fréquente de toutes; après elle vient le strabisme convergent; les autres variétés sont infiniment rares.

La manière dont on dispose la couchette des enfans au berceau est très-propre, ainsi que l'observe Buffon, à produire cette variété du strabisme; on la place ordinairement à côté d'une croisée, de manière que l'enfant, recevant obliquement la lumière, dirige son œil de ce côté.

Les enfans myopes contractent assez souvent l'habitude d'examiner avec un seul œil les objets très-rapprochés; comme c'est en dehors qu'ils les placent, le muscle droit externe acquiert une force prédominante, et entraîne l'œil dans l'abduction.

Le meilleur préservatif, dans ce dernier cas, c'est de corriger, par des avis répétés, cette habitude vicieuse. Dans le premier, au contraire, il faudroit changer la position de la couchette, la placer en face de la croisée, de sorte que la lumière arrivât également à chaque œil.

Buffon regarde la force inégale des deux yeux, et leur aptitude différente à être affectés par la lumière, comme la principale cause du strabisme. L'enfant alors ne voit que confusément, s'il ne condamne l'œil le plus foible à une inaction qui augmente encore sa foiblesse, tandis que l'exercice accroît la supériorité du plus fort. Il est bien vrai que l'œil louche est constamment plus foible que l'œil sain; mais Buffon n'a-t-il point trop généralisé son assertion? Cette débilité relative de l'œil affecté de strabisme, n'est-elle pas souvent l'effet, et non la cause du vice de direction? Le globe de l'œil étant détourné de son parallélisme, il devenoit nécessaire que l'organe dévié fût en quelque sorte neutralisé, sans quoi, les images qu'il eût transmises, différentes de celles qui arrivent par l'œil sain, eussent apporté du trouble et de la confusion dans l'exercice des fonctions visuelles. Cette confusion, causée par le strabisme dans la sensation de la vue, ne sauroit être contestée; on l'observe manifestement dans les cas de strabisme récent et survenu tout à coup. Une femme, affectée de chute de la paupière supérieure avec déviation de l'œil en dehors, voyoit tous les objets doubles; l'habitude, au bout de quelques jours, rectifia jusqu'à un certain point cette erreur de la vision. Cheselden cite dans son Anatomie, page 324, un cas analogue; un homme devenu louche par suite d'un coup à la tête, vit longtemps tous les objets doubles, et ne s'habitua que peu à peu à les juger simples. La vision est à la fois dérangée et affoiblie dans le strabisme; l'on observe que les individus, atteints de cette difformité, sont obligés de regarder de très-près les objets qu'ils veulent voir distinctement.

Lorsque le parallélisme des axes optiques est détruit, on y remédie en forçant le malade à exercer l'œil dévié. Pour cela, ou bien on couvre d'un bandeau l'œil sain, ou bien l'on place au-devant de l'œil louche une calotte de carton percée d'une petite ouverture en dedans, si le strabisme est externe; en dehors, s'il est interne : en un mot, cette ouverture sera toujours placée du côté opposé à celui vers lequel l'œil est entraîné par le muscle le plus fort; on oblige alors le muscle antagoniste à des mouvemens qui augmentent ses forces et rétablissent peu à peu l'équilibre détruit.

C'est surtout dans l'enfance que le strabisme

exige l'emploi des moyens indiqués; si on néglige de corriger ce défaut dans les premières années de la vie, l'intensité de ces causes croissant par sa durée, il devient absolument incurable.

On peut néanmoins essayer, dans tous les cas, d'atténuer la difformité résultante du strabisme, en obligeant le malade à se servir exclusivement de l'œil affecté. Si c'est un adulte, et qu'il mette quelque persévérance dans ses tentatives; si, par exemple, il se sert exclusivement dans ses lectures de l'œil malade en couvrant l'œil sain d'un bandeau, comme l'a fait avec succès M. Ph. Roux, les axes optiques se rapprocheront du parallélisme, et la difformité deviendra moins choquante.

Dans cet article sur le strabisme, nous avons fait constamment dépendre la maladie de la force inégale des muscles qui meuvent les globes des yeux; et c'en est, selon nous, la seule et véritable cause. Avant qu'il fût bien reconnu en physiologie que toute la surface de la rétine est également apte à ressentir l'impression de la lumière, on pouvoit croire que le défaut de correspondance entre la prunelle et l'axe optique étoit une cause de strabisme. Cette erreur me sembloit tout-à-fait abandonnée; mais je lis dans un journal de médecine imprimé à Paris en 1814, que le prétendu vice dont nous parlons rend bien des yeux louches. Le docteur de Montpellier qui fait cette remarque ignore sans doute que les chirurgiens établissent des pupilles artificielles en détachant un point de la grande circonférence de l'iris, sans déterminer par-là le strabisme. Nous ne disons rien de cette foule de causes imaginaires auxquelles plusieurs auteurs ont attribué la maladie. Celui-ci veut avec les anciens, qu'elle dépende du dérangement du cristallin déplacé par les procès ciliaires, lesquels sont, comme on sait, incapables de le mouvoir. Celui-là, de ce que le centre de la cornée ne répond point au centre de la pupille. Maître Jean, auquel nous devons quelques bonnes observations sur les maladies des yeux, noyées et comme perdues dans un énorme fatras de choses insignifiantes, avance que le strabisme est une maladie de la cornée, « parce qu'il est constant que cette » maladie ne vient que d'une mauvaise conforma- » tion de la cornée transparente, qui, étant plus » tournée du côté du grand angle ou du petit an- » gle, ou vers haut ou vers bas, oblige ceux qui » ont un tel vice à regarder de travers ou par le » côté ». Notre chirurgien juré du roi à Mery-sur-Seine ne s'en tient point à cette explication, il continue, et nous assure que strabisme et myopie sont exactement la même maladie. Mais il n'entre point dans notre plan de faire connoître ce long chemin d'erreurs que l'esprit humain semble condamné à parcourir pour arriver à la connoissance de quelques vérités. C'est l'état de l'art et non son histoire que nous nous sommes proposé de faire connoître.

C. Je dois parler ici d'une anomalie dans les mouvemens des yeux. Elle consiste en des convulsions habituelles des globes qui sont alternativement portés en dedans, puis en dehors par les contractions successives et involontaires de leurs muscles adducteurs et abducteurs. J'ai eu occasion d'observer plusieurs fois cette maladie, et j'ai toujours remarqué qu'elle se lioit à la foiblesse du nerf optique. C'est un cas d'exemption du service militaire. Du reste, elle est absolument incurable, et ne cause d'autre incommodité que le trouble dans la vision des objets, et l'impossibilité de les regarder fixement.

LÉSIONS ACOUSTIQUES.

Les parties destinées à rassembler, transmettre et modifier les rayons sonores, peuvent être le siége de plusieurs maladies, bien différentes de celles qui affectent les nerfs auditifs. La distinction physiologique de l'organe de l'ouïe en partie accessoire et essentielle, peut donc servir de fondement à la classification de ses maladies.

GENRE PREMIER.

LÉSIONS DE L'OREILLE.

A. Le pavillon de l'oreille, véritable cornet acoustique, propre à rassembler les rayons sonores, peut être enlevé sans que la surdité en soit la suite. L'ouïe seulement est un peu plus dure pendant les premiers jours qui suivent son ablation ; peu à peu cette dureté se dissipe, et l'accroissement de la sensibilité nerveuse, suppléant à l'imperfection de l'appareil organique, l'oreille recouvre entièrement sa finesse.

Lorsque l'action d'un instrument tranchant ne va point jusqu'à abattre le pavillon, qu'il tient encore par un lambeau de peau, ou qu'il est simplement fendu dans une partie de sa longueur, il faut réunir la plaie, employer même la suture, en perçant à la fois la peau et les cartilages, si, par le moyen des emplâtres agglutinatifs et des bandages, on ne peut conserver les parties dans le contact requis pour l'agglutination.

Le pansement des plaies, l'application d'un bandage au pavillon de l'oreille, exigent certaines précautions, à raison de l'extrême sensibilité de cette partie. Le nombre des filets nerveux répandus dans la peau qui recouvre son cartilage, est très-considérable; la cinquième paire, la septième, les nerfs cervicaux y envoient plusieurs rameaux. Il en est à cet égard de l'oreille comme de tous les autres organes des sens dans lesquels, outre le nerf principal, se répand une multitude de nerfs provenant d'une autre source, comme si ces nerfs accessoires, en augmentant la finesse du tact, servoient à accroître l'énergie de la sensation.

On sait combien est incommode et douloureuse la moindre pression exercée sur le pavillon de l'oreille; quelle gêne occasione un bonnet trop serré; un bandage mal appliqué sur cette partie cause souvent l'insomnie. On devra donc, dans les pansemens, remplir la conque avec une boule de coton, afin que rien ne s'introduise dans le conduit auditif; garnir avec de la charpie l'intervalle qui existe entre la face interne du pavillon et la tête; n'exercer que la constriction nécessaire pour contenir l'appareil. Faute d'avoir ainsi matelassé le pavillon, j'ai vu plusieurs chirurgiens forcés, par les douleurs qu'éprouvoient les malades, de lever l'appareil pour réparer leur omission.

Outre la douleur résultante d'une pression trop forte, la gangrène peut encore en être la suite. Le pavillon de l'oreille, comme toutes les parties cartilagineuses, ne jouit de la vie qu'à un foible degré; la pression y intercepte aisément le cours des liquides; aussi l'a-t-on vu tomber en gangrène sur des malades qu'une fièvre putride avoit forcés de se tenir long-temps couchés sur le côté.

On ne connoît aucun exemple de la fracture du pavillon de l'oreille. Cette maladie, décrite par Celse, supposeroit l'ossification du cartilage; or, elle n'arrive jamais, au moins complètement, même dans la vieillesse la plus décrépite.

B. L'obstruction du conduit auditif externe est fréquemment un vice de conformation que les enfans apportent en naissant. Tantôt le canal est bouché par une membrane qui couvre son orifice externe; d'autres fois il est entièrement oblitéré, soit par le rapprochement de ses parois cartilagineuses et osseuses, soit parce qu'une substance cellulaire et solide en remplit l'intérieur. Dans tous ces cas de simple obturation, ou d'oblitération complète, la surdité, résultat nécessaire de la maladie, n'est pas également curable. N'existe-t-il qu'une simple cloison membraneuse vers l'entrée du conduit auditif, on la fend crucialement; en introduisant une tente, on procure la cicatrisation séparée des lambeaux. L'opération est plus difficile si la membrane est plus profonde. On doit alors tirer en haut le pavillon de l'oreille, afin d'effacer la courbure naturelle de son conduit, et de permettre à la lumière d'en éclairer l'intérieur, puis y porter un bistouri à lame étroite, garnie de linge jusque près de sa pointe; inciser avec précaution, et surtout prendre garde de ne pas intéresser la membrane du tympan. La crainte de détruire cette dernière, a porté Leschevin, auteur d'un Mémoire sur les Maladies de l'Oreille, couronné par l'Académie de Chirurgie, et inséré dans le quatrième volume de ses prix (1), à préférer, dans ces cas, l'application de la pierre infernale à l'emploi de l'instrument tranchant. Il conseille de porter le caustique, à plusieurs reprises, au fond du conduit, afin de détruire la membrane par exfoliation.

Si les parois osseuses et cartilagineuses sont en contact, l'oblitération est incurable. Elle ne l'est point dans les cas où elle dépend de l'existence d'une substance celluleuse qui remplit le canal; on peut alors, comme le conseille le chirurgien que nous venons de citer, porter un trois-quarts dans la direction connue du conduit auditif, l'enfoncer à la profondeur de quinze à dix-huit lignes; si à cette profondeur on sent un vide, il faut retirer l'instrument, et placer une tente dans le canal artificiel, afin de le maintenir dilaté. Si l'on éprouve toujours la même résistance à introduire le trois-quarts, lorsque la profondeur à laquelle il a pénétré

---

(1) *In*-4. première partie, page 67-118.

fait présumer que sa pointe doit être arrivée dans la caisse du tympan, il faut abandonner l'opération ; et si, dans ce cas, dit M. Leschevin, quelqu'un attribuoit à l'impuissance de l'art ou à l'impéritie de l'artiste le défaut de succès, il montreroit bien peu d'équité.

Le rétrécissement naturel du conduit auditif est moins fâcheux que son oblitération ; la surdité qui en résulte n'est pas complète. Ce n'est pas qu'on puisse y remédier lorsque le rétrécissement existe dans la portion osseuse ; mais si la moitié cartilagineuse est seule rétrécie, on peut la dilater par le moyen de l'éponge préparée, ou des tentes de charpie dont on augmente chaque jour la grosseur. Je conserve plusieurs temporaux de personnes dont l'ouïe a été fort dure ; l'étroitesse du conduit auditif osseux est très-remarquable sur tous. Lamettrie rapporte que, sur une jeune personne, le conduit auditif pouvoit à peine admettre une aiguille.

Outre les vices de conformation dont nous venons de parler, vices qui sont plus souvent des maladies innées, le conduit auditif peut être bouché par des corps étrangers qui s'y introduisent. L'eau et les liquides en sortent aussi facilement qu'ils y entrent, par une position favorable de la tête. Les corps solides inanimés, comme un pois, une fève, en sont retirés avec des pinces. On fait couler quelques gouttes d'huile dans le conduit avant et après cette extraction, afin de favoriser la sortie du corps étranger, et de remédier à l'irritation légère que sa présence a occasionée. Les insectes doivent être noyés dans l'huile, ou empêtrés dans une boule de coton dont on remplit le canal.

L'humeur grasse et cérumineuse que sécrètent les glandes sébacées du conduit auditif, peut s'amasser par défaut de soins et de propreté, s'épaissir et former une espèce de bouchon qui s'oppose au passage des rayons sonores. Un chirurgien de Mons possédoit, disoit-on, un remède infaillible contre la surdité. Tout son savoir se bornoit à connoître l'existence de cette cause, plus fréquente qu'on n'imagine, sur les personnes avancées en âge; tout son secret consistoit à retirer avec une curette la matière amassée, après avoir fait couler de l'huile dans le conduit, soit pour la ramollir, soit pour faciliter son glissement. Un accoucheur de cette capitale, M. Ané, en employant les mêmes moyens, s'est fait une réputation du même genre, sans que ce chirurgien estimable couvre d'aucun mystère les procédés qu'il met en usage.

Lorsque les écoulemens par le conduit auditif dépendent d'une cause interne de nature scrophuleuse, dartreuse ou autre, on doit bien se garder de les répercuter par des injections astringentes; des ophthalmies opiniâtres, de violentes céphalalgies, et la surdité, en un mot, les maux les plus graves pourroient en être la suite. Cependant, comme la matière de ces écoulemens a toujours une odeur infecte, incommode au malade, et insupportable pour ceux qui l'approchent, on cherche à la détourner par l'application d'un vésicatoire ou d'un séton à la nuque. Si l'écoulement vient de l'intérieur, et dépend de la carie du temporal, la surdité en est souvent la suite ; on se borne aux soins de propreté : il en est de même lorsque le pus d'un abcès voisin de l'oreille décolle la portion cartilagineuse du conduit, foiblement unie par en haut à la portion osseuse, et s'écoule par cette voie.

Enfin, il est des écoulemens produits par certaines excroissances polypeuses, nées du prolongement de la peau qui tapisse le conduit auditif. On arrache ou l'on extirpe ces polypes quand ils sont situés vers l'entrée du conduit ; on les lie s'ils naissent dans son fond, et s'ils ont un pédicule ; enfin, on se borne à la cure palliative, si le fongus dépend de la végétation de toute la membrane. La cautérisation seroit ici dangereuse, soit à raison de la vive sensibilité de la partie qui rend son inflammation si douloureuse, soit par le voisinage des nerfs auditifs et du cerveau ; enfin, elle pourroit faire dégénérer le mal en carcinome. Comme les mêmes méthodes de guérison s'appliquent à toutes les espèces de polypes, quel que soit leur siége, nous nous contentons de les indiquer dans cet article. Leur description plus ample appartient à celui des polypes des fosses nasales.

C. L'épaississement, la déchirure et la destruction de la membrane du tympan affectent l'ouïe de diverses manières.

Cette membrane, qui ferme toute communication entre le conduit auditif et la caisse du tambour, et contre laquelle pèsent en sens contraire la colonne d'air qui pénètre par le conduit auditif, et celle qui s'introduit par la trompe d'Eustache, peut être originairement plus épaisse qu'elle ne l'est d'ordinaire. Sa densité augmente par les progrès de l'âge; mais aucune cause n'est plus propre à l'épaissir que les inflammations du conduit auditif et de la caisse. Les premières sont assez rares, les autres sont beaucoup plus fréquentes ; ce n'est pas cependant comme affection essentielle que cette inflammation du tympan existe; elle n'est qu'un symptôme de l'engorgement catarrhal de la pituitaire, ou de la membrane muqueuse du pharynx. Dans ces divers rhumes, l'inflammation se propage par le moyen des trompes d'Eustache, que tapisse un prolongement des membranes; et de là vient cette dureté de l'ouïe, et même la surdité à la suite des inflammations vénériennes de la gorge, ou des fluxions catarrhales opiniâtres et répétées.

La muqueuse qui tapisse l'intérieur de la trompe et de la caisse, forme la lame interne de la membrane du tympan, de la même manière que la peau amincie au fond du conduit auditif en constitue la lame externe. Ses engorgemens répétés augmentent son épaisseur; car jamais la résolution n'est bien complète. Deux effets en résultent : l'obstruction du conduit, le rapetissement de la cavité, et l'épaississement de la membrane du tympan, lésions organiques, dont le résultat est toujours, suivant leurs degrés, la surdité plus ou moins complète. La trompe d'Eustache étant bouchée, l'air qui remplit la caisse du tambour n'est plus renouvelé; il se combine avec les mucosités que sécrètent les parois de cette cavité, dans laquelle s'établit un vide analogue à celui de la machine pneumatique : on sent qu'alors les ébranlemens sonores ne peuvent être transmis de la membrane du tympan à celles qui bouchent les fenêtres ovale et ronde, la communication est interrompue, il n'y a plus d'intermédiaire entre l'oreille externe et l'oreille interne ; la surdité en est le résultat.

D'une autre part, le simple épaississement de la membrane du tympan, en diminuant son élasticité, sa vibralité, fait qu'elle reçoit, sans en être suffisamment ébranlée, le choc des rayons sonores. Elle ne communique point d'agitation à l'air renfermé dans la caisse, la surdité arrive par le même mécanisme que dans l'obstruction de la trompe. On reconnoît cette dernière affection aux angines ou ulcérations gutturales qui l'ont précédée, ainsi qu'à l'absence d'un bourdonnement toujours sensible dans l'oreille, lorsque la bouche et les narines closes ont fait une forte expiration. On avoit proposé, pour la guérir, des fumigations avec la vapeur qui s'élève d'une décoction de sureau, de fenouil, de mélilot, ou de toute autre plante résolutive. On conseilloit de recevoir cette vapeur dans la bouche et dans la gorge, de fermer la bouche et les narines, puis de la forcer au moyen d'une forte expiration, à remonter par les trompes d'Eustache, dans la cavité du tympan.

On avoit aussi proposé les injections, pratiquées avec succès par un maître de poste sur lui-même. La position de l'orifice guttural des trompes d'Eustache, situé vis-à-vis l'extrémité postérieure du méat inférieur des fosses nasales, la largeur, l'évasement de cet orifice, favorisent à la vérité ces injections; néanmoins ce n'est jamais une opération facile. Le cornet inférieur peut être tellement rapproché du plancher des fosses nasales, que l'introduction d'une sonde semblable à l'algalie des femmes, soit impossible.

A ces moyens, d'un emploi difficile, d'un succès douteux, on peut substituer, avec avantage, la perforation de la membrane du tympan, opération imaginée et pratiquée en Angleterre par M. Astley Cooper, exécutée avec non moins d'avantage par quelques chirurgiens français.

On se sert, pour cela, d'un trois-quarts à hydrocèle, courbé en manière d'alêne de cordonnier. On soulève le pavillon de l'oreille, afin de diminuer la courbure du conduit auditif, dans lequel on enfonce l'instrument de manière que la pointe aille percer la partie antérieure et inférieure de la membrane qui le termine. La perforation dans cet endroit prévient la lésion de la corde du tympan et du manche du marteau. Dans le plus grand nombre des cas observés, les malades ont éprouvé des sensations douloureuses au moment où l'opérateur venoit de retirer son trois-quarts. L'ouïe, en perdant l'habitude des sons, avoit contracté un tel degré de sensibilité, qu'elle se trouvoit douloureusement affectée par les plus légers; le moindre bruit les faisoit tressaillir. Parlez à voix basse, a été la première demande qu'ils ont adressée; peu à peu l'organe a perdu cet excès de susceptibilité, à mesure qu'il s'est accoutumé aux impressions nouvelles. Le professeur Dubois a pratiqué quatre fois, sans succès, la perforation du tympan sur des sujets âgés de trente à cinquante années.

Cette inutilité de l'opération, constatée par quatre faits aussi authentiques, tendroit, sinon à inspirer quelque doute sur la véracité des autres observateurs, au moins à prouver qu'on ne doit pas s'attendre à réussir toujours.

C'est avec un trois-quarts que la perforation de la membrane du tympan a été jusqu'ici pratiquée: ne conviendroit-il pas mieux d'y employer, non point le cautère actuel, son impression pourroit causer une inflammation trop vive, mais la pierre infernale, dont un bouton bien assujetti dans son étui, seroit porté, à plusieurs reprises, contre le point indiqué? L'ouverture que l'on obtiendroit par l'application de ce caustique, seroit avec perte de substance; par conséquent, l'on craindroit moins l'oblitération. Le danger de cette oblitération est ici le même qu'à la suite de l'opération de la fistule lacrymale par la perforation de l'os unguis.

La réussite de cette opération prouve que l'intégrité parfaite de la membrane du tympan n'est point nécessaire au mécanisme de l'audition. La communication établie entre l'air extérieur et celui de la caisse, renouvelle ce dernier, et lui donne le ressort nécessaire pour soutenir la membrane et transmettre les ébranlemens sonores. Un fait bien constant, quoiqu'il ait été révoqué en doute, prouve également que le simple déchirement du tympan n'est point une cause de surdité. Les artilleurs, et surtout les matelots et les canonniers de la marine, très-exposés à devenir sourds par les ébranlemens violens auxquels leur oreille est exposée, conservent souvent la faculté d'entendre, quoiqu'ils puissent rendre, par le conduit auditif externe, les gorgées de fumée qu'ils avalent. Des gouttes de sang, provenant de la rupture des artérioles du tympan, coulent quelquefois de l'oreille, au milieu de l'épouvantable fracas des bouches à feu. Ces accidens s'observent principalement sur les vaisseaux; les pièces y sont d'un plus gros calibre, plus rapprochées; la réflexion des sons favorisée par toutes les circonstances environnantes. Là, le bruit est si violent, que peu s'en faut qu'il ne devienne intolérable. Dans le commencement de la révolution, on voulut embarquer sur nos vaisseaux des canons de fonte; le bruit des décharges incommoda bientôt à tel point, qu'on fut obligé de revenir aux canons de fer, généralement employés dans le service maritime.

Ce que ne produit pas la simple déchirure de la membrane du tympan, arrive par la destruction complète de cette membrane. Mais, si la surdité en est la suite inévitable, peut-être cela dépend-il de ce que la membrane ne peut être détruite sans que le manche du marteau n'y perde son attache, et qu'en conséquence cet osselet ne se désarticule d'avec l'enclume : son dérangement entraînera celui des autres osselets, la rupture de la membrane qui unit la base de l'étrier au contour de la fenêtre ovale, l'écoulement des eaux qui remplissent l'intérieur du labyrinthe, et, par une conséquence nécessaire, l'affaissement et la dessiccation des nerfs auditifs.

D. La carie de la caisse du tympan est une maladie assez rare, à raison de l'extrême dureté de la portion pierreuse du temporal. La portion mastoïdienne, plus sujette à cette affection, verse quelquefois du pus dans cette cavité, par l'ouverture commune de ses cellules; ce fluide, vicié par le contact de l'air, enflamme et détruit la membrane du tympan, détermine la carie des osselets et la surdité. Le vice vénérien occasione d'autant plus aisément la carie des cellules mastoïdiennes, que la membrane qui les tapisse est un prolongement de celle qui se continue du pharynx dans la trompe d'Eustache, et de celle-ci dans la caisse du tympan, dont l'intérieur en est entièrement revêtu.

Lorsqu'un abcès se forme derrière l'oreille, dans la région mastoïdienne du temporal, et qu'à son ouverture l'introduction d'un stylet fait reconnoître la dénudation et la carie de cette partie spongieuse de l'os, il faut, à l'exemple de Tenon et de Chopart, y porter le cautère actuel, détruire la maladie, puis faciliter la chute de l'escare, en pansant avec les plumasseaux trempés dans les teintures de myrrhe et d'aloës, ou même dans l'eau phagédénique. L'épaisseur du temporal dans la région mastoïdienne, fait que le cerveau ne court aucun danger de cette cautérisation.

La destruction des osselets de l'ouïe entraîne la surdité, par l'ouverture de la fenêtre ovale. La lymphe qui remplit les cavités de l'oreille interne s'écoule, et prive les nerfs auditifs d'un liquide nécessaire, soit pour les entretenir dans l'état de mollesse et d'humectation requises pour la perception des sons, soit pour leur transmettre les ébranlemens des rayons sonores. Un journal annonce que tout récemment M. le docteur Itard, médecin attaché à l'Institution des Sourds-Muets, a rendu l'ouïe à l'un de ces infortunés, en pratiquant sur lui la perforation de la membrane du tympan. La surdité dépendoit sans doute ou de l'obstruction de la trompe d'Eustache, ou de l'épaisseur trop grande de la membrane du tympan; car en perforant celle-ci, on n'atteint pas le labyrinthe. Si la pointe du trois-quarts parvenoit jusqu'aux fenêtres ovale ou ronde, et déchiroit les membranes dont elles sont bouchées, l'écoulement de la lymphe de Cotunni entraîneroit une surdité irremédiable. C'est cependant ainsi que l'ignorant folliculaire explique la guérison obtenue par M. Itard.

GENRE DEUXIÈME.

AFFECTIONS DES NERFS AUDITIFS.

A. L'augmentation de leur sensibilité est un symptôme commun à plusieurs maladies aiguës. On sent aisément que ces lésions symptomatiques n'appartiennent point à notre sujet. L'excès de la sensibilité acoustique peut dépendre de l'habitude du silence ; c'est ainsi que les malades auxquels l'ouïe a été restituée par la perforation de la membrane du tympan, éprouvent des impressions douloureuses aux premiers sons qui frappent leurs oreilles, et tressaillent au moindre bruit ; l'exercice du sens a bientôt fait cesser cette incommodité, résultat de son inaction.

L'exaltation générale de la sensibilité dans les affections vaporeuses est toujours partagée par l'organe de l'ouïe. On peut lire, à cet égard, l'observation curieuse insérée par Lorry, dans son Traité des Maladies cutanées : j'y joindrai un fait analogue, dans lequel néanmoins l'accroissement de la sensibilité, quoique produit à peu près par les mêmes causes, n'a point été porté au même degré. Madame F., d'un tempérament à la fois sanguin et lymphatique, fut mariée à l'âge de quatorze ans et demi : à peine elle étoit pubère ; l'écoulement des règles n'étoit point encore régulièrement établi ; cependant elle devint enceinte et accoucha, dans l'année, d'une fille frêle et délicate qu'elle nourrit elle-même. Les soins et les fatigues de l'allaitement, l'usage immodéré des jouissances que permet le mariage, dans le moment où l'accroissement du corps se terminoit, firent sur le principe de la sensibilité une impression profonde. Les mêmes excès dans les plaisirs de l'amour, joints à des chagrins domestiques, en ont encore porté plus loin l'exaltation et la mobilité. Aujourd'hui, parvenue à l'âge de vingt-cinq ans, madame *** est incommodée par le bruit le plus supportable, celui que fait le couteau en coupant une pomme: celui qu'elle produit elle-même lorsqu'elle écrase des graviers sous ses pieds, lui cause un agacement général qui peut être porté jusqu'aux convulsions. De fréquentes coliques et autres accidens dépendant autant de l'accroissement de la sensibilité que des remèdes empiriques essayés tour à tour pour le détruire, s'ajoutent à cette lésion de l'ouïe, et tourmentent l'existence d'une femme qui, par sa bonté, son esprit et ses charmes, est digne d'un sort plus heureux.

Les bains tièdes, l'exercice, les longues promenades à pied et à l'air libre, l'usage des amers et des toniques associés aux calmans dans des pilules où l'on mêle à parties égales l'éthiops martial aux extraits de kina et de safran, les bains froids, lorsque la sensibilité est assez modérée, et les forces suffisantes pour que la vive impression qu'ils produisent soit sans danger, tels sont les principaux remèdes par lesquels on combat à la fois l'exaltation générale de la sensibilité, et son augmentation locale dans l'organe de l'ouïe.

B. Outre les lésions mécaniques de l'appareil acoustique, lesquelles, en rendant difficile ou en empêchant tout-à-fait la collection et la transmission des rayons sonores, peuvent rendre l'ouïe dure et causer la surdité, la sensibilité propre des nerfs auditifs peut être affoiblie ou détruite. Les causes de cette diminution ou de l'abolition complète, sont l'épuisement du principe sensitif par les progrès de l'âge, par une violente commotion de l'organe, par la compression des nerfs acoustiques, et la lésion de cette partie du cerveau dont ils prennent naissance. Les personnes qui vivent au milieu du bruit deviennent sourdes de bonne heure; les artilleurs perdent quelquefois la faculté d'entendre après une décharge de leur batterie. Les feux des éclairs et les détonations de la foudre ont rendu certaines gens aveugles et sourdes. On a trouvé des amas de liquides et des lésions organiques du cerveau, vers l'origine des nerfs auditifs, sur les cadavres d'individus atteints de surdité. L'épuisement de la lymphe de Cotunni, la dessiccation du labyrinthe entraîne la surdité par le racornissement des nerfs acoustiques. C'est une des causes fréquentes de la surdité sénile (1).

---

(1) Nouveaux Élémens de Physiologie, Tome II, Sens de l'Ouïe.

L'art est impuissant dans tous ces cas : il pourroit employer un traitement dérivatif, administrer les évacuans, établir un exutoire, lorsque la surdité survient après la répercussion d'une dartre, de la teigne ou de tout autre exanthème, recourir aux mercuriaux, si on soupçonnoit l'existence de la siphilis. Plusieurs observations prouvent l'efficacité de ces moyens dans les circonstances où ils sont indiqués.

C. La sensibilité acoustique n'est pas sujette à moins d'aberrations et d'anomalies que celle de l'œil et des autres sens. N'est-ce point à ces désordres qu'il faut rapporter les deux cas cités par Willis (1), d'une femme qui ne pouvoit converser avec quelqu'un que lorsqu'on battoit du tambour à ses oreilles, et d'un homme qui ne pouvoit non plus entendre la voix de ceux qui lui parloient, que lorsqu'on sonnoit les cloches d'une tour dont il étoit voisin ? C'est sans fondement que l'auteur en accuse le relâchement de la membrane du tympan. Leschevin l'attribue, avec un peu plus de vraisemblance, mais également sans preuve, à la lésion du muscle interne du marteau. Le malade auquel M. Maunoir a perforé la membrane du tympan, n'entend pas le mouvement d'une montre, quoiqu'il soit extrêmement sensible à des bruits beaucoup plus foibles (2).

---

(1) *De Animâ Brutorum*, c. XIV, p. 198.
(2) Journal de Médecine, brumaire an XIII.

Si l'on né peut expliquer ces bizarreries de la sensibilité acoustique, on est également embarrassé pour y remédier. Les remèdes généraux, tels que la saignée, les évacuans, les exutoires, peuvent être essayés ; les calmans ou les excitans seront employés, selon que la dépravation de la sensibilité auditive sera précédée ou accompagnée des symptômes qui annoncent son accroissement ou sa foiblesse.

LÉSIONS OLFACTIVES.

Diverses conditions sont nécessaires à l'exercice de l'odorat. Ce sens ne peut nous instruire de certaines qualités des corps, qu'autant que les fosses nasales, dans lesquelles ils résident, permettent à l'air un accès libre et facile. Il faut aussi que la pituitaire soit humectée par les mucosités nasales, et que la sensibilité olfactive ne pèche ni par son accroissement, ni par sa diminution, ni par sa destruction, ni par sa dépravation.

L'oblitération des narines, l'obstruction des fosses nasales par l'écrasement du nez, la présence d'un polype, nuisent à l'odorat, en empêchant les particules odorantes des corps d'arriver jusqu'aux nerfs, exclusivement chargés d'en ressentir l'impression; la dessiccation de la pituitaire dans le corysa commençant, son ulcération dans l'ozène, privent les particules odorantes de leur dissolvant naturel, et les nerfs, du liquide qui les entretient dans l'état de mollesse indispensable à la sensation des odeurs. Ces lésions de l'appareil olfactif forment un genre distinct des affections des nerfs, exclusivement propres à ressentir l'impression des odeurs. Ainsi, ce sous-ordre se trouve naturellement séparé en deux genres.

GENRE PREMIER.

AFFECTIONS DES FOSSES NASALES ET DE LEURS SINUS.

A. Les ouvertures des narines, toujours béantes pour l'entrée de l'air dans les fosses nasales, peuvent être obstruées par une membrane qu'apportent quelquefois les enfans en naissant, ou par l'adhérence des cartilages des ailes à celui de la cloison, en conséquence d'une ulcération de ces parties. Lorsque l'ouverture des narines est bouchée par une membrane chez un enfant qui vient de naître, il faut de suite enfoncer un bistouri à lame étroite derrière le lobe du nez, puis inciser la membrane d'avant en arrière. L'ouverture ainsi pratiquée se conserve par l'usage des dilatans, prolongé jusqu'à la cicatrisation de la plaie.

Si l'oblitération reconnoît pour cause l'adhérence des cartilages, à la suite d'une brûlure ou de la petite-vérole, on se sert d'un bistouri pour détacher les ailes de la cloison ; si la lèvre supérieure est elle-même collée à la base du nez, comme dans le cas rapporté par Heister, c'est par sa séparation qu'il faut commencer. On ne sauroit continuer trop long-temps l'usage des tentes, bourdonnets et autres moyens dilatans introduits dans la plaie. La nature, principalement chez les jeunes gens, conserve une tendance singulière à rétablir les adhérences détruites, et à reproduire l'oblitération. Lorsqu'au bout de cinq ou six mois l'ouverture s'est moulée, que son contour s'est cicatrisé sur la canule de plomb qu'on y a introduite, et que cette canule enlevée, la narine se rétrécit, on ne doit pas attendre que le passage de l'air soit difficile, mais revenir à l'usage des dilatans, tels que l'éponge préparée, la racine de guimauve, et autres substances susceptibles de se gonfler par l'humidité.

B. Le nez, saillant au milieu du visage, est exposé à toutes sortes d'injures de la part des corps extérieurs : un coup, une chute sur cette partie, en produisent la division, la contusion, et même l'écrasement avec fracture des os, pour peu que la percussion soit considérable. Dans les cas de contusion violente avec écrasement des os, le nez s'enfonce du côté des fosses nasales, et la consolidation se faisant dans cette position vicieuse, l'entrée de l'air seroit gênée si l'on ne s'empressoit de relever l'organe. On y parvient en introduisant par les narines une pince à anneaux, une algalie de femme, ou tout autre levier semblable, avec lequel on le soulève, jusqu'à ce qu'il soit ramené à son niveau. On le soutient dans cette position en introduisant une canule dans les narines, puis on enfonce doucement autour plusieurs tentes ou bourdonnets de charpie. Les moyens propres à dissiper l'inflammation, qui toujours accompagne ces contusions violentes, ne doivent être employés qu'après la réduction.

Lorsque la contusion est moins forte, les os du nez brisés seulement en quelques esquilles, celles-ci ne se déplacent point, et la partie conserve sa forme : les saignées, la diète, et autres moyens antiphlogistiques, suffisent à la guérison.

Les coups violens portés sur le nez, surtout près de sa racine, donnent lieu quelquefois aux accidens les plus graves, par la commotion du cerveau. Ces suites funestes sont d'autant plus à craindre, que le nez, ayant résisté, a transmis au crâne la presque totalité du mouvement qui lui a été communiqué. Ce n'est pas par la lame perpendiculaire de l'ethmoïde que cette transmission s'opère, puisque cette partie ne s'articule avec les os propres du nez qu'à un âge assez avancé.

Toutes les plaies du nez doivent être immédiatement réunies, lors même qu'elles sont très-contuses. On doit aussi réappliquer le bout de l'organe lorsqu'il a été complètement séparé. Il ne faut point y manquer, s'il tient encore par un lambeau de parties molles, quelque mince que soit ce lambeau. La réunion des parties est le meilleur moyen d'arrêter l'hémorragie résultante de la division des artérioles qui se répandent autour des narines. Ici, comme dans toutes les plaies du visage, on doit s'attacher à obtenir des cicatrices linéaires, afin que la difformité soit légère. Les emplâtres agglutinatifs et les bandages suffisent pour opérer la réunion. Enfin on doit, lorsque la plaie est voisine des narines, entretenir ces ouvertures par l'introduction de canules, qui ont le double usage de soutenir les parties, et de permettre l'entrée et la sortie de l'air pour la respiration.

Devons-nous réfuter sérieusement Taillaçot, lorsqu'il propose de fabriquer un nouveau nez aux dépens des chairs de l'avant-bras? Lorsque cette partie est emportée, dit cet auteur (1), rendez saignans les bords de l'ouverture; faites, dans les chairs de l'avant-bras, une incision profonde, appliquez-y le milieu du visage, et quand l'union sera effectuée entre les deux parties, taillez un nouveau nez, en faisant une perte de substance à l'avant-bras. En supposant la possibilité de la réunion, ces muscles, adhérens au visage, ne pourroient jamais former qu'un moignon informe. La seule ressource permise aux individus qu'un ulcère rongeur, ou bien une plaie, a privés du nez, est l'application d'un nez artificiel. Ce moyen corrige, jusqu'à un certain point, la difformité hideuse, facilite la prononciation des sons, empêche la dessiccation de la pituitaire, par l'introduction trop facile de l'air dans les fosses nasales; enfin, il est encore utile pour conserver à l'odorat sa finesse, en contribuant à retenir l'air chargé des molécules odorantes.

La couleur et la forme du nez artificiel doivent imiter, autant que possible, celles du nez perdu.

---

(1) *Chirurgia curtorum.*

On le fixe, soit par le moyen d'un ressort qui se déploie dans les fosses nasales, ou bien on l'attache à une tige élastique verticale qui tient à un cercle dont la tête est environnée.

C. Comme toutes les membranes muqueuses, et plus qu'aucune d'elles, la pituitaire, qui revêt l'intérieur des fosses nasales, est sujette à s'épaissir et à végéter dans certains points de son tissu; de là résultent des excroissances nommées polypes, lesquelles, suivant le volume qu'elles peuvent acquérir, gênent le passage de l'air, et même l'interrompent, en remplissant complètement les fosses nasales; ces tumeurs présentent une foule de variétés; insistons principalement sur celles qui déterminent le choix des méthodes curatives.

La différence la plus essentielle des polypes, est celle qui les distingue en polypes durs, rouges et douloureux, et en polypes mous, grisâtres et indolens. Ces derniers ont encore reçu le nom de polypes vésiculaires. Semblables à des éponges, ils paroissent se pénétrer de l'humidité atmosphérique, et augmentent de volume par les temps pluvieux; il s'écrasent sous l'instrument qui les presse, tandis que les polypes rouges résistent et versent du sang. Ces diverses excroissances peuvent être situées en divers endroits des fosses nasales, vers les narines, du côté de la gorge, sur les cornets, ou sur la cloison. La membrane pituitaire est plus disposée à les produire dans les lieux où elle est naturellement plus épaisse. Aussi arrivent-elles plus fréquemment aux cornets, sur le plancher ou près de la cloison. Dans l'endroit où elle se replie sur le bord libre des cornets, la membrane pituitaire offre une apparence polypeuse, pour peu qu'elle soit épaissie par l'inflammation, et plus d'un chirurgien s'y est mépris. Quelquefois aussi la cloison des fosses nasales est tellement déjetée d'un côté, que l'on croit voir un polype. Un chirurgien s'y trompa, déchira une portion de la membrane pituitaire, et mit l'os à nu en voulant arracher ce faux polype sur une jeune demoiselle du faubourg Saint-Germain.

Les polypes rouges et durs s'élèvent, le plus ordinairement, au voisinage de l'ouverture postérieure des fosses nasales, et tombent par-là dans le pharynx, lorsqu'ils ont acquis un certain volume.

Les personnes sujettes au coryza, ou catarrhe nasal, maladie dans laquelle le tissu de la pituitaire est épaissi par l'inflammation, sont les plus exposées aux polypes. Ces tumeurs se développent aussi à la suite de la suppression de certains écoulemens.

Les polypes vésiculaires causent d'abord une gêne légère dans la respiration, altèrent la voix, et rendent difficile l'excrétion des mucosités nasales. Ces incommodités s'accroissent à mesure que la tumeur grossit; elles augmentent par les temps humides, et diminuent lorsque l'air est sec, parce que ces alternatives de sécheresse et d'humidité dans l'atmosphère, influent sur le volume du polype. En examinant l'intérieur des fosses nasales, au grand jour, les narines étant dilatées, et le malade faisant une forte expiration, on voit l'excroissance, et l'on juge, à sa couleur, à sa dureté, à son degré de sensibilité, ainsi qu'à son saignement plus ou moins facile, à quelle espèce elle appartient.

Il reste à voir de quel endroit de la membrane pituitaire la tumeur prend naissance, et ceci n'est pas toujours aisé à reconnoître. On introduit un stylet entre les parois des fosses nasales et le polype; on le fait glisser autour de la tumeur, et, lorsqu'il est arrêté par son adhérence, on juge qu'il s'élève de la paroi sur laquelle le stylet est arrêté. Si le polype tombe dans le pharynx, la difficulté de la déglutition, de la sputation, et de toutes les fonctions confiées à la bouche et au pharynx, le déplacement du voile du palais qui se trouve poussé en avant, la sensation d'un corps solide et résistant, lorsqu'on introduit les doigts derrière ce voile, établissent son diagnostique. Il naît alors presque toujours de la partie la plus reculée du plancher des fosses nasales, et quelquefois même du contour des ouvertures postérieures. On peut, avec les doigts portés dans la gorge, ou par le moyen d'une sonde de femme introduite par les narines, s'assurer de l'endroit auquel il adhère.

Le pronostic des polypes est toujours fâcheux. Les vésiculaires, difficiles à déraciner complètement, puisqu'il faudroit détruire la membrane et mettre les os à nu, repullulent sans cesse, et ne peuvent être détruits qu'en y revenant à plusieurs reprises. Les polypes rouges, durs et saignans par le simple attouchement, sont dangereux, à raison de la facilité avec laquelle, irrités par des tentatives infructueuses, ils dégénèrent en carcinomes. En outre, la résistance des parois osseuses des fosses nasales ne borne point leur accroissement, comme elle met obstacle à celui des polypes mous ou vésiculaires; ceux-ci écartent les os, soulèvent la paroi inférieure de l'orbite, et poussent ainsi l'œil hors de sa cavité. La compression qu'ils exercent sur les os unguis et maxillaires, oblitère le sac lacrymal et le canal nasal, et produit des tumeurs et des fistules lacrymales. Quelquefois, devenus cancéreux, ils détruisent toute la charpente osseuse de la face, et causent les difformités les plus hideuses. L'exaspération de ces polypes par les instrumens avec lesquels on cherche à les détruire, les a fait regarder comme incurables. Néanmoins cette idée ne s'étend pas aux polypes durs, mais non douloureux, situés vers l'ouverture postérieure des fosses nasales et tombant dans la gorge; l'expérience a appris qu'on peut avec succès en faire la ligature.

Ce moyen de détruire les polypes des fosses nasales, en liant leur pédicule, est le plus efficace de tous ceux qu'on a proposés jusqu'ici. Il est même le seul applicable aux tumeurs profondément situées; car l'arrachement et l'excision ne conviennent qu'aux polypes placés au voisinage des narines et apercevables à l'œil, lorsque ces ouvertures sont dilatées. L'exsiccation de l'excroissance polypeuse par l'emploi des astringens et des styptiques, que l'on fait renifler aux malades, est un moyen trop foible pour la détruire. La cautérisation est dangereuse, par l'impossibilité où l'on est d'empêcher qu'elle ne s'étende plus ou moins aux parties voisines, et par la dégénérescence cancéreuse que l'application réitérée des caustiques peut produire. La destruction par les frottemens exercés au moyen d'une petite corde nouée à nœuds très-rapprochés, porte sur la portion saine de la pituitaire; elle est très-douloureuse, et n'use que très-lentement le polype. Le séton dont Ledran s'est servi pour faire tomber en suppuration les restes d'un polype vésiculaire, ne pourroit être employé que dans un cas analogue. L'excision, l'arrachement et la ligature sont donc les seuls procédés qui méritent de nous occuper.

Le premier, proposé par Celse, n'est applicable qu'aux polypes à pédicule, situés près des narines. On se sert d'une érigne avec laquelle on accroche la tumeur, tandis qu'on l'excise avec un bistouri, dont la lame est garnie de linge jusqu'à un demi-pouce de sa pointe. L'hémorragie est facilement réprimée par l'application de l'eau alumineuse, ou de tout autre styptique.

L'arrachement est proposable dans tous les cas de polypes vésiculaires accessibles à la vue. On l'opère au moyen de pinces à forceps, hérissées d'inégalités qui s'engagent dans la substance de la tumeur. Les deux branches de ces pinces peuvent être introduites ensemble ou séparées; lorsqu'on a saisi l'excroissance, on la tord, en tournant l'instrument sur lui-même; puis on l'arrache, en le retirant à soi. Fréquemment, il faut la saisir à différentes fois, et l'on ne l'amène qu'à plusieurs reprises. L'hémorragie est moins à craindre qu'à la suite de l'excision; le déchirement des vaisseaux favorise leur oblitération spontanée.

Parmi les nombreux instrumens inventés pour la ligature des polypes, ceux de Desault, composés d'une canule, d'un porte-nœud et d'un serre-nœud, sont sans contredit les plus ingénieux. Cependant, malgré les utiles corrections que Bichat leur a fait subir, il est difficile de porter ces instrumens dans les fosses nasales, de les faire tourner autour de la tumeur, entre elle et les parois de la cavité.

Lorsqu'on est bien sûr de l'endroit auquel adhère la tumeur dont on veut faire la ligature, il est, suivant sa situation, deux manières de l'effectuer. S'élève-t-elle de la partie postérieure du plancher des fosses nasales, près de l'ouverture gutturale; tient-elle au contour de cette ouverture, ou même est-elle attachée à la partie supérieure du pharynx; on commence par passer un fil des fosses nasales dans la bouche. Pour cela, le malade étant assis devant une croisée bien éclairée, on introduit par la narine, du côté de la tumeur, la sonde de

Bellocq. On fait glisser cet instrument d'avant en arrière, le long du plancher des fosses nasales, jusque dans le pharynx. Pressant alors sur le stylet, on fait sortir le ressort qui se déploie dans la bouche, on saisit le petit bouton par lequel ce ressort est terminé, on y attache l'extrémité d'un fil que l'on ramène de la gorge dans les fosses nasales, en faisant rentrer le ressort et le stylet dans la canule de la sonde; retirant alors l'instrument, on fait sortir cette extrémité du fil par la narine. On attache, à l'autre extrémité qui sort par la bouche, une anse ou plutôt un anneau ovalaire de fil d'argent, auquel tient un fil destiné à le ramener, s'il n'embrasse pas la tumeur; on fait tirer l'anse de la bouche dans le pharynx; on la dirige soi-même, en portant les doigts dans la gorge, le plus avant qu'il se peut.

Lorsque le pédicule tient à la paroi interne ou externe de la fosse nasale, il est presque impossible de diriger un côté de l'anse en haut, et l'autre en bas, ce qui est cependant nécessaire pour qu'elle saisisse la tumeur. On manque celle-ci : il est aisé de s'en apercevoir, à la facilité avec laquelle on ramène l'anse vers la narine. On doit alors la faire rétrograder, en tirant sur le fil qu'on y a attaché, et qui sort par la bouche, puis recommencer les essais jusqu'à ce qu'ils aient réussi, ou que le malade fatigué ne puisse plus les supporter.

Excepté peut-être les cas où le polype naît de la partie supérieure de l'ouverture gutturale des fosses nasales, près la voûte du pharynx, il faut préférer à l'emploi de l'anse d'argent la manière suivante :

Supposons, pour en donner l'idée, qu'un polype naisse de la partie la plus reculée du plancher des fosses nasales : on fait glisser la sonde de Bellocq entre son pédicule et la paroi externe de la fosse nasale : on en pousse le ressort dans la bouche, et, par son moyen, on ramène dans les fosses nasales un fil ciré assez fort. Lorsqu'on en a fait ressortir une extrémité par les narines, on reporte la sonde entre la cloison et le côté interne de la tumeur, et le ressort étant déployé, on y attache l'autre extrémité du fil ; on la ramène de la même manière. Le polype se trouve alors embrassé par une anse de fil que l'on peut serrer assez fortement pour étrangler son pédicule.

Au défaut de la sonde de Bellocq, on pourroit se servir d'un morceau de baleine, d'un bois d'osier, ou de tout autre corps également flexible. En les introduisant par les narines, et en les faisant glisser le long du plancher des fosses nasales, il faut leur donner une direction horizontale, et même un peu inclinée en arrière, selon la direction naturelle de ce plancher ; sans cela, on iroit heurter la voûte des fosses nasales. Cette précaution est essentielle dans tous les cas où il s'agit de faire passer un instrument quelconque, de cette cavité dans le pharynx.

Le serre-nœud d'Ambroise Paré, renouvelé par

Desault, est le meilleur moyen dont on puisse faire usage pour serrer l'anse, et déterminer la chute du polype. On engage les deux fils dans la canule, puis on les fixe sur la fente de la plaque qui la termine. La constriction sera d'abord modérée; on l'augmente tous les deux ou trois jours, en poussant le serre-nœud en même temps que l'on tire sur les fils. La tumeur se détache plus tôt ou plus tard, suivant la grosseur de son pédicule, suivant aussi le degré de constriction que l'on a pu exercer; car les malades ne la supportent pas également, et l'on doit ne l'augmenter que par gradations insensibles, lorsque l'on a affaire à des individus d'une extrême susceptibilité.

Deux précautions sont utiles à observer après la ligature d'un polype. Il faut, lorsqu'il tombe dans la gorge, le traverser d'un fil, au moyen duquel on le retire au moment de la chute ; sans quoi, couvrant l'entrée du larynx, il pourroit causer la suffocation. L'irritation qu'entraînent la constriction du polype et les manœuvres de l'opération, peut amener à sa suite les accidens les plus graves. Un malade, opéré par Desault, fut attaqué d'un violent érysipèle à la face ; la tête se gonfla considérablement; l'inflammation s'étendit aux méninges, et le malade mourut plongé dans un assoupissement comateux. Ces suites funestes sont surtout à redouter, si l'on a lié un polype saignant et douloureux. Si l'on joint à ce danger celui de la dégénérescence cancéreuse de la maladie, dont il est bien difficile d'enlever jusqu'aux racines, on sera porté à regarder, avec Pott, ces polypes comme au-dessus des ressources de l'art.

D. L'inflammation de la membrane muqueuse qui revêt l'intérieur des fosses nasales, est utile à étudier; elle offre le type de toutes les inflammations catarrhales. Lorsque, par une irritation directe ou sympathique, ses propriétés vitales sont augmentées, et que l'inflammation s'y développe, la sécrétion naturelle est suspendue, le nez desséché devient insensible aux odeurs : au bout de vingt-quatre ou trente-six heures, quelquefois plus tôt, d'autres fois plus tard, suivant l'intensité ou la continuité d'action des causes, un flux abondant s'établit, d'abord aqueux et limpide, puis filant, et acquérant de la consistance et de l'opacité, à mesure que la maladie parcourt ses périodes; enfin, diminuant en quantité, et recouvrant les qualités naturelles au mucus nasal. Tous les rhumes présentent la même succession dans leurs phénomènes. Toujours l'inflammation de la membrane muqueuse des bronches, des intestins, de l'urètre, etc., commence par en dessécher la surface; c'est la période d'irritation, marquée, dans le catarrhe pulmonaire, par une toux sèche; dans la dyssenterie, par des coliques et des épreintes douloureuses avec ténesme; dans la blennorrhagie, par des douleurs qu'augmente le passage des urines. La sécrétion revient ensuite, mais plus abondante et plus aqueuse, et ne se rétablit dans sa quantité et dans ses qualités accoutumées, qu'à la fin de l'affection.

L'impression d'un air froid, l'introduction d'une poudre ou d'une vapeur irritante dans les fosses nasales, l'humidité, le refroidissement de la plante des pieds, avec laquelle la membrane pituitaire sympathise; telles sont les causes ordinaires du catarrhe nasal, appelé rhume de cerveau par les anciens, dans l'idée où ils étoient que la pituite abondamment sécrétée venoit de l'intérieur du crâne. Eviter le froid et l'humidité, manger peu, provoquer la transpiration, et même les sueurs, en buvant des tisanes adoucissantes et légèrement diaphorétiques; tels sont les soins qu'exige le coryza. Il se dissipe de lui-même par la succession naturelle de ses périodes, et les soins prescrits tendent plutôt à en favoriser la marche, à en modérer les symptômes, qu'à en interrompre le cours.

Lorsque le coryza dépend d'une irritation spécifique, c'est-à-dire du transport d'un principe vénérien ou dartreux sur la membrane pituitaire, il est opiniâtre, exige l'emploi des remèdes propres à ses causes, et l'application d'un vésicatoire à la nuque. Il est d'autant plus utile d'établir alors un exutoire, que l'inflammation, indéfiniment prolongée par la persistance de sa cause, peut altérer le tissu de la membrane, et déterminer son ulcération.

E. C'est ainsi que se forme l'ozène, ou l'ulcère

de la pituitaire. Dans cette maladie, l'érosion de la membrane peut être plus ou moins étendue en largeur, et plus ou moins profonde, creuser jusqu'aux os, et même se compliquer de leur carie; des douleurs continuelles, l'écoulement par les narines, d'un pus sanieux, fétide, infectant jusqu'à l'haleine du malade, qu'on dit alors avoir le souffle punais, l'existence d'un vice interne, le coryza qui a précédé, tels sont les signes par lesquels l'ozène décèle sa présence.

Injecter plusieurs fois, chaque jour, dans les fosses nasales, une liqueur légèrement détersive, telle que l'eau de rose, l'eau de sureau, l'eau simple, animée avec un peu d'alcohol et de sucre, établir un vésicatoire à la nuque, purger fréquemment le malade, combattre par les remèdes appropriés les dispositions dartreuse ou vénérienne, quand elles existent; tels sont les moyens que l'art possède contre cette affection dégoûtante, souvent opiniâtre, et quelquefois très-grave, par l'affection des parties osseuses.

F. La membrane pituitaire se prolonge des fosses nasales dans les divers sinus qui y aboutissent. Dans ces appendices de l'appareil olfactif, elle devient plus mince, moins sensible, et plus adhérente aux os; aussi, quoiqu'elle soit exposée aux inflammations, aux ulcérations, ainsi qu'aux végétations polypeuses, ces diverses affections y sont bien moins fréquentes que dans les fosses nasales.

De tous ces sinus, le plus ample, celui dans

lequel la pituitaire conserve une plus grande épaisseur, et qui est aussi sujet au plus grand nombre de maladies, est la cavité creusée dans l'épaisseur de l'os maxillaire. Une particularité anatomique l'expose singulièrement aux affections catarrhales. Tous les nerfs dentaires supérieurs, en descendant le long des parois du sinus maxillaire, envoient de nombreux filets à la membrane qui le tapisse. C'est pourquoi, dans toute maladie des dents de la mâchoire supérieure, la douleur qui se propage, suivant le trajet de ces nerfs, se fait ressentir profondément dans l'épaisseur de la joue, qui se gonfle, et reste tuméfiée tant que dure la douleur. Ces fluxions dentaires sont fréquemment accompagnées de l'inflammation de la membrane du sinus maxillaire; la sécrétion muqueuse, qui se fait à l'intérieur de cette cavité, est augmentée et dénaturée par l'état inflammatoire; l'ouverture par laquelle le sinus communique avec les fosses nasales (seul endroit par lequel il puisse se vider des humeurs qu'il contient), étant plus élevée que son fond, ces humeurs s'amassent et s'altèrent d'autant plus aisément par leur séjour, qu'elles se trouvent en contact avec l'air corrupteur des liquides puriformes ainsi ramassés. Cette humeur altère, irrite la membrane muqueuse du sinus, l'ulcère, en détruit le tissu, attaque les parois osseuses et détermine leur carie. De là naissent des fistules, qui tantôt s'ouvrent à la joue, et plus souvent à travers le bord alvéolaire. Telle est la manière dont sont produits les abcès et les fistules du sinus maxillaire ; ils ne se forment qu'à la suite de fluxions répétées, lorsque l'absorption est insuffisante pour dissiper le liquide accumulé.

L'établissement des fistules est précédé de douleurs sourdes, profondes, du gonflement phlegmoneux de la joue, lorsqu'elles ont leur siége à cette partie du visage : la rougeur, la tuméfaction, l'état douloureux du bord alvéolaire, annoncent également sa destruction, lorsque la matière se fait issue de ce côté. L'introduction d'un stylet à travers l'ouverture fistuleuse ne laisse aucun doute sur la véritable nature de la maladie, par la direction qu'il suit et la profondeur à laquelle il pénètre. Son extrémité va heurter les parois osseuses du sinus, et peut même être poussée jusque dans les fosses nasales, à travers l'ouverture par laquelle le sinus communique avec elles. Une alvéole vide est souvent le lieu que choisit la nature pour établir l'écoulement de la matière ; d'autres fois, celle-ci coule entre les parois d'une alvéole et la racine de la dent. C'est ordinairement vers les petites molaires d'en haut que s'établit le suintement puriforme, parce que cet endroit correspond précisément à la partie la plus déclive du sinus : là, ses parois sont si minces, que, chez plusieurs individus, la racine des dents se fait jour au travers, et pénètre dans sa cavité. J'ai cependant vu plusieurs fois la fistule établie au dessus du bord alvéolaire, au bas de la fosse canine, immédiatement au-dessous de l'endroit où la membrane interne de la joue se porte sur l'os maxillaire. Lorsque la paroi antérieure est ainsi percée, l'écoulement du pus est moins facile.

On sent aisément qu'il n'y a qu'un pas de l'abcès fistuleux du sinus maxillaire à l'ozène, ou à l'ulcération du même sinus. Cependant les auteurs n'admettent l'existence de cette dernière affection, que dans le cas où l'érosion est extrême, le pus excessivement fétide, la membrane attaquée d'une inflammation carcinomateuse, qui se propage aisément aux os et aux parties molles du visage.

Celui qui conçoit bien comment s'effectuent les épanchemens puriformes dans le sinus maxillaire, par quel mécanisme les fistules et l'ulcération de la membrane interne leur succèdent, démêlera bientôt quelle est la meilleure manière de les guérir. La nature indique elle-même cette méthode curative, lorsqu'elle établit les issues fistuleuses. Favoriser l'écoulement de la matière puriforme, en perforant largement les parois du sinus dans son lieu le plus déclive; procurer, par des injections appropriées, la résolution de l'engorgement, la détersion des ulcères dont la membrane interne est le siège; tel est le double but qu'on doit se proposer dans le traitement.

Le suintement puriforme a-t-il lieu à travers une alvéole vide, ou le long d'une dent, entre ses racines et les parois de son alvéole ; il faut, dans le premier cas, aggrandir la cavité, en y portant le perforatif ; dans le second, faire la même chose ; après avoir arraché la dent, déjà ébranlée par suite de l'écoulement fistuleux.

Si la rangée dentaire étoit parfaitement saine, on ne devroit point arracher les dents petites molaires, mais, comme le faisoit Desault, percer le sinus au bas de la fosse canine, endroit où les parois ont moins d'épaisseur, et sur lequel il est plus facile de porter les instrumens, en relevant la lèvre supérieure.

Dans cette opération, on circonscrit avec la pointe d'un bistouri l'espace sur lequel on veut opérer. Cette partie étant ainsi séparée du reste du périoste et de la membrane de la bouche, la douleur qu'entraîne l'action du perforatif est moins vive. On applique d'abord le perforatif aigu ; on le fait agir à la manière d'une vrille. Lorsque sa pointe a pénétré dans le sinus, on lui substitue un perforatif mousse, avec lequel on agrandit l'ouverture, sans craindre de blesser l'intérieur de la cavité dans laquelle on le fait entrer. Une boulette de charpie est mise dans l'ouverture, après qu'on a fait couler le pus ; l'inflammation s'empare de la joue, on la combat par des cataplasmes émolliens, la diète et les saignées ; l'engorgement se dissipe, la membrane du sinus revient à son état naturel, les fistules ouvertes à la joue se ferment, parce que la matière cesse d'y couler, et le malade guérit au bout d'un mois ou six semaines : des injections détersives avec les eaux thermales, peuvent hâter la guérison ; mais il est difficile qu'un moyen aussi foible puisse seul y suffire.

G. Les polypes ou fongus du sinus maxillaire, semblables par leur nature à ceux des fosses nasales, exigent à peu près le même traitement que les abcès fistuleux du sinus.

Ces polypes, ordinairement durs et rougeâtres, ont reçu le nom de sarcomes, à raison de leur solidité et de leur apparence charnue. Nés à la suite de fluxions répétées sur la membrane du sinus, ils en ont bientôt rempli l'étroite cavité ; alors ils envoient des prolongemens dans les fosses nasales, à travers son ouverture, et, soulevant la paroi supérieure qui est la plus mince, tendent à chasser l'œil hors de l'orbite, causent l'épiphora par la compression du canal nasal, et produisent le gonflement de la joue correspondante : une ouverture fistuleuse s'établit au voisinage du bord alvéolaire, par-là s'échappe ordinairement une petite portion de fongus. L'introduction d'un stylet en fait aisément reconnoître la présence.

Dans un cas de cette espèce, Desault ouvrit largement la paroi antérieure du sinus, coupa une grande portion du polype au moyen d'un bistouri recourbé, réprima l'hémorragie effrayante qu'entraîna cette section, en introduisant et en fixant un moment dans la cavité un bourdonnet de charpie qu'il retira bientôt, pour y porter à plusieurs reprises un cautère rougi à blanc, avec lequel il consuma les restes de la maladie. La grandeur de l'ouverture ne doit point effrayer; lorsque le mal est détruit, les parois du sinus s'affaissent et le trou disparoît; on doit même sacrifier sans hésiter plusieurs dents molaires, afin d'avoir une ouverture suffisante; il faut aussi, l'inflammation qui ne manque pas de survenir étant dissipée par l'emploi des antiphlogistiques et le sarcome repullulant, en brûler infatigablement les rejetons. Dans le cas cité (1), on réitéra trois fois cette application; enfin le mal fut réprimé et la guérison solide. L'opération que l'on vient de décrire exige peut-être moins de dextérité que de courage de la part du chirurgien. Peu de malades osent s'y soumettre; l'idée d'un fer rouge porté dans l'intérieur de leur mâchoire, effraie les moins timides.

Les sinus frontaux sont moins souvent malades que les maxillaires; peut-être aussi, plus difficiles à reconnoître, leurs affections sont-elles aussi nombreuses, mais moins connues. La fracture de leur paroi antérieure, dans les coups portés au-dessus de la racine du nez, est suivie d'une fistule aérienne. Lorsqu'une grande esquille a été détachée par la cause fracturante, qu'une nécrose ou la carie a occasioné une perte de substance considérable, l'affaissement des parties molles rétrécit l'ouverture sans la boucher tout-à-fait; le passage

---

(1) Desault, Œuvres chirurgicales, Tome II.

de l'air subsiste, non point comme cause, mais comme effet de la fistule; ce fluide entre et sort par-là, dans les mouvemens respiratoires : il n'en doit résulter aucun inconvénient, quoique Palfyn, proposant une explication qui suppose l'ignorance parfaite des lois de la physique, veuille établir que la phthisie peut en être la suite.

Ces fistules aériennes, par la destruction d'une grande partie de la table externe du coronal, au-devant des sinus frontaux, peuvent encore être la suite de l'opération que l'on tenteroit pour en extraire des vers ou des concrétions plâtreuses. On possède plusieurs observations sur la présence de ces corps étrangers dans les sinus frontaux; ils occasionoient des céphalalgies opiniâtres, bornées à la partie moyenne de la région frontale. Dans quelques cas, les malades ont rendu des vers en se mouchant, et les douleurs ont cessé. D'autres fois, les vers, les concrétions tophacées n'ont été reconnus qu'à l'ouverture du cadavre. Je ne crois pas qu'il soit possible d'acquérir, pendant la vie, la certitude de leur existence. La douleur locale en est un signe infidèle; il seroit téméraire de trépaner le sinus, d'après une indication si peu positive.

La membrane qui tapisse les sinus frontaux, participe aux inflammations de la pituitaire, dont elle est un prolongement. De là vient cette douleur fixe et locale qui a contribué à faire placer par les anciens, dans le crâne, le siége du coryza, qui porte aussi le nom vulgaire de rhume du cerveau.

Les autres sinus, ethmoïdaux, sphénoïdaux et palatins, sont sans doute susceptibles des mêmes maladies : la membrane qui revêt leur intérieur est aussi un prolongement de la pituitaire ; mais leur profondeur est telle, que l'on ne peut avoir aucun indice sur leurs affections, et qu'il seroit impossible d'y faire parvenir les moyens curatifs, lors même qu'on parviendroit à les reconnoître.

GENRE DEUXIÈME.

LÉSIONS DES NERFS OLFACTIFS.

Les fosses nasales peuvent offrir toutes les dispositions favorables à l'admission et à la rétention de l'air ; les extrémités épanouies des nerfs de la première paire peuvent être enduites d'une couche de mucus, qui ne pèche ni par sa quantité, ni par sa nature, et cependant les fonctions olfactives être empêchées. C'est dans les diverses lésions de la sensibilité qu'on doit alors en rechercher la cause. Cette sensibilité, loin d'offrir quelque accroissement, est au contraire diminuée par l'inflammation de la pituitaire, à raison de la dessiccation de cette membrane, dans le commencement de la maladie, et de la trop grande abondance des mucosités nasales durant le reste de son cours. Le nez est alors insensible aux odeurs, comme la langue, aride et desséchée, ou couverte d'une couche saburrale trop épaisse, se refuse à l'impression des saveurs.

L'abstinence des odeurs exalte, leur abus émousse et détruit la sensibilité olfactive ; mais ces altérations, remarquables aux yeux du physiologiste, ne méritent pas d'être placées au nombre des maladies. Dans les accès des affections nerveuses, les malades, incommodés par les odeurs les plus suaves, flairent avec avidité l'assa-fœtida, la corne brûlée et les odeurs les plus infectes. Peut-être la nature vireuse et sédative de ces émanations odorantes sert de calmant aux nerfs trop agacés.

Lésions tactiles.

La main, cet organe spécial du toucher, ne peut l'exercer dans toute sa plénitude, si les doigts, naturellement ou accidentellement réunis, s'accommodent mal à la forme des objets. Toute mutilation, en diminuant la mobilité de ces parties, nuit à la perfection du toucher. Il en est de même de leur gonflement inflammatoire, et des vices différens dont la peau des mains est susceptible.

A. Devons-nous placer au nombre des maladies de la main les doigts surnuméraires? Ce vice de conformation peut nuire à l'exactitude du toucher; en outre, la main en est difforme; et l'on a vu des malades, parvenus à un certain âge, en désirer l'amputation. Elle se fait dans l'articulation du sixième doigt avec celui qui le soutient, ou dans leur continuité, quand il n'existe pas d'articulation : c'est vers le pouce ou le petit doigt, au côté radial ou cubital de la main, que ces doigts surnuméraires sont toujours placés.

Un enfant peut venir au monde les doigts réunis dans toute la longueur de leurs côtés correspondans : lorsqu'ils sont d'ailleurs bien conformés, on détruit cette adhérence en coupant les liens membraneux et cellulaires qui l'établissent, puis en pansant les plaies avec des linges enduits de cérat, afin d'empêcher une nouvelle union entre les parties qu'on a séparées.

Si la main n'est en quelque sorte qu'ébauchée, que les doigts réunis soient peu distincts, manquent de leurs phalanges, et restent immobiles par défaut de tendons extenseurs et fléchisseurs, l'art ne peut remédier à ce vice de conformation ; il est incurable.

Dans la guérison des ulcères dont le siége est sur le dos de la main, ou dans sa paume, il peut arriver, si la perte de substance est considérable, comme on le voit fréquemment à la suite d'une brûlure; il peut arriver, dis-je, que la peau, ramenée vers le centre de l'ulcère, entraîne les doigts après elle, les renverse de ce côté, de manière qu'ils restent dans la flexion ou dans l'extension, suivant la situation de l'ulcère. Une petite fille avoit les doigts renversés sur le dos de la main par l'effet d'une brûlure. Elle entra à l'hôpital de la Charité. On lui redressa ces parties en coupant la cicatrice; on étendit les doigts, et, pour les maintenir dans cette rectitude, on les fixa sur une palette placée dans la paume de la main, et qui montoit jusqu'au-devant de la face palmaire de l'avant-bras. Cette plaque étoit percée, dans sa partie la plus large, sur laquelle appuyoit la paume de la main, de dix fentes; les doigts placés dans les intervalles de ces fentes, étoient retenus par cinq bandelettes. Cet instrument réunissoit à l'avantage de prévenir efficacement la récidive de la maladie, celui de permettre le pansement de la plaie sans qu'il fût besoin de déranger l'immobilité des doigts; la cicatrice se forma plus large qu'auparavant, et la main recouvra sa forme et ses fonctions.

B. Les vices de conformation de la main, soit naturels, soit accidentels, ne sont pas les seules lésions nuisibles au toucher. Le gonflement des doigts par les engelures et les panaris, peut en déranger l'exercice : ces deux maladies ont un caractère inflammatoire; mais dans chacune d'elles l'inflammation est tellement différente par la rapidité de sa marche, que les engelures, comparées aux panaris, paroissent une affection chronique rapprochée d'une maladie aiguë.

Les engelures, ou le gonflement inflammatoire des doigts et des mains, occasioné par le froid, ne s'observent guère que chez les enfans, chez les jeunes gens d'une foible constitution, et chez les femmes. Les gens robustes, les adultes et les vieillards en sont rarement atteints. Le tissu cellulaire sous-cutané participe presque toujours à l'inflammation de la peau; c'est une espèce d'érysipèle phlegmoneux. Tout contribue à ralentir le développement des accidens inflammatoires. Le froid agit d'une manière lente et successive; la première impression occasione la rougeur de la peau, puis sa phlogose : celle-ci se termineroit par résolution, si la continuité du froid ne tendoit constamment à l'entretenir et à l'accroître; les variations subites de la température contribuent à accélérer son développement. Il est, comme on sait, plus prompt chez ceux qui approchent trop près du feu leurs mains engourdies par le froid. Lorsque le tissu cellulaire sous-cutané est entrepris, le gonflement est considérable, les douleurs à la fois pulsatives, comme dans le phlegmon, et brûlantes comme dans l'érysipèle; la peau s'altère et s'ulcère. Les chairs, dans ces ulcérations, offrent un aspect grisâtre. Ce sont des espèces d'ulcères atoniques, dans lesquels il existe cependant beaucoup de douleurs, parce que c'est principalement la peau qu'ils intéressent.

Les pieds sont, comme les mains, sujets aux engelures; si leur nudité expose les dernières, les pieds, quoiqu'enveloppés par les chaussures, sont plus susceptibles de ressentir les effets du froid, à raison de l'éloignement du centre circulatoire. L'activité de la circulation dans la peau du visage, y rend les engelures extrêmement rares, quoique peu de gens le couvrent, même dans les froids les plus rigoureux.

On prévient les engelures en habituant les extrémités au froid: des lotions avec l'eau-de-vie, l'eau à la glace, des frictions fréquentes avec la neige ou la glace pilée, des fomentations avec des compresses imbibées d'eau végéto-minérale, topique à la fois sédatif et résolutif, à raison du plomb qui en fait la base; tels sont les moyens par lesquels on prévient et l'on combat les engelures, pourvu qu'il n'y ait encore aucune ulcération, et que le gonflement et la douleur ne soient pas trop considérables.

Dans ces cas, on emploie, suivant l'occurrence, le cérat de Saturne, étendu sur de petits linges, dont on couvre les ulcères, les cataplasmes émolliens, appliqués presque froids, les fomentations avec une dissolution d'extrait gommeux d'opium. Le repos parfait de la partie enflammée, et sa soustraction à l'influence de l'air froid, sont des précautions essentielles à la réussite du traitement.

Ce qui a été dit précédemment touchant la congélation des parties vivantes, nous dispense d'entrer dans de plus longs détails sur les engelures. Observons seulement, en terminant leur article, qu'aucune maladie ne laisse, dans la partie qui en a été le siége, une disposition plus marquée à la récidive. Dès les premiers froids de l'hiver, l'enfant exposé aux engelures, voit ses mains prendre une couleur violette, symptôme avant-coureur de cette inflammation.

C. Qu'est-ce que le panaris, et combien en existe-t-il d'espèces ? Le panaris est une inflammation phlegmoneuse des doigts, plus douloureuse et plus grave que les autres inflammations du même genre. Ces différences du phlegmon des doigts, comparé à celui des autres parties, dépendent entièrement de la vive sensibilité dont ces organes jouissent, et de leur structure. On a dit avec raison, de cette structure, qu'elle étoit un véritable appareil de douleurs. Les doigts sont principalement formés par des os, le long desquels descendent de très-gros nerfs, si on les compare au volume de la partie. Une très-petite quantité de tissu cellulaire unit ces os et ces nerfs aux parties ligamenteuses et tendineuses, ainsi qu'à la peau très-peu extensible qui les recouvre. Tout est d'une texture tellement serrée, qu'il est impossible que le gonflement ne rencontre pas de puissans obstacles. Voici de quelle influence ces causes anatomiques jouissent sur la marche de la maladie, la gravité de ses symptômes, et le choix de sa méthode curative.

Cette influence est si grande, qu'en vain la nature du panaris est essentiellement phlegmoneuse ; son traitement diffère beaucoup de celui du phlegmon.

Un coup, mais surtout une piqûre, donnent naissance au panaris. Selon l'intensité de sa cause, l'inflammation se borne à la peau, et attaque à peine une petite portion du tissu cellulaire sou-jacent ; d'autres fois, elle s'étend jusqu'à l'os, en atteint le périoste, quoiqu'elle attaque rarement la substance osseuse. Les auteurs ont néanmoins distingué une espèce de panaris, dans laquelle les phalanges deviennent le foyer de l'inflammation ; mais il suffit de lire avec attention les cas qu'on en rapporte, pour se convaincre de l'erreur qu'on a commise relativement à la nature de la maladie. Ces panaris scrophuleux, qui débutent par le gonflement de la substance osseuse, diffèrent totalement des panaris véritables, presque toujours produits par une cause interne ; ils appartiennent plutôt à l'exostose qu'au panaris.

Nous ne reconnoissons, avec Dionis, qu'une seule espèce de cette maladie ; cependant l'Académie de Chirurgie en admet quatre ; Heister, trois ; Astruc et Camper, seulement deux ; tandis que Gouey en reconnoît cinq, et que François Imbert, dans son Traité des Tumeurs, en porte le nombre jusqu'à huit. Tous ont regardé les divers degrés d'intensité de l'inflammation, comme en établissant autant d'espèces, principe de nosologie évidemment absurde. En effet, que l'inflammation se borne à la peau, ou s'étende jusqu'à l'os, c'est toujours la même maladie, à divers degrés, mais conservant le même caractère.

Le panaris commence par l'irritation du tissu cellulaire sous-cutané. Quelle que soit la cause de cette irritation, la partie s'enflamme, devient rouge, tuméfiée, douloureuse, les collatérales des doigts présentent de fortes pulsations, et le malade sent d'autant plus aisément les battemens du pouls dans les capillaires de la tumeur, que les nerfs voisins de l'engorgement, ou même compris dans la masse cellulaire engorgée, sont affectés mécaniquement par ces alternatives de condensation et de dilatation, par ces mouvemens de systole et de diastole que présente la partie phlegmoneuse. Cependant, l'inflammation s'étend à toutes les parties qui entrent dans la structure du doigt ; les tendons seuls y résistent ; simplement contigus aux autres parties, l'inflammation ne s'y propage point, et lors même qu'elle pourroit leur être transmise, la vie y est trop peu active pour que le mouvement inflammatoire s'y établisse ; lorsque la totalité du doigt est ainsi entreprise, la tension de la peau est extrême, les douleurs atroces. Astruc a inventé, pour exprimer leur barbarie, le terme barbare de douleurs *pertérébrantes*. La violente compression que les nerfs essuient de la part des parties tuméfiées, explique leur vivacité. La moindre augmentation de volume dans le tissu cellulaire sous-cutané, tend à pousser en dehors la peau qui cède difficilement ; les nerfs sont comprimés entre l'os qui résiste et les tégumens que les parties tuméfiées en écartent avec peine, les souffrances sont intolérables, l'irritation se propage le long de ces cordes nerveuses, et l'engorgement s'étend bientôt à tout le membre.

La douleur dans le panaris, déjà si cruelle par elle-même, est plus redoutable encore par ses effets ; la fièvre et l'agitation sont extrêmes, l'insomnie est bientôt accompagnée des convulsions et du délire. Celui-ci peut être porté jusqu'à la fureur : tel étoit le cas de ce meunier, qui exigea de sa femme qu'elle lui abattît le doigt d'un coup de hache.

Le gonflement gagne rapidement la paume de la main, l'avant-bras, le bras, puis l'épaule, et peut même s'étendre jusqu'aux parties latérales de la poitrine; d'énormes suppurations en sont la suite. A l'ouverture de ces abcès, on trouve de grands amas de pus dans les interstices des muscles, qui sont comme disséqués par la destruction du tissu cellulaire. La gangrène, enfin, peut s'établir, s'étendre comme l'inflammation, et faire périr le malade.

Tous ces accidens si terribles dérivent de la compression des nerfs du toucher. Les effets de cette compression se font ressentir dans le trajet de ces nerfs, et non pas suivant celui des tendons, comme le pensoient encore Fabre et Lafaye. C'est aussi l'irritation nerveuse qui détermine la formation de ces abcès dans lesquels le pus fuse trop souvent de la main jusqu'au coude; enfin, la fièvre, l'insomnie, le délire, dépendent également de la pression mécanique des nerfs et de l'étranglement.

Le panaris peut devenir mortel, par la seule violence des douleurs, par l'abondante suppuration et la gangrène qui en sont quelquefois la suite. Lorsqu'il n'a point une issue aussi funeste, il peut déterminer l'exfoliation des tendons du doigt malade, entraîner par conséquent son immobilité. Quel remède employer contre un mal qui tue ou mutile ceux qu'il atteint, et, dans les cas les plus favorables, leur fait endurer les douleurs les plus cruelles? Si le panaris ne reconnoissoit pas une cause externe accidentelle, ou une disposition intérieure, qu'il est également impossible de prévoir, c'est à le prévenir qu'il faudroit attacher tous ses soins. Lorsqu'en effet il est une fois développé, malgré l'emploi des moyens les plus efficaces, il poursuit son cours, et continue ses ravages. Enfin, comme il sera dit, parmi les remèdes les plus convenables, il en est dont l'application n'est pas sans danger.

S'il est impossible de prévenir le panaris, puisqu'on ne peut le prévoir, il faut au moins l'attaquer aussitôt qu'il se déclare, l'étouffer s'il se peut dès son origine, et, lorsqu'on échoue dans cette tentative, faire avorter l'inflammation déjà développée, par l'emploi de certains moyens perturbateurs, tels que l'incision ou les caustiques.

On détruit le mal dans son principe, en détruisant la douleur qui manifeste sa naissance. Dans l'invasion de la maladie, c'est-à-dire, au moment où la sensibilité augmentée, la rougeur du doigt, annoncent que le gonflement inflammatoire va s'en emparer, on doit y appliquer les stupéfians. Ils sont de plusieurs sortes, et l'opium est le plus efficace : le doigt, ou même la main étant plongée dans un bain opiacé, ou bien entourée de compresses imbibées d'une forte dissolution d'opium gommeux, j'ai vu la douleur se dissiper comme par enchantement, l'inflammation mourir, en quelque manière, avant de naître, surtout lorsqu'on ajoutoit à ce moyen principal, les saignées indispensables dans tous les cas où le sujet est jeune, pléthorique et vigoureux. Après ce moyen éminemment prophylactique, viennent les fomentations faites avec l'eau végéto-minérale, mais surtout l'application prolongée des réfrigérans, de la glace pilée, ou de l'eau très-froide. Ces moyens, disois-je dans un Mémoire sur les fractures de la rotule (1), n'agissent pas en faisant rentrer dans le torrent de la circulation les humeurs que l'irritation appelle, comme on l'enseigne, et comme pourroit le faire croire le nom de répercussifs par lequel on prétend indiquer leur vertu. Lorsqu'on trempe dans un bain de glace une partie qui vient d'être soumise à l'action d'une cause irritante, n'y éprouve-t-on point un sentiment de torpeur? la sensibilité vive, au moment de l'immersion, ne diminue-t-elle pas bientôt, ne paroît-elle pas même suspendue? En éteignant pour un instant cette propriété vitale, ou au moins en la diminuant beaucoup dans la partie irritée, c'est contre la cause même du mal, et non contre ses effets, que le moyen paroît agir. Pour que l'immersion dans l'eau froide, ou l'application de la glace pilée, procure quelque avantage, il faut prolonger le refroidissement durant plusieurs heures, en ayant la précaution de renouveler l'eau à mesure qu'elle s'échauffe, et la glace en même temps qu'elle fond, soit par le contact de l'air, soit par

(1) Mémoires de la Société médicale d'Émulation, Tome III.

celui de la partie malade. On ne court aucun risque d'appliquer ces remèdes prophylactiques à la totalité de la main, quoiqu'un seul doigt soit ordinairement atteint de panaris (1).

Lorsque les moyens préservatifs ont été infructueux, et que, malgré les applications, la tumeur se développe avec chaleur, rougeur, tension considérable de la peau, et douleurs d'autant plus vives que le gonflement est poussé plus loin, on ne doit pas respecter le travail de la nature et la livrer à elle-même, mais, suivant au contraire une méthode perturbatrice, déranger la marche de la maladie pour abréger sa durée. On y parvient en incisant ou en cautérisant le panaris, avant qu'il y ait aucun signe de suppuration. C'étoit donc avec raison que nous avions avancé, au commencement de cet article, que la thérapeutique du panaris différoit presque entièrement de celle des autres tumeurs phlegmoneuses.

En incisant ou en cautérisant celle-ci, on se propose le même but que dans le débridement des plaies d'armes à feu, ou dans l'opération de la hernie; faire cesser l'étranglement qui résulte de la

---

(1) Il est assez rare que le panaris attaque en même temps plusieurs doigts. Heister cite l'exemple d'un soldat de Magdebourg, dont tous les doigts étoient à la fois entrepris. Mais comme cet auteur n'entre dans aucun détail, il pourroit bien se faire que ces prétendus panaris fussent des gonflemens scrophuleux ou des engelures. Le fait n'auroit plus rien alors d'extraordinaire.

disproportion établie par l'état inflammatoire, entre le volume du doigt et son enveloppe cutanée. La préférence à accorder aux caustiques sur l'instrument tranchant, a partagé l'Académie de Chirurgie vers les derniers temps de son existence. L'incision procure un plus prompt soulagement. Lorsque la tension des parties est extrême, les douleurs intolérables, on incise profondément jusqu'à l'os, si l'incision est pratiquée au-devant de la première phalange. En incisant sur les côtés du doigt, on évite la lésion de la gaîne ligamenteuse des tendons fléchisseurs, lorsque la situation du mal exigeroit qu'on incisât au-devant des premières ou des secondes phalanges. Le sang qui coule des parties divisées, dégorge d'autant la partie, et cette évacuation contribue à modérer la violence des symptômes inflammatoires.

Lorsqu'on adopte le caustique, proposé par Foubert, et préféré par Fabre et autres praticiens non moins recommandables, c'est sur la pulpe du doigt, au-devant de la première phalange, qu'on doit l'appliquer, soit à la surface même de la peau enflammée, soit dans le fond d'une petite incision préliminairement pratiquée.

En l'appliquant ainsi, on n'a pas à craindre que l'activité de la pierre à cautère s'étende jusqu'à la gaîne tendineuse, puisqu'elle abandonne, dans cet endroit, les tendons fléchisseurs, qui, vers leur insertion à la face antérieure de la troisième phalange, ne sont environnés que par du tissu cellulaire graisseux. On s'étonnera peut-être de toutes ces précautions contre la lésion de la gaîne des tendons ; plusieurs auteurs donnent le précepte formel de l'ouvrir ; d'autres veulent qu'on coupe le tendon lui-même, l'accusant faussement d'être le sujet de la douleur, et la cause d'une maladie à laquelle il est loin de participer. Toutes les fois que la gaîne sera ouverte et le tendon mis à nu, la perte du mouvement des doigts en sera la suite inévitable. Le tendon, en contact avec l'air, s'exfolie, et le malade reste estropié.

La gaîne ligamenteuse, au moyen de laquelle les tendons des fléchisseurs sont retenus contre les phalanges, admet une certaine quantité de tissu cellulaire dans l'interstice de ses fibres ; une membrane synoviale en recouvre l'intérieur ; elle est susceptible de l'inflammation, qui n'attaque jamais les tendons, à raison de la sécheresse et de la compacité de leur tissu. C'est sans doute l'affection de la gaîne qu'ont entendue les pathologistes qui ont assigné pour siége, à l'une des espèces du panaris, l'intervalle qui existe entre cette gaîne et les tendons des fléchisseurs, sans faire attention que, la mettre entre des surfaces contiguës, c'étoit la placer dans les espaces imaginaires.

Lorsque le pus se fait jour à travers les fibres de la gaîne des tendons, il remplit la coulisse, passe le long de la corde tendineuse, et peut se propager jusqu'à l'avant-bras. Ce cas est un des plus fâcheux; il exige l'ouverture de la gaîne, celle des abcès qui ont pu se former, soit dans la paume de la main, soit à l'avant-bras : l'exfoliation des tendons, l'ankylose et l'immobilité du doigt malade en sont le résultat inévitable. Cela doit engager à ne point attendre l'établissement de la suppuration, à l'éventer, en quelque manière, en incisant ou en cautérisant la tumeur avant qu'elle soit complètement développée. La nature nous met sur la voie de la véritable méthode curative du panaris, lorsque la peau, tendue outre mesure, se rompt avant que le pus soit formé.

La tumeur incisée ou cautérisée, il faut couvrir la partie de cataplasmes émolliens et anodins; faire prendre quelques gouttes de laudanum, si la violence de la douleur n'est pas suffisamment amortie, et continuer ces applications émollientes et sédatives jusqu'à la disparition complète du gonflement inflammatoire. On ne voit pas sur quel fondement raisonnable s'appuient les praticiens qui pansent le panaris avec des substances irritantes et maturatives, telles que le baume d'Arcœus, l'onguent de la mère, celui de styrax, le modificatif d'ache, les digestifs ordinaires, animés avec les teintures d'aloës et de myrrhe. L'irritation est extrême, il faut la calmer, et ces irritations l'augmentent. Paré conseille la thériaque à l'intérieur, et le cataplasme fait avec la ciguë et la mandragore. Barbette propose celui de jusquiame. Une bouillie faite avec la mie de pain et la fleur de safran, à laquelle on ajoute quelques gouttes d'extrait d'opium, nous semble le topique le plus convenable : on en remplit un petit sachet, dans lequel on tient le doigt renfermé.

La diète, les saignées, les boissons rafraîchissantes, les clystères soir et matin, sont indiqués contre la fièvre aiguë dont le panaris s'accompagne. On doit ouvrir avec prudence les abcès qui se forment à l'avant-bras ou dans la paume de la main. Les vives douleurs que les malades ressentent dans cette partie, dépendent de la pression que les nerfs éprouvent de la part du tissu cellulaire enflammé, qui ne peut soulever l'aponévrose palmaire trop résistante. Le nerf médian, comprimé au-dessous du ligament annulaire antérieur du poignet, est le siége des plus cruelles souffrances. On ne doit cependant point inciser ce ligament, comme Garangeot en donne le précepte, en s'appuyant de la pratique d'Arnaud; l'exfoliation, le déplacement des tendons fléchisseurs des doigts, et par conséquent la mutilation de la main, en seroient la suite. Une incision pratiquée au-dessus, et une autre au-dessous du poignet, donnent facilement issue au pus renfermé sous son ligament annulaire, etc.

Ces panaris, dans lesquels l'inflammation se propage à la main, à l'avant-bras, et même à toute l'étendue du membre supérieur, sont presque toujours mortels, lorsqu'une disposition intérieure s'y joignant, une fièvre bilieuse ou putride se développe et vient ajouter une complication dangereuse à un mal très-grave par lui-même.

Les orteils, semblables aux doigts par leur structure, sont, comme eux, susceptibles de panaris; mais jamais cette inflammation n'y sévit avec le même degré de violence, et n'entraîne des conséquences aussi funestes. La sensibilité y est moindre, le danger est aussi moins grand.

Le panaris qui survient autour de la racine de l'ongle, a reçu le nom de tourniole. Il est le plus souvent borné à la face dorsale des doigts; il est moins douloureux. Cependant il entraîne la chute de l'ongle, lorsqu'on néglige de l'inciser de bonne heure.

D. Malgré l'analogie de la peau et des membranes muqueuses, le tissu de la première présente rarement ces excroissances fongueuses, appelées polypes. La portion amincie par laquelle est tapissé le conduit auditif externe, en offre quelquefois; mais la structure de cette partie de la peau ne laisse pas de différer de celle des tégumens du reste du corps. Partout ailleurs la végétation du tissu cutané produit seulement de petites excroissances, connues sous le nom de verrues. La peau des mains en est fréquemment le siége. Les unes ont un pédicule, les autres en sont dépourvues. Il en est dont la surface est lisse, celle des autres est inégale et raboteuse, comme l'extérieur d'une mûre ou d'une fraise. Ces verrues se distinguent des poireaux vénériens, parce que l'épiderme les recouvre. Elles naissent dans le tissu même du derme. Leur nature dermoïde est prouvée par le sang qui en découle, et par la douleur qui se fait sentir quand on en fait la section. Si, comme on le prétend, elles étoient entièrement formées par l'épiderme, cette section ne causeroit ni saignement ni douleur. Les personnes qui apportent, en venant au monde, des verrues au visage, au cou, au nez, aux paupières, ne pensent point à les détruire.

Cette destruction ne seroit indiquée qu'aux cas où elles causeroient de la difformité, et gêneroient les fonctions des parties. Voici quelle est la manière de l'opérer : l'excision de la verrue avec la pointe d'un bistouri seroit le moyen le plus sûr; mais la crainte qu'il inspire aux malades, oblige de préférer les caustiques. On portera donc la pierre infernale à plusieurs reprises, jusqu'à ce qu'elle ait pénétré dans le tissu de la peau, et détruit jusqu'aux racines de la petite tumeur. L'acide nitrique, l'eau régale, le muriate d'antimoine liquide, opéreroient une destruction plus prompte, et seroient préférables, si la surface de la verrue étoit inégale et sillonnée. On devroit alors l'entourer d'un emplâtre de diachylon gommé, percé d'un trou, dans lequel on feroit passer la verrue; sans cela, l'action du caustique pourroit s'étendre à la peau environnante. On useroit de la même précaution, si l'on employoit la pierre à cautère.

Lorsque ces caustiques ont brûlé la verrue, on leur substitue un emplâtre suppuratif, afin de hâter la chute de l'escare, et la guérison de la petite plaie qui en est la suite.

La verrue doit être consumée en une seule fois, ou par un petit nombre d'applications. Les caustiques trop réitérés pourroient la faire dégénérer en carcinome. On en a maint exemple.

E. L'épiderme des mains s'épaissit, devient dur et calleux, par l'exercice des travaux mécaniques, sans qu'il en résulte d'autre inconvénient qu'une diminution sensible dans la délicatesse du toucher. Cependant ce durcissement de l'épiderme s'étend à la peau ; elle devient également plus dense, moins extensible : cela augmente le danger des panaris chez les ouvriers et les gens du peuple, qui, par le genre de leurs occupations, sont les plus exposés à cette maladie.

Les frottemens trop rudes et trop répétés peuvent encore occasioner des gerçures à la peau des mains et des doigts. Un jardinier vient de m'en offrir l'exemple : la peau des paumes des mains est sillonnée par des déchirures profondes ; l'épiderme est épais et très-dur. J'ai conseillé le repos, les bains dans l'eau de son et la décoction des têtes de pavots, pour ramollir les parties, et calmer les cuissons ; puis j'ai fait oindre chaque jour les gerçures avec une pommade où entroient, à parties égales, l'onguent rosat, celui de Rhasis, et la pulpe de concombres.

F. On a lieu d'être surpris du silence de quelques auteurs modernes touchant une incommodité qui se présente assez familièrement dans la pratique, et qui se trouve décrite dans les œuvres chirurgicales de Fabrice d'Aquapendente. On la connoît sous le nom *d'ongle entré dans la chair*. Les gros orteils en sont le siége. Voici comment elle arrive. Une personne a l'habitude de porter des chaussures étroites, et de couper en rond l'ongle du gros orteil; alors les chairs collatérales, et surtout celles qui se trouvent à la partie interne de l'ongle, sont rabattues sur lui, et tendent à le recouvrir, tandis que son bord interne s'enfonce dans leur épaisseur, les entame, et détermine une suppuration opiniâtre, avec douleur et gonflement de tout le pied, lorsque le malade se livre à quelque exercice fatigant. Desault a trouvé la véritable méthode curative de cette maladie. Avant lui on se contentoit de réprimer, par les cathérétiques, comme l'alun calciné, la pierre infernale, etc. les chairs exubérantes; on amincissoit l'ongle, et même on l'arrachoit; mais le nouvel ongle reproduisoit bientôt la même infirmité.

Desault imagina d'engager, sous le bord de l'ongle entrant dans les chairs, une lame de fer blanc qui, recourbée au côté interne et au-dessous du gros orteil, comprimoit les chairs, et les rabattoit, en quelque sorte, à leur niveau. Cette lame, fixée au moyen d'une compresse et d'une bande roulée, étoit bien plus propre à relever l'ongle, et affaisser les chairs, que les petits bourdonnets de charpie que Fabrice d'Aquapendente employoit au même usage. On renouvelle au bout de trois jours le premier appareil. Les pansemens deviennent chaque jour moins douloureux, à mesure que les chairs s'affaissent et que l'ongle les surmonte en grandissant. Enfin, la cure est achevée lorsqu'il les déborde complètement. Ceci ne s'obtient guère que par un traitement continué pendant deux mois au moins. J'ai eu trois occasions de mettre ce traitement en usage. Une lame de plomb ne peut être substituée à celle de fer blanc, au moins dès les premiers temps de la cure ; le plomb, faute de consistance, se recourbe, et ne s'engage qu'avec beaucoup de difficulté au-dessous de l'ongle; on peut tout au plus se servir de ce métal plus flexible, vers la fin de la maladie. L'opération requise pour la guérison de l'ongle entré dans la chair, est nécessairement très-douloureuse, et la récidive est immanquable si les malades reprennent l'usage des chaussures étroites, et surtout l'habitude d'arrondir le bord libre de l'ongle. On peut établir comme maxime, que les ongles des orteils doivent être coupés droit ou carrément, tandis que ceux des mains veulent être arrondis. C'est la seule manière de prévenir l'infirmité dont il est question dans cet article.

ORDRE DEUXIÈME.

MALADIES DES NERFS.

Ces conducteurs, chargés de transmettre au cerveau les impressions sensitives, et de porter aux muscles soumis à l'empire de la volonté, le principe qui détermine leur action, peuvent être comprimés, désorganisés ou divisés de manière qu'ils deviennent incapables de remplir leurs fonctions. Or, comme les mêmes nerfs sont à la fois agens de la sensibilité et de la contractilité, ces lésions nuisent en même temps aux sensations et aux mouvemens; nous ne traiterons dans cet ordre que des lésions des nerfs considérés comme organes du sentiment. Elles se partagent en deux genres : le premier comprend les lésions mécaniques ; le second embrasse les diverses altérations de la sensibilité nerveuse.

GENRE PREMIER.

LÉSIONS MÉCANIQUES DES NERFS.

Dans toutes ces lésions, la continuité de la corde nerveuse est détruite. En effet, la compression, la contusion extrême et la division entière des nerfs, entraînent toutes également l'interception du fluide nerveux dans le nerf qui les éprouve.

A. La compression des nerfs, lorsqu'elle n'est point brusque, mais graduée, nuit à l'exercice de leurs fonctions, sans désorganiser de prime abord leur substance. On conçoit en effet qu'un nerf placé au voisinage d'un anévrisme, ou d'une exostose, d'abord gêné par la présence de la tumeur, est de plus en plus comprimé à mesure qu'elle se développe, de manière que la sensibilité, d'abord engourdie dans les parties où il va se rendre, finit par s'éteindre. Des douleurs toujours croissantes annoncent cette compression graduelle. Lorsqu'elle arrive à son dernier terme, le tissu du nerf s'altère et se désorganise.

La guérison de la maladie est le seul moyen de faire cesser ces douleurs et cette paralysie du sentiment, dépendantes de la compression des nerfs, par une tumeur placée dans le voisinage.

B. Une compression brusque et violente contond et déchire la substance des nerfs, rompt leurs filamens délicats, et cause aussitôt l'insensibilité des parties placées au-dessous de cette lésion organique. Dans tout abaissement subit de l'épaule, les nerfs du plexus brachial sont exposés à être comprimés entre la clavicule fortement abaissée, et les parties latérales et supérieures du thorax; aussi a-t-on vu l'engourdissement, la stupeur momentanée, et même la paralysie complète de l'extrémité supérieure, résulter de cet abaissement, selon le degré de contusion qu'avoient éprouvé les nerfs. Galien rapporte un cas de cette espèce, moins remarquable par lui-même, car l'observation le reproduit fréquemment, que par la méprise grossière des médecins d'abord consultés. Comme la main étoit insensible, et le membre entier plongé dans la torpeur, ils appliquèrent sans fruit des topiques stimulans sur le lieu affecté. Galien vit bientôt qu'il falloit les placer sur l'endroit même où la cause du mal avoit exercé son action. Il les transporta à l'épaule, et réveilla les nerfs de leur engourdissement. Il saisit cette occasion de blâmer les médecins de son temps, qui, semblables à plusieurs de ceux d'aujourd'hui, négligeoient trop l'étude de l'anatomie.

Un jeune homme s'endort assis contre une table, sur le bord de laquelle il s'appuie. Sa tête reposoit sur son bras droit; le côté externe de ce membre portoit sur le bord du meuble, précisément vers l'endroit où le nerf radial se contourne sur le bord externe de l'humérus. La pression qu'éprouva ce nerf, qui n'est guère, dans cet endroit, recouvert que par la peau, fut portée au point d'en altérer la substance; l'insensibilité d'une portion des tégumens, la paralysie des muscles de la partie postérieure de l'avant-bras, en furent la suite. Heureusement, la désorganisation n'étoit pas complète, et des frictions irritantes pratiquées sur le trajet du nerf dissipèrent ces accidens.

La compression du nerf médian par l'aide chargé de suspendre le cours du sang pendant une opération faite sur l'avant-bras, a donné lieu à l'engourdissement du membre. La sensibilité ne s'est rétablie qu'au bout de quarante-huit heures.

Dans certains déplacemens de nos parties, les nerfs se trouvent exposés à des contusions, à des tiraillemens qui peuvent les désorganiser. Le nerf circonflexe, pour se porter au deltoïde, se contourne autour du col de l'humérus, et forme au-dessous de son articulation une anse sur la concavité de laquelle l'os appuie, lorsqu'il s'échappe de la cavité glénoïde de l'omoplate. Il en est à cet égard de l'humérus comme de la mâchoire : lorsque les condyles de ce dernier os sortent des cavités des temporaux, ils entraînent le nerf massetérin, petit rameau de la troisième branche de la cinquième paire, qui passe devant l'articulation de la mâchoire, pour se porter au masseter. Or, l'on a vu le deltoïde paralysé à la suite de certaines luxations du bras en bas, dans lesquelles le tiraillement du nerf circonflexe avoit été porté au point d'en désorganiser la substance, et si pareille chose n'arrive à la suite des luxations de la mâchoire, on en est redevable à la multiplicité des filets nerveux que reçoit le masseter, tandis que le deltoïde est exclusivement animé par le nerf circonflexe.

La compression circulaire qu'exercent les ligatures, peut altérer le tissu des nerfs, et même en produire la désorganisation. Aussi, faut-il, dans toutes les opérations chirurgicales, éviter soigneusement de comprendre ces organes dans les ligatures dont on entoure les artères. Il n'est pas toujours facile de les éviter. Mais, par des voies qui nous sont inconnues, et d'une manière qu'il est assez difficile d'expliquer, la nature rend sans danger les ligatures des plus gros troncs. C'est ainsi que le médian a été lié dans l'opération de l'anévrisme, sans que la main, d'abord engourdie, perdît la faculté du toucher. J'ai vu aussi le pied immobile, à la suite de la ligature du nerf sciatique poplité interne, recouvrer peu à peu ses mouvemens. Les ligatures se seroient-elles relâchées, sans avoir désorganisé les nerfs qu'elles embrassoient? La constriction étoit-elle légère? ou bien, enfin, les anastomoses nerveuses ont-elles, en ces cas, l'utilité qu'apportent les anastomoses artérielles, après l'oblitération de l'artère principale d'un membre?

C. La section, ou division complète d'un nerf, entraîne sur-le-champ la perte du sentiment et du mouvement volontaire dans la partie à laquelle il va se rendre; et si cette partie ne reçoit des filets d'aucun autre nerf, sa paralysie est complète. Le cerveau ne peut plus en recevoir des impressions perceptibles, la volonté devient incapable d'en régler les mouvemens, la vie ne s'y manifeste plus que par l'exercice de la sensibilité et de la contractilité générales, absolument indispensables à l'existence des corps organisés, et par lesquelles leur nutrition s'accomplit.

Cette paralysie, produite par la section entière d'un nerf, est incurable, qu'il y ait ou non perte de substance. Dans le premier cas, la régénération est impossible; dans le second, la réunion qui s'opère à la faveur du tissu cellulaire ne rétablit point la continuité des canalicules nerveux, en lesquels chaque fibre consiste. Le pronostic des plaies dans lesquelles un gros nerf a été coupé, seroit moins fâcheux si l'on pouvoit ajouter quelque croyance aux physiologistes qui prétendent avoir vu des nerfs se reproduire. Mais, malgré la foi que leur accordent ceux qui, sans avoir réfléchi à la possibilité d'un fait aussi incroyable, l'admettent et s'en servent dans leurs raisonnemens, il est sans exemple que le tissu nerveux se soit reproduit. Lorsqu'un nerf est coupé sur l'homme, ou sur un animal pourvu de ces organes, les deux bouts séparés, loin de s'écarter, restent en contact, anticipent même l'un sur l'autre, si on les tire dans le même sens. Cette facilité avec laquelle on les rapproche tient à la foiblesse de leur contractilité; peu de tissus en jouissent à un degré moindre. L'extrémité du nerf coupé offre un léger renflement. La surface de la section présente la pulpe nerveuse sortant comme par expression des petits canaux où elle étoit renfermée. A mesure que la plaie suppure, le tissu cellulaire qui environne le nerf se développe; celui qui unit ses fibres végète, et il s'établit une intersection celluleuse, à la faveur de laquelle la continuité est en apparence rétablie. Mais cette substance celluleuse est absolument imperméable au fluide nerveux, et diffère bien plus des nerfs, que le nouvel os dans la nécrose ne diffère de l'os primitif par sa forme et par sa structure.

Comment l'opinion que les nerfs peuvent se reproduire s'est-elle établie, et jouit-elle d'une certaine faveur? C'est que, ni les auteurs de cette opinion étrange, ni ses sectateurs, n'ont fait ni répété les expériences dont ils l'appuient. Les sciences, qu'on nous pardonne cette comparaison, ont leurs gobe-mouches comme la politique; telles gens sont à l'affût des nouveautés, et reçoivent sans examen tout ce qui vient d'Allemagne, d'Italie ou d'Angleterre. La chose est absurde; n'importe: leur foi robuste admet jusqu'à l'impossible; c'est une des découvertes qui promettent les résultats les plus féconds et les plus lumineux. Partisans aveugles du système très-philosophique de la perfectibilité indéfinie, ils se félicitent d'être nés dans ce siècle de perfectionnemens et de découvertes, ne s'apercevant pas que rien n'est plus nuisible à l'avancement réel de la science que de semblables rêveries. Je ne vois pas ce que celui qui croit à la reproduction des nerfs pourroit objecter, sans inconséquence, si l'on affirmoit que la jambe a repoussé sur un individu auquel on avoit pratiqué l'amputation de la cuisse. C'est bien en telle matière que l'érudition la plus vaste vaut moins qu'une saine critique.

La Physiologie nous apprend que les seuls végétaux, et les animaux dont l'organisation est la plus simple, tels que les polypes et les vers, jouissent de la faculté de réparer leurs pertes par la reproduction des parties qu'on leur enlève. C'est à cette propriété qu'est due leur multiplication par boutures. Elle devient de plus en plus limitée, à mesure qu'on s'élève dans l'échelle des êtres, et qu'on arrive à ceux dont l'organisation est plus compliquée; de sorte que chez l'homme, si l'on en excepte les parties épidermoïques, les solides complétement séparés ne sont jamais reproduits. Cependant le tissu cellulaire, l'une des parties les plus simples de l'organisation humaine, présente, non point une reproduction véritable, mais un simple développement, lorsque l'inflammation s'en empare, et que des boutons charnus s'y forment; c'est même à la végétation de ce tissu, par lequel les filets nerveux sont unis, qu'est due la réunion des nerfs coupés. Comment des nerfs, organes d'une structure si délicate, et tellement composée, que tous les êtres dont l'organisation est la plus simple en sont dépourvus; comment, dis-je, des nerfs pourroient-ils se former, pour ainsi dire, complètement et de toutes pièces? Les tissus morbides forment des substances presque homogènes, ou dans lesquelles la confusion des parties est telle, qu'une puissance aveugle semble avoir présidé à leur arrangement. Dupe moi-même de ces prétendues régénérations de nerfs, j'ai répété sans succès les expériences d'Aigthon. La réflexion a peu tardé à m'apprendre que j'aurois dû prévoir ce résultat.

Lors donc qu'un gros nerf est coupé, le pronostic sera fâcheux. On doit annoncer la paralysie des parties auxquelles il va se rendre, si ces organes ne reçoivent pas des filets d'un autre tronc. Telles seroient les plaies de la partie externe et inférieure du bras, dans lesquelles l'instrument ayant pénétré jusqu'à l'os, le nerf radial se trouve coupé. Les muscles postérieurs de l'avant-bras étant exclusivement animés par sa branche postérieure, leur paralysie et la flexion constante de la main sont la suite inévitable de la blessure.

La section imparfaite ou la piqûre des nerfs est bien plus grave que leur division totale; nous ne répéterons pas à ce propos ce qui a déjà été dit au chapitre des piqûres.

GENRE DEUXIÈME.

LÉSIONS ORGANIQUES DES NERFS.

Les nerfs considérés comme conducteurs du sentiment, sont à la vérité susceptibles de lésions organiques : des tubercules peuvent se former spontanément dans leur tissu, et j'en ai trouvé par centaines, sur le cadavre d'un individu, dont j'ai présenté à la Faculté de Médecine le nerf sciatique tout chargé et comme farci de tubercules ovoïdes de la grosseur d'une noisette : les nerfs sont susceptibles de la dégénération cancéreuse, ils peuvent contracter des indurations, etc.; mais nous sommes encore trop peu avancés dans la connoissance des maladies organiques pour pouvoir reconnoître ces sortes de lésions, quand elles intéressent les nerfs, autrement que par l'ouverture des cadavres; par conséquent on peut dire, que les maladies organiques des nerfs appartiennent plutôt à l'anatomie pathologique qu'à la science des maladies. C'est pourquoi nous passons de suite à l'histoire des lésions vitales, dont les cordes nerveuses peuvent devenir le siége.

GENRE TROISIÈME.

LÉSIONS DE LA SENSIBILITÉ NERVEUSE.

La douleur, ce symptôme commun à presque toutes les maladies, présente au pathologiste deux caractères généraux et distinctifs. Tantôt née de l'irritation qu'elle entretient et qu'elle augmente, elle entraîne après soi l'abord plus considérable des humeurs vers la partie irritée, et détermine une fluxion ; c'est la douleur inflammatoire; elle diminue par l'emploi des remèdes propres à modérer l'inflammation, tandis que les calmans opiacés ne font souvent que l'accroître en portant plus loin l'état inflammatoire.

Il est des douleurs d'un tout autre caractère qui n'entraînent point le gonflement des parties douloureuses ; une souffrance plus ou moins vive en est le principal, et presque l'unique symptôme; elles ont leur siége dans les nerfs, ou même dans les masses centrales de l'appareil sensitif, comme le cerveau lui-même, et la moelle de l'épine : ce sont de simples névroses. Elles ne produisent dans la partie affectée aucun changement immédiat. Les nosologistes du dernier siècle les désignoient par l'expression commune et bien vague de douleurs, *dolores*. (Sauvage, classe 7. Linnée, 4e classe). Ils les confondoient avec celles que produisent le rhumatisme, la goutte, les convulsions, ou plutôt avec ces maladies elles-mêmes. L'un de nos collègues, M. le professeur Chaussier, en les désignant par le nom plus précis de Névralgies, lequel indique à la fois le siége et le caractère de la douleur, a singulièrement éclairé ce point encore obscur de la nosologie.

Les douleurs nerveuses ou névralgies, quelles que soient leurs causes, sont bien reconnoissables aux symptômes suivans. La douleur est vive, déchirante, avec élancemens ; elle occupe un tronc ou une branche de nerfs dont elle parcourt rapidement tous les rameaux, dessinant en quelque sorte leur distribution anatomique. Ces douleurs cessent et reviennent par accès, tantôt irréguliers et d'autres fois périodiques ; elles n'entraînent aucun changement sensible de la partie affectée, quelquefois néanmoins la chaleur y est augmentée, les artères semblent y battre avec plus de force, et lorsque la durée de la maladie se prolonge, elle finit par occasioner l'amaigrissement et même l'atrophie de la partie affectée. Ces douleurs peuvent dépendre du principe rhumatismal, arthritique, siphilitique, et il faut d'abord en rechercher soigneusement la cause pour en établir le traitement convenable. Une nomenclature méthodique et complète des névralgies devroit comprendre la céphalalgie dont la céphalée et l'hémicranie ou migraine, peuvent être regardées comme des variétés, la rachialgie caractérisée par des douleurs, dans la moelle de l'épine, l'otalgie, l'odontalgie, la cardialgie, la colique, dont l'iléus et le miséréré ne sont que des variétés, l'hystéralgie, etc. etc.; mais l'usage attribue la connoissance du plus grand nombre de ces maladies à la pathologie interne. Sous le rapport du traitement elles rentrent cependant dans le domaine de la chirurgie, car elle possède le moyen curatif le plus efficace dans toutes les douleurs nerveuses, quel que soit d'ailleurs le siège qu'elles occupent et la cause d'où elles peuvent dépendre. Il ne sera question dans ce chapitre que de sept espèces de névralgies dont l'existence est bien établie par des observations. Ce sont, 1°. la névralgie sus-orbitaire, c'est l'ophthalmodinie de Plenk; 2°. la névralgie sous-orbitaire, c'est le *tic douloureux* des muscles de la face, si bien décrit par plusieurs auteurs; 3°. la névralgie maxillaire qui se confond avec l'odontalgie; 4°. la névralgie iléo-péronière ou sciatique (*ischias nervosa postica*, Cotunni), parce que c'est suivant le trajet du grand nerf de ce nom, que la douleur se propage le long de la partie externe du membre inférieur, depuis la hanche jusqu'à la malléole externe; 5°. la névralgie iléo-fémorale, laquelle a son siége à la partie antérieure de la cuisse et de la jambe; 6°. la névralgie iléo-scrotale, qui a son siége selon le trajet des nerfs spermatiques; et 7°. enfin, la névralgie plantaire, dont je rapporterai un exemple bien remarquable.

La névralgie cubito-digitale, douleur qu'on éprouve toutes les fois que le nerf cubital se trouve accidentellement pressé dans son passage entre l'olécrane et le condyle interne de l'humérus, ne mérite point d'être classée parmi les maladies.

A. La névralgie frontale ou sus-orbitaire, comme toutes les douleurs de cette espèce, est ordinairement intermittente; ses accès périodiques durent quelques heures, se répètent régulièrement chaque jour, ou surviennent irrégulièrement à de plus longs intervalles. La douleur a ce caractère commun à toutes les névralgies, de se faire principalement sentir dans le rameau frontal de l'ophthalmique, et de se propager le long de ses branches, dont elle suit exactement le trajet. Les élancemens sont vifs et rapides, la sensation brûlante; les artères voisines battent avec force, les veines sont gonflées, les muscles entrent quelquefois en convulsions. C'est dans ces cas que l'on observe presque toujours le clignotement des paupières. La saignée de la veine frontale, si le malade est fort et vigoureux, des applications émollientes et narcotiques au front, des bains de pieds, enfin, la section du nerf frontal, vers sa sortie du trou sourcilier, lorsque la douleur résiste aux autres moyens; tels sont les remèdes à opposer à la névralgie sus-orbitaire. Si le malade est extrêmement sensible, les bains et les calmans sont indiqués. Le kina pourroit être essayé dans les intervalles des accès: je crois qu'il auroit ici la même efficacité que dans les autres affections intermittentes.

Le fait suivant autorise cette conjecture. Un enfant scrophuleux, atteint d'ophthalmie périodique, fut reçu à l'hôpital de la barrière de Sèvres; l'inflammation de la conjonctive revenoit et disparoissoit tous les deux jours. Les vésicatoires et le séton avoient été inutilement employés; la poudre de kina, donnée à la dose de trois ou quatre gros, comme dans une fièvre intermittente, supprima les accès, et guérit cette ophthalmie, aussi rebelle que son espèce est rare.

B. Les affections douloureuses de la face ont été décrites sous les noms de tic douloureux du visage ou de mal de Fothergill, parce que ce médecin en a donné une bonne description dans le cinquième volume des *Medical Observations and Inquiries*, pour l'année 1776 : il l'a nommée fièvre ou rhumatisme fixé au visage.

Plusieurs exemples en sont rapportés dans le Mémoire des docteurs Andry et Thouret, sur le magnétisme. La douleur, principalement fixée sur le nerf sous-orbitaire, s'étend néanmoins à l'œil, aux diverses parties de la joue, à la lèvre supérieure; ses élancemens sont rapides, et se font sentir le long des filets nerveux : la sensation d'une chaleur brûlante les accompagne, et les mouvemens convulsifs des muscles du visage ne tardent pas à s'y joindre.

Les applications calmantes et opiacées, celle d'une plaque aimantée sur la joue malade, les antispasmodiques à l'intérieur, des saignées ou des exutoires et des purgations répétées, suivant que le sujet est jeune et vigoureux, ou que l'on soupçonne un virus répercuté d'être la cause de la maladie, tels sont les remèdes qu'il faut employer dans son traitement. S'il échoue, et si le malade, en proie aux souffrances les plus insupportables, désire guérir à tout prix, on peut tenter la section du nerf sous-orbitaire, immédiatement à l'endroit où il sort de l'ouverture ainsi nommée. Louis pratiqua cette opération avec succès, sur un prieur des Prémontrés (1).

C'étoit au plus fort des querelles qui partageoient alors les chirurgiens et les médecins de la capitale. L'auteur d'une thèse médico-chirurgicale, soutenue à la Faculté de Médecine de Paris (2), éleva des doutes sur la réussite de cette opération; il prétendit qu'on avoit été obligé de répéter cinq fois la section du nerf, et avança que le malade ne devoit sa guérison qu'à l'usage des eaux thermales de Plombières.

On trouve, dans la même Dissertation, l'histoire de deux autres malades, sur lesquels un autre chirurgien de Paris pratiqua sans succès la section, puis la cautérisation des nerfs sus et sous-orbitaires, des rameaux malaires de la portion dure de la septième paire, et du nerf mentonnier, à l'endroit où il sort de la mâchoire inférieure.

---

(1) N° 36, de la Gazette salutaire, 1766.
(2) *Utrùm in pertinacibus capitis et faciei doloribus aliquid prodesse possit, sectio ramorum nervi quinti paris? Proponebat Viellart*, 1768, *conclusio negativa.*

Les anastomoses, ou communications des nerfs de la face, sont tellement multipliées, qu'il faudroit couper leurs nombreux filets, pour faire cesser la douleur. Or, il est impossible d'attaquer plusieurs des rameaux de la portion dure de la septième paire, le rameau buccal du maxillaire inférieur de la cinquième, divers rameaux de l'ophthalmique. D'ailleurs, la section des muscles, des nerfs et des vaisseaux, est assez dangereuse, pour qu'il soit téméraire de l'entreprendre avec aussi peu de probabilité de succès, et ceci s'applique à toutes les névralgies faciales, sans exception. Dans toutes ces névralgies aussi, l'application d'un bouton de feu, ou cautère inhérent, sur le nerf, siége principal de la douleur, est préférable à tout autre procédé. Cette application faite sur l'endroit où les nerfs sourciliers, sous-orbitaires et maxillaires sortent des os pour se répandre sur le front, la joue et le menton, réussit toujours à détruire la douleur, ou du moins à la rendre supportable. Dans ces cas, comme dans toutes les cautérisations, il faut avoir soin d'employer le cautère rougi à blanc, et d'en prolonger suffisamment l'action. Il n'y a aucun risque à brûler toute l'épaisseur de la peau et des graisses qui la doublent.

C. L'odontalgie dépend souvent de l'inflammation catarrhale de la membrane qui tapisse la cavité intérieure du corps de la dent. Les auteurs n'ont point fait assez d'attention à la nature muqueuse de cette membrane, à la facilité avec laquelle tout changement brusque de température produit son inflammation, de même qu'elle détermine presque toujours celle des membranes de la même espèce, au passage rapide du chaud au froid, qu'éprouvent les dents dans les fonctions masticatoires, alternatives de température auxquelles aucune partie du corps n'est autant exposée, ou qu'aucune, au moins, n'éprouve, et si souvent et si vivement; enfin, au nombre considérable des vaisseaux et des nerfs qui viennent se terminer à cette membrane, et la font jouir de la sensibilité la plus vive. Le siége de l'odontalgie est presque toujours aux dents molaires, parce que leur cavité intérieure est la plus vaste, et que la membrane muqueuse y a plus d'étendue.

La douleur se propage suivant le trajet des nerfs alvéolaires; les parties qui reçoivent leurs filets nerveux des mêmes sources, sont irritées sympathiquement; elles se gonflent, et de là naissent ces fluxions où la joue grossit, se déforme, devient rouge, tendue et douloureuse. Des cataplasmes émolliens et anodins diminuent la tension et le gonflement inflammatoires; des pilules de cynoglosse ou d'opium doivent être appliquées sur la dent elle-même, pour calmer la douleur; on en remplit les petites cavités que creuse quelquefois la carie sur le corps de la dent.

Lorsque l'odontalgie paroît dépendre de la carie, qu'après avoir détruit l'émail et l'os, elle ouvre la cavité de la dent et met les nerfs à nu; l'extraction de l'os malade est le meilleur remède. Si la crainte de faire arracher la dent retient le malade, bientôt la fluxion se répète, et l'oblige à s'y déterminer. L'aimant a aussi été heureusement appliqué dans les odontalgies nerveuses et périodiques.

D. La sciatique, appelée par le professeur Chaussier, névralgie iléo-péronière, est une maladie connue et décrite par les plus anciens auteurs. Elle consiste en une douleur plus ou moins forte, quelquefois continue, mais plus souvent intermittente, ressentie suivant le trajet du grand nerf sciatique et de ses branches. Cette douleur suit trop exactement la direction du grand nerf sciatique et de ses principales divisions, pour qu'il soit possible d'en placer le siège ailleurs que dans ces nerfs eux-mêmes.

Les douleurs sciatiques reconnoissent les mêmes causes que le rhumatisme; le refroidissement des membres inférieurs, la suppression de la transpiration, y donnent lieu le plus fréquemment. Plusieurs soldats de la garde de Paris en ont été atteints, après avoir été exercés à manœuvrer, soutenus par des scaphandres au milieu de la Seine, durant l'été de 1804. Les fatigues du bivouac, les campemens dans des lieux humides, en un mot, toutes les variations si fréquentes dans la température, auxquelles les militaires sont exposés, rendent cette maladie très-commune aux armées. Dans les campagnes et dans les villes, elle survient ordinairement aux personnes qui couchent dans des lieux bas et humides, aux bateliers, aux blanchisseuses, à tous les ouvriers que leur profession oblige à travailler les jambes dans l'eau, même au milieu des froids les plus rigoureux. L'action du mercure, principalement celle du muriate mercuriel oxigéné, y a quelquefois donné lieu, et j'ai constamment observé que rien n'est plus rebelle que ces sciatiques à la fois vénériennes et mercurielles, quand elles sont invétérées.

Comme toutes les affections rhumatismales, la sciatique est sujette à se montrer aux premiers froids de l'automne; elle disparoît aussi aux premières chaleurs du printemps.

Les douleurs commencent ordinairement en haut, elles se font sentir dans la partie supérieure du nerf sciatique; bientôt elles se propagent à toute la longueur de ce nerf, et s'étendent même jusqu'à la malléole externe, en suivant le trajet du nerf sciatique poplité interne.

Cotunni, auquel nous devons une excellente Dissertation sur cette maladie, a trouvé, sur quelques individus qui y avoient été sujets pendant leur vie, le nerf sciatique infiltré de sérosité. Il regarde cette humeur comme la cause matérielle de la sciatique, dont il attribue les douleurs, soit à la compression mécanique, soit à l'irritation particulière qu'exerce sur les filets nerveux le liquide infiltré.

Quoi qu'il en soit de cette idée, l'art doit de prompts secours aux malades tourmentés par des douleurs cruelles, que le moindre mouvement augmente. Les bains chauds répétés chaque jour, l'usage intérieur des tisanes sudorifiques, telles que l'infusion de sureau, celle de chardon-béni, des boissons antimoniées et diaphorétiques, doivent être d'abord prescrites. On y joint des frictions sèches le long de la partie externe de la cuisse et de la jambe, depuis la hanche jusqu'au talon. On les fait avec une flanelle chaude, imprégnée de vapeurs de genièvre et d'encens. L'eau-de-vie camphrée, la teinture de cantharides, seront également employées en frictions. Pour en tirer tout l'avantage qu'on peut en attendre, il faut exposer le malade à une forte chaleur, et le frotter avec ces liqueurs jusqu'à ce que la rougeur de la peau et la cuisson qu'il éprouve, indiquent une irritation suffisante.

Lorsqu'enfin tous ces remèdes ont échoué, que les purgatifs répétés chaque jour ont été administrés sans fruit, il faut appliquer un vésicatoire sur le trajet du nerf malade. Mais dans quel endroit doit-on faire cette application? Cotunni pense que la partie supérieure et externe de la jambe est ce lieu d'élection ; qu'il est toujours préférable d'appliquer le vésicatoire sur l'endroit où le nerf est le plus immédiatement sous la peau, que dans celui où la douleur est la plus vive. L'expérience prouve, en effet, que les vésicatoires placés sur la tête du péroné, au-dessous de laquelle se contourne le nerf sciatique poplité externe, qui se trouve immédiatement sous la peau, sont les plus efficaces. Il n'est pas, dans l'économie, de nerf d'un égal volume aussi superficiellement placé.

C'est donc là que doit être posé le premier vésicatoire. Quelquefois, au bout de vingt-quatre heures, les douleurs de la sciatique s'apaisent. Plus souvent cette amélioration se fait attendre, et les souffrances ne deviennent moindres qu'au moment où la suppuration du vésicatoire est bien établie. Si la douleur, détruite dans l'endroit où le vésicatoire a été mis, subsiste dans le reste du nerf, et même se fait sentir avec plus de violence, il faut la poursuivre avec le même moyen, et, s'il est besoin, appliquer successivement des vésicatoires sur tout le trajet du nerf sciatique. C'est en insistant de cette manière que je parvins à guérir une douleur de cette espèce chez un Provençal, auquel j'appliquai cinq vésicatoires en diverses fois.

L'application répétée des vésicatoires sur le même point douloureux, en appelant les humeurs de ce côté, a quelquefois déterminé la formation d'un abcès profond et considérable. Un soldat de la garde de Paris vient de m'en offrir un exemple. Ce militaire, revenu d'Espagne, où il a été traité d'une sciatique, par l'application réitérée des vésicatoires sur la hanche, a vu toute cette partie s'engorger et former une tumeur énorme et dure. Évacué des hôpitaux de Vittoria sur la France, pendant le voyage, la tumeur s'est amollie graduellement. Revenu à Paris, j'ai fait l'ouverture de ce dépôt énorme, d'où se sont écoulées plusieurs pintes de pus.

Lorsque la sciatique résiste à ce genre d'irritation, on doit faire de nouvelles recherches sur ses causes. Alors on découvre sa nature vénérienne, mercurielle, scorbutique, etc., et on la combat par les remèdes appropriés à ces divers maux. Rien n'est plus opiniâtre que ces douleurs sciatiques invétérées, dépendantes à la fois d'une multitude de causes. Un officier fut atteint d'une sciatique violente, à la suite de cette campagne mémorable où la Hollande fut conquise. Des attaques se sont répétées à diverses reprises; mais, depuis la fin de 1803, les douleurs sont continues, ou n'offrent que des rémissions de courte durée. J'ai épuisé sur lui toutes les ressources de la thérapeutique. Désespéré de l'inefficacité des remèdes, il s'est livré à toute espèce de bonnes femmes et de charlatans. Bains, calmans, frictions irritantes, vésicatoires, fumigations, sudorifiques, traitement mercuriel, tout a échoué. La cuisse et la jambe sont aujourd'hui amaigries et presque atrophiées; les douleurs se réveillent fréquemment; les bains, les relâchans et l'opium les rendent supportables. Enfin, il est un dernier moyen dans le cautère actuel, et dans le moxa, trop négligés par les chirurgiens ou rejetés par des malades timides. Je vais rapporter deux exemples de leur efficacité dans le traitement des névralgies appelées par le professeur Chaussier, fémoro-poplitée et iléo-scrotale.

E. Un militaire éprouvoit de vives douleurs à la partie antérieure de la cuisse droite; elles se propageoient dans la direction des nerfs cruraux, et dessinoient en quelque façon le trajet de leurs rameaux nombreux répandus au-devant de la cuisse; elles revenoient par intervalles, et laissoient après elles un sentiment de froid et d'engourdissement dans tout le membre. Bains chauds, frictions irritantes, d'abord avec la flanelle, puis avec un liniment ammoniacal, puis enfin, avec la teinture de cantharides; bains chauds répétés, bains d'étuves, usage habituel des sudorifiques comme une infusion de fleurs de sureau et de bourrache aiguisée par quelques gouttes d'ammoniaque, application de vésicatoires, tout fut employé sans succès. Deux moxas, à l'application desquels le malade consentit enfin, vaincu par l'intensité et l'opiniâtreté des douleurs, les firent cesser dans le jour même où il s'y décida.

F. L'un de mes élèves, M. le docteur B***, tourmenté par des douleurs avec tiraillemens dans la partie inférieure du cordon et de l'épididyme du côté gauche, après une foule d'essais infructueux, parvint d'abord à soulager ses douleurs par des applications répétées de glace pilée, et ne réussit à les détruire tout-à-fait, que par l'application successive de trois moxas. Ce praticien estimable a consigné cette observation dans la

Bibliothèque médicale, cahier de décembre 1813.

G. Les douleurs plantaires ne sont ni moins vives ni moins rebelles, comme le prouve l'observation suivante. Un militaire avoit passé au bivouac une partie de cet hiver où l'armée française conquit la Hollande. Presque toujours campé dans les marais ou sur les canaux glacés et devenus des routes solides dans cette saison rigoureuse, il fut atteint de douleurs sciatiques, mais foibles et irrégulières. Chaque année, à la même époque, ces douleurs ont reparu, leur intensité augmentant par degrés. Elles se fixèrent à la plante des pieds, en 1799 : le malade étoit alors en Italie. Elles se manifestèrent de nouveau en 1803 et en 1804, mais alors tellement intenses, que le malade ne pouvoit point du tout se soutenir sur ses pieds, et gardoit forcément le lit.

Les bains, les calmans, les vésicatoires, les synapismes, les sudorifiques, la liqueur de Vanswiéten, ont été tour à tour employés. Les douleurs revenant sans cesse, j'imaginai de chauffer fortement les plantes des pieds, en les approchant d'un brasier ardent, et en y retenant le malade jusqu'à ce que la chaleur lui devînt insupportable. Les douleurs furent à un tel point allégées par ce dernier moyen, répété plusieurs fois, que le malade put dès-lors marcher et se livrer à ses occupations. On pouvoit le regarder comme tout-à-fait guéri lorsque je l'ai perdu de vue. Trois ans après, j'ai revu le même individu ; il avoit cru pouvoir reprendre du service, et fait les dernières campagnes de Pologne. Les douleurs assoupies se réveillèrent à la suite de quelques nuits passées au bivouac, sur un terrain fangeux, et l'obligèrent bientôt à abandonner de nouveau la carrière militaire : désespéré de ce contre-temps, et prêt à tout souffrir pour se délivrer d'une douleur aussi atroce, il me proposa de lui chauffer la plante des pieds avec une pelle à foyer rougie à blanc. Je me contentai de faire, avec un cautère en roseau, deux brûlures profondes à la plante du pied, au-devant du talon vis-à-vis le nerf plantaire interne. Les douleurs habituelles cédèrent, et au moment même de la brûlure, le malade ne les sentit plus. L'escare, résultat de la cautérisation, mit trois semaines à se détacher ; profonde de plusieurs lignes, elle pénétroit jusqu'au voisinage du nerf, siége principal des douleurs.

On ne sauroit trop vanter les bons effets des irritans locaux, et spécialement du cautère actuel et du moxa dans tous les cas de névralgies. Ce sont sans contredit, en ces cas, les plus efficaces de tous les moyens de la médecine. Dans toute douleur nerveuse rebelle, le chirurgien doit se rappeler que la douleur ne guérit que par la douleur, et faire sentir aux malades combien une douleur vive et momentanée est préférable à des douleurs qui ne sont guère moins cruelles et qui n'ont aucun terme. Des céphalées opiniâtres ont cédé à l'application d'un bouton de feu sur le siége principal de la douleur. Le même moyen, appliqué au creux de l'estomac, a fait cesser, comme par enchantement, une cardialgie accompagnée de vomissemens continuels; il n'est presque point de douleur sciatique qui résiste à l'application du moxa sur le trajet même du nerf. Tout doit donc engager le chirurgien à s'élever au-dessus des considérations timides qui retiennent trop souvent les médecins, et à tout employer pour vaincre la répugnance des malades. Plusieurs médecins et chirurgiens célèbres, parmi les modernes, se sont efforcés de rappeler leurs contemporains à l'usage du feu, ce moyen héroïque, et si éminemment efficace entre les mains des anciens. A leur tête on doit placer Marc-Aurèle Severin, médecin de Naples, qui se livroit à la pratique des opérations chirurgicales; son ouvrage, *de Efficaci Medicinâ, libri tres, quâ herculeâ quasi manu, cuncta mala proteruntur*, justifioit parfaitement son titre, et devoit corriger les chirurgiens du dix-septième siècle, de leur timide pusillanimité (1). Dans le cours du siècle suivant, plusieurs chirurgiens ont tenté de rendre plus fréquent l'u-

---

(1) Marc-Aurèle Severin exerçoit à la fois la médecine et la chirurgie à Naples. Voici en quels termes Haller parle, dans sa Bibliothèque chirurgicale, Tome I, p. 320, de cet auteur justement célèbre : « Verum sub ipsa hæc tempora » (1652) exstitit medicus qui Neapoli medicinam utramque » faciebat, idem incisor, vir animosus et ardens, qui fer- » rum et ignem ex antiquâ Græciâ in patriam reduxit ».

sage du cautère actuel et du moxa. Pouteau a publié en faveur de ce dernier moyen, des observations que chaque jour multiplie. Notre respectable collègue, M. le professeur Percy, dans sa Pyrotechnie chirurgicale, se montre le partisan non moins ardent qu'éclairé de l'emploi du feu dans un grand nombre de maladies, où son usage commençoit à tomber en désuétude.

Le témoignage unanime des meilleurs praticiens de nos jours, s'accorde pour reconnoître l'excellence du feu dans le traitement des douleurs nerveuses ou névralgies; et c'est surtout à l'égard de ce genre de maladies, que l'aphorisme du père de la médecine, qui reconnoît la supériorité du feu sur tous les autres moyens thérapeutiques, est d'une vérité rigoureuse et incontestable.

ORDRE TROISIÈME.

AFFECTIONS DU CENTRE SENSITIF.

GENRE PREMIER.

LÉSIONS PHYSIQUES.

Commotions du cerveau et de la moelle de l'épine.

A. Toutes les parties du corps peuvent être ébranlées par un choc plus ou moins considérable, mais toutes n'éprouvent point de cet ébranlement des suites également funestes. Celles dont la structure est la plus délicate, en reçoivent les plus grands dommages ; il ne faut donc pas être surpris si plusieurs auteurs se sont bornés à exposer les effets de la commotion relativement au cerveau et à la moelle épinière.

D'autres organes sont susceptibles d'éprouver, pour cette cause, des lésions plus ou moins profondes ; le foie, comme nous le dirons bientôt, n'y est guère moins exposé que la masse cérébrale ; les nerfs et les muscles eux-mêmes tombent dans l'engourdissement et la stupeur, après tout ébranlement violent. C'est ainsi que la commotion qu'entraîne le choc d'une balle, ou de tout autre corps lancé par l'explosion du salpêtre, jette dans l'étonnement la partie qui l'éprouve, y suspend momentanément, ou détruit tout-à-fait la sensibilité et la contractilité, interrompt par conséquent le cours des liquides, occasione fréquemment la gangrène, et fait courir aux malades les plus grands dangers. Mais il ne faut rien moins que l'action d'un corps contondant, poussé avec une extrême vélocité, pour donner lieu à des ébranlemens aussi nuisibles ; les secousses ordinaires, auxquelles nos membres sont exposés, ne causent qu'une torpeur passagère ; ce sentiment se borne à la partie frappée, et s'étend rarement bien loin.

Il n'en est pas de même des commotions dont la moelle de l'épine et le cerveau sont susceptibles. Leurs effets peuvent déranger l'organisation de ces importans organes, et entraîner les conséquences les plus fâcheuses.

Le danger qui suit toute commotion du cerveau et de la moelle de l'épine, tient à la délicatesse de ces organes, à la dureté des parois du crâne et du canal des vertèbres, ainsi qu'à l'impossibilité dans laquelle sont ces cavités de s'agrandir ; ces causes, toutes trois anatomiques, agissent de la manière suivante.

La division physiologique des parties du corps en solides et fluides, manque d'exactitude. La nature n'établit pas de distinction aussi tranchée ; elle passe, par degrés imperceptibles, du solide au liquide : les organes mous, tels que le cerveau et la moelle de l'épine, peuvent être considérés comme une substance intermédiaire entre les uns et les autres. A l'instar des liquides, ces organes ont besoin, pour exister, d'être soutenus par leurs enveloppes (1). Ils se déforment, s'affaissent et se dissolvent, privés de cet appui. On conçoit aisément que des corps si peu consistans éprouvant une commotion intérieure par la moindre agitation, leurs molécules ébranlées iront heurter les parois de l'enceinte osseuse, seront repoussées par ces parois inflexibles, et ce choc sera doublement nuisible, par la collision directe, et par l'effet de répulsion qui la suit. D'un autre côté, la moelle de l'épine ne remplit pas le canal des vertèbres aussi exactement que le cerveau la cavité du crâne; un tissu cellulaire très-lâche unit foiblement la moelle environnée de ses membranes, avec les parois du conduit osseux. L'espace est assez considérable pour que, dans toute secousse violente du tronc, la moelle soit agitée, et portée contre ces parois, qu'elle ne touche point immédiatement.

Les commotions de ces organes sont la suite d'une percussion directe, ou d'un coup sur une partie éloignée; c'est ainsi que, dans les chutes sur la plante des pieds, les genoux ou les fesses, le mouvement communiqué, qui se propage en s'affoiblissant, conserve quelquefois assez de force

---

(1) On définit les liquides, des corps dont les molécules ne conservent leur état d'aggrégation qu'au moyen d'une force étrangère ; la résistance des parois du vase, par exemple.

pour imprimer à la moelle de l'épine et au cerveau, des mouvemens préjudiciables. La nature a diminué autant qu'elle a pu les effets de ces ébranlemens; les articulations multipliées des os du tarse absorbent en quelque manière le mouvement et l'amortissent, lorsque la chute a lieu sur la pointe des pieds. C'est aussi sur cette partie que s'appuient les laquais, afin de recevoir de moindres secousses du mouvement des voitures. Lorsqu'on tombe sur la plante des pieds, le choc, immédiatement reçu par le talon, se transmet de suite à la jambe; le mouvement n'est point affoibli par les articulations des os du pied ; il ébranle violemment la machine, et peut alors, comme on en a de nombreux exemples, non-seulement produire des commotions au cerveau et dans d'autres viscères, mais encore fracturer le col du fémur. Les chutes sur les genoux et sur les fesses entraîneroient d'autant plus aisément ces conséquences funestes, que les jointures étant moins nombreuses entre l'endroit frappé et le cerveau, le mouvement éprouvera un moindre déchet.

Une chute sur le dos ou sur la tête produit une commotion directe; le choc qui n'est point affoibli est plus dangereux. Lorsqu'une personne a tombé d'une certaine hauteur sur la tête, sur le dos, sur le siége, sur les genoux, ou même sur la plante des pieds, cette dernière partie portant sur le sol dans toute sa longueur, et qu'au moment même de la chute elle a perdu connoissance, puis l'a peu à peu recouvrée, la commotion du cerveau est indubitable ; elle existe également, mais plus légère, lorsque le malade a été seulement étourdi de la chute, et a éprouvé la sensation des bluettes lumineuses. Une foule de degrés sépare cette foible commotion de celle où l'ébranlement est si fort, que la substance du cerveau en est à l'instant désorganisée, de sorte que l'individu ne peut être rappelé à la vie.

Les signes de la commotion du cerveau se tirent principalement de l'état comateux ; mais la compression de la masse cérébrale par un épanchement, peut également causer l'assoupissement léthargique. Comment distinguer si cet accident dépend de l'une ou de l'autre de ces deux lésions ?

Si le malade tombe assommé au moment même du coup, et reste plongé dans une léthargie profonde, ces accidens primitifs sont dus à la commotion. Au contraire, si l'état comateux ne se déclare qu'une ou deux heures après le coup, il doit être attribué à un épanchement.

L'ébranlement communiqué au cerveau dans la commotion, doit, comme tout mouvement communiqué, aller toujours en diminuant, et s'éteindre. Si, dans l'instant du coup, la secousse n'a point été assez forte pour produire des accidens graves, ces accidens ne se manifesteront point lorsque leur cause sera affoiblie ; voilà comment, lorsqu'il existe un intervalle entre le coup et les symptômes auxquels il a donné lieu, on peut distinguer la compression de la commotion cérébrale. Mais la distinction des accidens en primitifs et consécutifs, ne peut être établie lorsqu'il y a en même temps commotion et épanchement.

Supposons l'ébranlement assez fort pour déterminer la rupture des vaisseaux cérébraux, le malade tombe, à l'instant même du coup, dans l'assoupissement. Ce symptôme dure plus ou moins long-temps, se dissipe ou subsiste; mais un côté du corps se paralyse, le côté opposé tombe en convulsions; ce surcroît d'accidens suppose nécessairement une addition dans la cause. La compression produite par un épanchement, peut seule donner lieu à ces accidens consécutifs.

Un corps orbe, ou contondant, lancé avec force contre les parois du crâne, peut occasioner la commotion du cerveau, sans fracturer son enveloppe osseuse. L'ébranlement est même plus considérable lorsque les parois du crâne conservent leur intégrité, aucune quantité du mouvement n'étant employée à en produire la fracture. Le plus souvent néanmoins, la percussion directe du crâne occasione à la fois la commotion et la fracture; et, s'il est des commotions où les os conservent leur intégrité, il n'est pas de fracture qui ne soit accompagnée d'un ébranlement plus ou moins fort.

La commotion affaisse la substance délicate dont le cerveau est formé; la masse de ce viscère se réduit de manière à occuper un moindre espace, témoin ce criminel dont parle Litre dans ses Mémoires de l'Académie des Sciences, année 1705. L'ébranlement intérieur que la masse cérébrale éprouve, ébranlement auquel ses enveloppes participent, peut en occasioner l'inflammation et la suppuration, déterminer la rupture d'une plus ou moins grande quantité de leurs vaisseaux, et donner lieu à l'épanchement. Celui-ci se fait le plus souvent dans la substance même du cerveau, dans l'endroit diamétralement opposé à celui qui a reçu le coup. Quelquefois cependant, c'est dans ce lieu même que le sang s'extravase.

On parle d'un fou qui recouvra l'usage de sa raison, à la suite d'un coup à la tête, comme si le choc de la commotion avoit réparé les dérangemens organiques de la masse cérébrale. Mais, dans un bien plus grand nombre de cas, les blessés ont perdu le libre exercice de leurs facultés intellectuelles. La stupidité, l'idiotisme, la manie avec délire, ont été observés à la suite de commotions violentes, qui n'avoient cependant pas été assez fortes pour tuer subitement. Quelquefois le trouble des idées, l'oubli du passé, ne sont que des accidens passagers. Au bout d'un temps plus ou moins long, les malades recouvrent la mémoire et la jouissance des autres facultés ; enfin, la commotion du cerveau, par l'irritation qu'elle entraîne, peut occasioner l'inflammation de sa substance, celle de ses membranes, des abcès dans le cerveau et dans le foie.

La moelle de l'épine n'est guère moins sensible aux commotions que la masse cérébrale : aussi délicate, mal assujettie dans un canal osseux qu'elle remplit incomplètement, elle peut être désorganisée par un ébranlement trop considérable ; ses enveloppes membraneuses peuvent être déchirées et enflammées par la même cause. C'est ainsi que l'on voit la paralysie des membres inférieurs, du rectum et de la vessie, suivre une chute sur la colonne lombaire, la paralysie des membres supérieurs s'y joindre à la suite d'un coup violent porté sur la nuque, quoiqu'il n'y ait ni fracture, ni déplacement des vertèbres. La paralysie des parties qui reçoivent leurs nerfs de la moelle de l'épine, au-dessous de l'endroit où sa commotion a été la plus forte, est d'autant plus dangereuse, que la lésion a eu lieu dans un endroit plus élevé. Elle est mortelle, lorsqu'elle arrive vers le milieu de la colonne cervicale, parce qu'alors les muscles respiratoires sont privés de l'influence cérébrale, nécessaire à leurs contractions.

Après le cerveau et la moelle de l'épine, le foie est le plus exposé aux effets des commotions.

Il est très-ordinaire de le voir devenir malade à l'occasion d'une plaie à la tête. Dans quelques-unes de ces plaies, aucun signe n'en indique l'affection; dans d'autres cas, la tension, la résistance, l'état douloureux de l'hypocondre droit, les vomissemens bilieux, la font aisément reconnoître ; et, lorsque le malade succombe, l'ouverture du cadavre découvre, le plus souvent, un abcès dans la substance de ce viscère. Comment observer entre deux faits une liaison si constante, sans être tenté de remonter à sa cause? Aussi plusieurs auteurs se sont livrés à cette recherche, et ont proposé diverses explications.

Bertrandi, dans un Mémoire sur ce sujet, imprimé dans le troisième volume de l'Académie de Chirurgie, suppose qu'après toute commotion violente du cerveau, le sang afflue en plus grande abondance vers cet organe, et retourne en plus grande quantité par les veines jugulaires, en sorte que la cave supérieure en apporte au cœur une quantité plus considérable, et l'y verse avec plus de précipitation que dans l'état ordinaire : alors, dit-il, cette colonne de sang fait effort contre celui qui monte par la veine-cave inférieure, parce qu'il n'y a dans le confluent de ces deux veines ni sillon cartilagineux, ni isthme, ni tubercule, qu'Highmore, Vieussens et Lower ont décrits; il n'y a pas même le plus petit angle. Cette action du sang, apporté par la veine-cave descendante ou supérieure, contre celui de la veine-cave ascendante, repousse celui-ci, ou au moins ralentit son mouvement. Il reflue dans les veines hépatiques, lesquelles s'ouvrent dans la veine-cave ascendante, très-près du cœur : le reflux, ou même la simple stagnation de ce fluide, donne lieu à une inflammation qui se termine par gangrène ou par suppuration, et cette dernière terminaison est la plus ordinaire.

En réfutant cette théorie, Pouteau observe avec raison que rien ne prouve l'augmentation de la masse ni de la vitesse du sang qui descend par la veine-cave supérieure; et donnant du fait une explication absolument contraire, il établit que le coup reçu à la tête cause le refoulement du sang dans les artères qui se rendent au cerveau : ce refoulement se fait sentir de proche en proche, dans les carotides et les vertébrales. Or le sang, trouvant plus de résistance pour pénétrer dans les divisions de l'aorte ascendante, doit se porter en plus grande affluence dans l'aorte descendante : il fait alors irruption sur les parties inférieures; et comme le foie est celui des organes qui se présente le premier à ce choc, qu'il reçoit plus de sang qu'aucun autre, soit par la veine-porte, soit par l'artère hépatique, que sa substance est très-molle, ses petites veines s'engorgent, et de là naît l'inflammation, et la suppuration qui en est la suite.

Pour être directement opposée à l'hypothèse de Bertrandi, celle que Pouteau propose, et que David avoit adoptée, n'est pas plus satisfaisante. S'il nie gratuitement l'assertion d'un plus grand afflux du sang vers le cerveau, assertion que Bertrandi n'étaie d'aucune preuve, il suppose avec aussi peu de fondement le reflux du fluide, car il cite à l'appui les vertiges, les hémorragies nasales, le délire, et autres phénomènes qui, dépendant plutôt de l'abord plus rapide et plus abondant du sang vers le cerveau, que d'une diminution dans sa quantité ou dans sa vitesse, ne peuvent en prouver le refoulement. Il n'a donc fait que substituer à une hypothèse invraisemblable, une opinion aussi peu fondée. Il néglige une objection péremptoire, et cette objection, établie sur un fait anatomique, renverse toute l'hypothèse de Bertrandi.

Cet auteur affirme qu'au confluent des veines-caves dans l'oreillette droite, il n'existe pas même le plus petit angle; *ne quidem ipsarum venarum minimus angulus* : or, l'inspection anatomique démontre le contraire. L'on sait que les orifices de ces deux veines ne sont point directement opposés, que les colonnes de sang qu'elles apportent, se rencontrant sous un angle très-marqué, ne se heurtent point, et ne s'opposent pas un mutuel obstacle. L'orifice de la veine-cave supérieure est tourné en avant et en dehors; celui de l'inférieure regarde en arrière et en dedans : disposition dont l'utilité est surtout évidente chez le fœtus, où le sang artériel venu de la mère, apporté par la veine-cave inférieure, ne se mêle point à celui que la veine-cave supérieure verse dans l'oreillette droite, mais enfile directement le trou de Botal, et passe par-là dans l'oreillette gauche (1).

Desault, rejetant également les deux explications

---

(1) Nouveaux Élémens de Physiologie, Tome I, et Tome II de la sixième édition.

de Bertrandi et de Pouteau, se bornoit à reconnoître, « 1°. qu'il existe un rapport inconnu, mais
» réel, entre le cerveau et le foie, rapport plus
» spécial qu'entre les autres viscères; 2°. que par
» lui, l'affection du premier détermine presque tou-
» jours dans les fonctions du second, une altération
» démontrée, sur le cadavre, par les traces d'en-
» gorgement, d'inflammation, par les abcès qu'on
» y trouve; sur les vivans, par les nausées, les
» vomissemens bilieux, etc.

» Tous les praticiens ne conviennent pas égale-
» ment de cette connexion immédiate des deux
» viscères, et l'affection du foie ne leur paroît être,
» dans les plaies de tête, qu'un effet de la secousse
» générale; mais alors, pourquoi cet effet s'atta-
» che-t-il si spécialement à un organe? pourquoi
» les autres ne l'éprouvent-ils pas aussi? Cette ré-
» flexion simple lève toute difficulté : il paroît que
» le système nerveux est ici l'agent principal de
» communication sur laquelle la circulation n'in-
» flue qu'indirectement ».

Tel est l'exposé fidèle de la doctrine de Desault, tracé par Bichat dans le premier volume de ses Œuvres chirurgicales. J'ai rapporté textuellement et cité ses propres expressions, parce que la publication assez récente de cet ouvrage permet de le considérer comme le tableau de l'état actuel de la science relativement aux objets qui y sont traités.

La formation des abcès au foie dans les plaies de tête, nous paroît dépendre de la commotion générale à laquelle cet organe participe ; et si l'on réfléchit un moment au volume du foie, à sa pesanteur, à la manière dont il est fixé dans le lieu qu'il occupe, à la nature de son tissu parenchymateux, il ne sera pas difficile de découvrir *pourquoi cet effet s'attache si spécialement à cet organe, pourquoi les autres ne l'éprouvent pas également.*

Plus volumineux que les autres viscères, et surtout plus pesant qu'eux tous, il exerce sans cesse une traction considérable sur le diaphragme auquel il est attaché. L'adhérence cellulaire du foie avec ce muscle, est le principal moyen qui le fixe dans l'endroit où il est placé. Les viscères abdominaux le soutiennent et empêchent que son poids ne se fasse sentir au diaphragme d'une manière incommode. Lorsque l'estomac et les intestins sont vides, le tiraillement que le foie exerce sur le diaphragme, est tellement sensible, que plusieurs physiologistes n'ont pas balancé à le regarder comme la cause prochaine du sentiment de la faim, auquel il ne contribue cependant que d'une manière accessoire ou secondaire.

Ce poids énorme du foie, et le tiraillement qu'il exerce sur le diaphragme, deviennent incommodes et douloureux, lorsque la masse viscérale de l'abdomen est violemment agitée dans la course, le saut, ou tout autre exercice qui entraîne la même fatigue : et de là vient l'usage où sont les coureurs de profession, d'entourer le bas-ventre avec une ceinture large et fortement serrée ; constriction dans laquelle ils trouvent le double avantage d'empêcher le balottement des viscères abdominaux, et d'augmenter les forces musculaires.

Enveloppée d'une membrane extrêmement mince, et qui n'est pas distincte du péritoine, quoi qu'en aient dit quelques anatomistes subtils, la substance, ou le tissu parenchymateux du foie, n'est composée ni de fibres, ni de lames, mais de grains glanduleux unis ensemble par un tissu très-peu solide : aussi se déchire-t-il à l'occasion de la plus légère secousse, de la moindre violence, avec la plus grande facilité. De tous les organes, il est, après le cerveau, le plus exposé aux commotions, ou mieux, celui auquel ces ébranlemens sont le plus funestes ; et si la masse cérébrale en est aisément désorganisée à raison de sa mollesse extrême et de la dureté de son enveloppe, le foie, substance très-lourde, mal soutenue, et très-facile à se déchirer, participe aux mêmes désorganisations.

C'est donc dans la disposition et dans la structure anatomique de ce viscère qu'il falloit chercher l'explication du rapport qui existe entre ses affections et celles de l'organe encéphalique, au lieu d'en donner des raisons tout-à-fait hydrauliques, déduites d'un dérangement imaginaire dans la circulation, comme l'ont fait Bertrandi, Pouteau et David, ou bien l'attribuer à je ne sais quelle sympathie nerveuse, aussi peu satisfaisante que les causes occultes de l'ancienne physique. Comment un rapport aussi facile à saisir, échappa-t-il à la sagacité de David, lorsque, sous le nom de Bazile, il envoya au concours de l'Académie, un Mémoire sur les contre-coups dans les diverses parties du corps, ouvrage digne de la palme que des juges éclairés lui décernèrent ?

Joignons au raisonnement anatomique, les preuves tirées de l'expérience et de l'observation, et il ne restera aucun doute sur la véritable cause des abcès au foie, qui surviennent à l'occasion des plaies de tête.

Un couvreur tomba du haut d'un toit dans la rue, et fut apporté mourant à l'hôpital Saint-Louis. Le cerveau avoit éprouvé une commotion vive; l'hypocondre droit étoit douloureux. L'abdomen se tuméfia un peu avant la mort : elle arriva au bout de dix-huit heures. A l'ouverture du cadavre, nous trouvâmes le crâne fracturé, le cerveau contus. Un sang semblable à de la lie de vin, étoit épanché dans l'abdomen. Le foie étoit gercé dans divers points de ses surfaces concave et convexe : le sang couloit de ces déchirures, et celui dont le bas-ventre étoit rempli, provenoit évidemment de cette source. Tous les autres viscères de la poitrine et de l'abdomen étoient intacts. Les vaisseaux n'avoient éprouvé aucune lésion visible.

Le même accident arriva, il y a plusieurs années, à un maçon, qui fut transféré à l'hôpital de la Charité, un moment après sa chute. Les os du crâne étoient fracturés; le malade avoit perdu connoissance au moment du coup; il éprouvoit une douleur obtuse dans l'hypocondre droit, un épanchement assez peu considérable se forma dans l'abdomen : le malade mourut au bout de vingt-quatre heures. L'ouverture du cadavre fit voir une déchirure profonde dans le lobe droit du foie. Le cerveau n'étoit pas visiblement altéré, quoiqu'il eût éprouvé une commotion très-violente.

Les plaies de tête, produites par la percussion directe et immédiate du crâne, dans lesquelles la commotion est bornée au cerveau, et ne s'étend point aux autres viscères, ne sont pas compliquées d'abcès au foie; preuve évidente que c'est à l'ébranlement simultané du foie et du cerveau, qu'il faut attribuer la connexion qui existe entre leurs maladies. Les innombrables observations sur les plaies de tête prouvent cette assertion : à toutes celles que les ouvrages d'*Ambroise Paré*, de *Fabrice de Hilden*, de *J.-L. Petit*, de *Pott*, de *Désault*, les *Mémoires de l'Académie de Chirurgie*, etc. renferment, et qu'il seroit trop long de rappeler, je joindrai le fait suivant, d'une date récente.

Un soldat de la garde de Paris reçut un coup de bâton sur la tête en travaillant à établir l'ordre troublé par une rixe dans un lieu public. Le crâne fut fracturé dans la portion formée par le pariétal et le temporal, du côté gauche. Le cuir chevelu, déchiré, laissoit l'os à découvert, et permettoit de reconnoître l'existence d'une fêlure qui se propageoit vraisemblablement jusque vers la base du crâne, comme l'ouverture du cadavre le confirma. Transporté sur-le-champ dans son domicile particulier, il fut, au bout de quelques heures, en proie à tous les symptômes d'une fièvre ardente. La tête étant rasée, j'appliquai un cataplasme émollient sur la plaie; et, comme tout indiquoit un transport abondant du sang vers le cerveau, j'ouvris la saphène du côté gauche, et tirai en une seule fois à peu près quatre palettes de sang. L'étendue de la fracture contre-indiquant l'opération du trépan, je me contentai de prescrire une diète absolue, l'usage des boissons laxatives, l'eau de veau, où l'on faisoit dissoudre le tartre stibié à la dose d'un demi-grain par pinte : j'annonçai, au reste, que l'accident étoit mortel. La fièvre dura trois jours, avec quelques intervalles d'un calme peu durable; le délire s'y joignit, et le malade mourut.

L'ouverture du cadavre me fit voir une inflammation des membranes et de la surface du cerveau, du côté de la fracture. Quelques gouttes d'une sérosité sanguinolente étoient ramassées vers la base de l'hémisphère gauche. La fêlure se propageoit jusqu'au voisinage de l'*hiatus Fallopii* : la dureté de la portion pierreuse du temporal paroissoit en avoir borné l'étendue. Les autres cavités n'offroient la trace d'aucun désordre. Le foie, examiné avec le plus grand soin, ne présenta dans sa substance, ni à sa surface, aucune marque de phlogose, ni de suppuration.

En m'informant des circonstances de la blessure, j'appris que le coup avoit été porté dans une mêlée, et qu'on avoit soutenu, dans la chute, le malade perdant connoissance et renversé, de manière qu'il n'essuya qu'une commotion absolument locale. Je vis clairement alors pourquoi le désordre ne s'étoit pas étendu jusqu'au foie.

Ce viscère peut éprouver une contusion plus ou moins forte, lorsque la plaie de tête est la suite d'un coup porté sur cette partie, si le malade, assommé, tombe de sa hauteur sur des corps durs, comme le seroient des pierres : c'est ce qui rend si fréquente la complication dont nous établissons la véritable cause dans cet article. Les expériences suivantes complèteront cette démonstration.

L'amphithéâtre anatomique de l'hôpital Saint-Louis communique avec la salle des morts, au-dessus de laquelle il est placé, par un trou qui sert à monter les cadavres. J'imaginai d'expérimenter quels effets résultoient, par rapport aux viscères, des chutes à diverses hauteurs. Il falloit, pour cela, lâcher la corde de la poulie, à l'aide de laquelle on tire en haut les corps, lorsqu'ils seroient arrivés plus ou moins près du soupirail : cette ouverture est pratiquée à un plancher dont l'élévation est d'environ dix-huit pieds. Plus de quarante cadavres ont été précipités de cette hauteur, puis ouverts, pour juger des effets de la chute.

Ce seroit abuser de la patience du lecteur, que de transcrire le résultat détaillé de ces nombreuses ouvertures. Le cerveau et le foie ont toujours été plus ou moins meurtris; dans quelques cas, ce dernier offroit des déchirures assez profondes. Les corps les plus lourds éprouvoient, par une raison facile à concevoir, les lésions les plus graves. Des fractures de toute espèce, diverses luxations, ont été observées; mais qu'il suffise à notre objet de dire qu'aucun viscère, sans même en excepter le cerveau, n'a souffert davantage que le foie, de ces fortes commotions produites par la chute.

Il reste, je pense, bien prouvé que si des abcès se forment dans le foie à la suite des plaies de tête, c'est que ce viscère, par la manière dont il est assujetti, sa masse, sa pesanteur et la nature de sa substance, est de tous les organes celui qui souffre le plus de la commotion générale qu'éprouve la machine, soit dans l'instant même du coup, soit dans la chute qui en est la suite.

Cette explication, déduite de la disposition anatomique et de la structure de l'organe, est si naturelle, qu'on a lieu d'être surpris qu'elle ne se soit présentée à personne; aucun auteur, que je sache, ne l'a donnée jusqu'à ce jour, et je n'hésite pas à la proposer comme absolument nouvelle (1).

---

(1) Cette théorie touchant les causes de la simultanéité entre les affections du foie et les plaies de tête, publiée par moi, il y a plus de dix ans, dans le Journal de Médecine,

Pourquoi des symptômes gastriques viennent-ils si souvent troubler la marche des plaies d'armes à feu? Les fièvres bilieuses sont une complication tellement ordinaire de ces sortes de blessures, que tous les praticiens ont reconnu la nécessité des évacuans pour les prévenir. L'état saburral des premières voies en est moins la cause que la commotion ressentie par l'organe biliaire ; et de même que la stupeur, à la suite des coups de feu, dépend du vif ébranlement qu'ont éprouvé les nerfs et le cerveau, les symptômes gastriques sont produits par la lésion du foie, qui toujours a plus ou moins ressenti les effets de la secousse. La même chose a lieu dans une foule de circonstances, dans les fractures, à la suite d'un coup, d'une chute ; fréquemment la lésion de ce viscère est la cause de ces phénomènes gastriques, vulgairement attribués à l'état saburral des premières voies. Ce n'est pas que cet état n'existe dans bien des cas, mais alors le dérangement qu'éprouve l'organe sécréteur de la bile s'y joint et détermine la fièvre bilieuse.

Dans toute commotion du cerveau, trois indications se présentent à remplir : tirer le système nerveux de l'état d'engourdissement et de stupeur dans lequel l'ébranlement l'a plongé ; prévenir

---

et quelque temps après dans la première édition de cet ouvrage, est aujourd'hui (1814) presque généralement adoptée ; et ceux qui lui opposent encore quelques objections, en sentent eux-mêmes toute la foiblesse.

l'inflammation du cerveau et de ses membranes; s'opposer enfin aux accidens qui peuvent, en se développant du côté du foie, compliquer l'affection principale et l'aggraver. Trois sortes de remèdes, les stimulans, la saignée et les évacuans, se présentent pour satisfaire à cette triple indication.

La saignée n'est point ici d'une utilité aussi évidente; son application n'est pas aussi générale que l'ont pensé certains auteurs; le trouble et la foiblesse que l'ébranlement a produits peuvent même la rendre pernicieuse. Des symptômes gastriques et adynamiques se manifestent souvent à la suite de la première saignée. Il n'y faudra recourir que dans les cas où le sujet est jeune et pléthorique. La rougeur du visage et des yeux, la plénitude et la tension du pouls, en indiquent la nécessité. On la pratique à la jugulaire, si cette veine est naturellement gonflée; car, s'il falloit exercer sur elle une compression un peu forte, il vaudroit mieux préférer la saignée du bras, ou plutôt celle du pied. La saignée du cou offre l'avantage de dégorger plus directement le cerveau; on choisit la jugulaire du côté de la blessure. Il est indifférent en soi d'ouvrir au bras telle ou telle veine; et depuis que l'anatomie, plus cultivée, a appris que la céphalique n'avoit aucun rapport avec la tête, on n'attache plus un si grand prix à tirer le sang par cette voie.

Les saignées du pied sont, de toutes, les plus efficaces. La pâleur du visage, les syncopes, effets prompts et ordinaires de l'ouverture de la saphène, prouvent assez l'influence qu'ont ces saignées sur la circulation cérébrale. Il faudra donc préférer ces veines, malgré le danger imaginaire dont Bertrandi a cru leur ouverture suivie. Une, ou tout au plus deux saignées pratiquées dans les premières vingt-quatre heures, suffisent.

On y joint l'émétique en lavage, à la dose d'un grain par pinte, à moins que le malade, étant encore plongé dans la stupeur, eût besoin d'être réveillé par une plus forte dose : donné ainsi en lavage, l'émétique agit plutôt comme purgatif que comme vomitif. Son usage, continué durant plusieurs jours, entretient dans le tube intestinal une irritation continuelle, les fluides attirés ne se portent point au cerveau, où les appelleroit, sans cela, une irritation permanente. Les lavemens purgatifs doivent augmenter l'effet de ces évacuations continuées sans interruption, jusqu'à ce que tous les accidens dépendans de la commotion soient complètement dissipés. L'émétique agit à la fois comme évacuant et diaphorétique ; il favorise la transpiration, et remplace avec avantage les sudorifiques, tels que la poudre de Dower, tant vantée par Bromfield, dans les cas de cette espèce. En outre, l'émétique fait, par rapport au foie, l'office d'un dérivatif d'autant plus utile, que son action se passe plus près de ce viscère. Desault, vers la fin de sa vie, avoit tellement généralisé l'emploi du tartre stibié dans les plaies de tête, que non-seulement il ne pratiquoit plus l'opération du trépan, mais qu'encore il le préféroit à tout autre remède; il avoit abandonné jusqu'aux vésicatoires appliqués sur la tête, moyen dont il avoit long-temps fait usage.

Cette irritation du cuir chevelu est très-propre à produire une révulsion salutaire; la communication est si directe, et tellement intime entre les parties molles qui recouvrent le crâne, et les enveloppes du cerveau qui adhèrent à son intérieur, tant de filamens célluleux, vasculaires et nerveux l'établissent, que l'on peut appeler facilement l'irritation du dedans au-dehors, en stimulant les parties extérieures. Mais ces mêmes moyens de communication établissant une correspondance réciproque, peuvent transmettre aux méninges et au cerveau l'irritation exercée sur le péricrâne, aggraver le désordre intérieur, augmenter l'assoupissement, provoquer le délire. J'ai actuellement sous les yeux la preuve du danger qu'entraîne l'irritation trop forte du cuir chevelu. Un empirique a été autorisé à faire quelques essais d'un remède prétendu secret, et, selon lui, spécifique contre la teigne. Le sublimé paroît entrer à forte dose dans l'espèce de pâte dont il couvre la tête des malades. Plusieurs enfans ont été attaqués d'un érysipèle phlegmoneux de la tête et du visage. L'inflammation paroît s'être communiquée à la dure-mère, chez celui qui est le plus gravement affecté, l'assoupissement est profond; l'on a réussi, par les évacuans, à faire cesser cet état comateux.

Les vésicatoires devront être combinés avec la méthode évacuante, lorsque le malade n'est pas sorti de la stupeur dans laquelle la commotion l'a jeté. Si le pouls est petit, foible, l'insensibilité presque complète, le coma profond, il faut, après avoir rasé le cuir chevelu, le couvrir tout entier, du front à la nuque, et d'une tempe à l'autre, avec un large emplâtre vésicatoire, que l'on n'enlève qu'au bout de vingt-quatre heures. Quelquefois ses bons effets se font sentir peu de temps après son application. On voit les malades s'agiter, leur pouls s'élève, leur visage s'anime, ils reprennent connoissance, et semblent se réveiller d'un long sommeil. Pour que ce mieux se soutienne, il faut enlever l'épiderme détaché par le vésicatoire, mettre ainsi les houppes nerveuses à nu, et panser chaque jour l'ulcération avec la pommade épispastique, afin que l'irritation et l'écoulement subsistent jusqu'à la complète disparition des accidens.

Les effets de la commotion peuvent être lents et insensibles, les accidens consécutifs. Cela arrive toutes les fois qu'elle donne lieu à un épanchement, par la rupture des vaisseaux, ou bien à une inflammation de la masse cérébrale ou de ses membranes. L'observation suivante, tirée de J.-L. Petit, prouve quels accidens peuvent suivre une commotion légère, et quel long intervalle

peut séparer ici l'effet de sa cause. « Une botte
» de foin, jetée par la fenêtre d'un grenier, tomba
» sur la tête d'un jeune homme qui traversoit la
» cour; il est atterré et perd connoissance; on ne
» lui trouve ni plaie ni contusion. Deux ou trois
» saignées, tant du bras que du pied, le firent re-
» venir à lui, et produisirent un si bon effet, que
» le cinquième jour, le malade n'ayant aucun mal,
» se leva, et fut à son travail ordinaire. Trois
» mois après, il devint paresseux et dormeur, se
» levant fort tard, ne pouvant résister aux moin-
» dres exercices qui le faisoient suer extraordinai-
» rement; il avoit un pouls fréquent; il n'avoit
» point d'appétit. Ceux qui couchoient dans la
» même chambre, s'aperçurent qu'en dormant il
» s'agitoit beaucoup, qu'il avoit les yeux ouverts,
» et qu'il grinçoit les dents. Le médecin de la
» maison, à qui on le fit voir, sans lui rien dire de
» la botte de foin, trouvant des symptômes qui
» cadroient assez avec ceux de l'affection vermi-
» neuse, le traita en conséquence, mais sans fruit.
» Le jeune homme mourut dans les convulsions,
» sans avoir rendu aucun ver. Je l'ouvris, et je
» trouvai dans le milieu de la substance médullaire
» d'un des côtés du cerveau, un verre de sang
» pouri et très-fétide (1) ».

Dans ces épanchemens intérieurs, résultats de la
commotion, ni les signes qui indiquent l'existence

---

(1) Œuvres chirurgicales, Tome I.

de cet épanchement ne sont assez positifs, ni son siége précis assez sûr, pour qu'on puisse recourir à l'opération du trépan. La méthode évacuante est la seule qui doive être mise en usage. Elle convient également dans la paralysie des parties inférieures, produite par la commotion de la moelle épinière. Dans ce cas, on y joint utilement des frictions faites le long de la colonne vertébrale avec la teinture de cantharides, l'alkali volatil, ou toute autre liqueur irritante, propre à tirer les nerfs de leur engourdissement.

Malgré l'emploi le mieux dirigé des moyens décrits, tels que la saignée, les évacuans et les vésicatoires, on voit quelquefois l'inflammation se développer dans la substance même du cerveau, ou dans l'épaisseur de ses membranes. Cette inflammation se déclare ordinairement cinq à six jours après la chute, et se complique dans le plus grand nombre des cas, de symptômes bilieux ou gastriques.

Si le sujet est jeune, pléthorique, si le foie a foiblement participé à la commotion cérébrale, si l'ébranlement a plutôt affecté le cerveau que les méninges, la fièvre qui accompagne l'inflammation a tous les caractères de l'inflammatoire. Le pouls est élevé et fréquent, la face colorée, les yeux animés sont extrêmement sensibles aux impressions de la lumière; la douleur de la tête est vive et pulsative, le délire furieux, l'assoupissement, la paralysie, les mouvemens convulsifs lui succèdent, et la mort arrive souvent, malgré les saignées abondantes et répétées du cou, du bras et du pied, l'artériotomie, ou l'ouverture de l'artère temporale, les sangsues et les ventouses appliquées aux tempes, l'application des cataplasmes sur la tête.

Si le malade avoit l'estomac et les premières voies gorgés de matières saburrales, au moment où il a éprouvé la commotion, s'il venoit de faire une orgie, s'il est d'un tempérament bilieux, que le foie ait ressenti une secousse violente, que la constitution soit bilieuse, les lieux humides et malsains, les membranes du cerveau plus enflammées que cet organe lui-même; la fièvre, dont l'inflammation s'accompagne, prend le caractère gastrique; aux symptômes ordinaires se joignent l'amertume de la bouche, les nausées et les vomissemens bilieux, un enduit jaunâtre de la langue, la rénitence et l'état douloureux de la région du foie, les urines écumeuses et safranées, la sécheresse, le teint jaunâtre de la peau, surtout remarquable aux yeux et au visage, une chaleur âcre et mordicante; en un mot, tous les signes de la fièvre bilieuse se réunissent à ceux qui dénotent l'inflammation cérébrale. L'érysipèle du cuir chevelu et de la face vient fréquemment encore, dans ces cas, accroître le danger. Modifiée par cette complication gastrique, la marche de la maladie est plus lente; mais sa nature n'est pas moins fâcheuse: elle ne se manifeste guère que de dix en quinze jours, ordinairement précédée par des symptômes gastriques. La saignée, si recommandable dans l'inflammation phlegmoneuse ou essentielle du cerveau, doit être soigneusement bannie dans l'inflammation bilieuse : les antiphlogistiques seront remplacés par les évacuans ; le tartre stibié, administré en lavage, au moins pendant quinze jours consécutifs, empêche la fluxion d'augmenter dans l'intérieur du crâne, en la ramenant vers le tube intestinal. La diète ne sera point rigoureuse ; les malades, auxquels l'émétique donne un appétit vorace, seront nourris avec des soupes et autres alimens faciles à digérer. Les lavemens laxatifs, les cataplasmes émolliens sur la tête, les boissons acidulées, seront heureusement associés à l'émétique.

L'inflammation bilieuse du cerveau et de ses membranes, est tantôt la complication de l'état bilieux avec l'inflammation locale ; d'autres fois, la maladie est purement sympathique, et naît entièrement du désordre du foie et du dérangement des premières voies. On conçoit que, dans ce dernier cas, elle doit être précédée par les symptômes gastriques ; qu'elle exige rigoureusement et exclusivement la méthode évacuante ; tandis que, dans le premier, les symptômes inflammatoires se développant les premiers, et les phénomènes gastriques n'existant que comme complication, une ou deux saignées conviendroient dès le début de l'affection.

Quelle que soit la manière dont on traite les inflammations de diverses espèces, soit au cerveau, soit à ses membranes, elles peuvent se terminer par suppuration. L'affoiblissement gradué des symptômes, une douleur gravative, l'assoupissement continuel, des frissons irréguliers, des sueurs nocturnes, l'altération des traits du visage, sa décoloration, instruisent de cette terminaison.

Après l'inflammation phlegmoneuse de la propre substance du cerveau, le pus blanc, et assez semblable à celui des autres phlegmons, est rassemblé en un foyer plus ou moins profondément situé dans le parenchyme du viscère; après l'inflammation bilieuse, au contraire, le pus est une humeur gluante, jaunâtre, visqueuse, disséminée à la surface des membranes et du cerveau; elle y adhère, et forme un enduit si tenace, qu'il faut racler avec force pour l'en détacher. Au reste, cette matière ressemble à celle que produit l'inflammation des membranes séreuses. Desault a justement établi que jamais on ne peut dire, ni même présumer avec quelque certitude, où est l'épanchement purulent : que deviennent alors les préceptes donnés par les auteurs sur l'application du trépan, seul remède, selon eux, dans ces cas difficiles ?

L'accès de l'air, dans une cavité dont le viscère et les membranes sont affectés, ne peut-il pas renouveler l'irritation, altérer le pus, et faire périr les malades ? Comment évacuer, au moyen du trépan, cette matière glutineuse adhérente à la surface des membranes, et largement disséminée, en supposant même que l'on tombe précisément sur le siége de cet épanchement? Sans doute, dit à cette occasion Bichat, dans les Œuvres chirurgicales de Desault, il faut aider la nature lorsqu'elle est impuissante; mais pourquoi l'accabler de secours qu'elle ne réclame pas?

Compression de la moelle de l'épine dans les fractures et les luxations des vertèbres.

B. Les fractures et les luxations des vertèbres, comme les fractures du crâne, intéressent moins sous le rapport de la solution de continuité des os, que sous celui des lésions plus ou moins graves que la moelle de l'épine et le cerveau peuvent avoir éprouvées. La fracture ou la luxation n'est, en quelque sorte, qu'un accident de la maladie; la commotion du cerveau, ou de la moelle de l'épine, leur compression par des épanchemens formés dans le crâne ou dans le canal vertébral, sont les symptômes les plus essentiels, comme les plus graves. La guérison de la fracture n'exige aucun soin particulier; aussi les auteurs des divers Traités publiés sur les Maladies des os, eussent dû, ce me semble, en exclure les fractures et les luxations des vertèbres, par les mêmes raisons qui leur ont fait renvoyer les fractures du crâne à l'histoire des plaies de tête.

Fortes de leur union, articulées par de larges surfaces, affermies dans leur jonction par une multitude de muscles et de ligamens, offrant, à raison de leur forme, très-peu de prise à l'action des corps extérieurs, et d'ailleurs profondément situées, les vertèbres sont peu susceptibles de luxations et de fractures. Ces dernières, toujours produites par une percussion directe, dans une chute sur le dos ou les lombes, ou dans une plaie d'arme à feu, sont constamment accompagnées de la commotion plus ou moins forte de la moelle épinière. La compression de cette partie nerveuse, par les sucs qui découlent abondamment du corps spongieux des vertèbres, ou par les fragmens de ces os, en est une suite fréquente. Le danger naît de ces complications, et c'est à en prévenir les effets, plutôt qu'à remédier à la solution de continuité des os, que le chirurgien doit s'attacher.

La circonstance d'un coup ou d'une chute sur la colonne vertébrale, la douleur ressentie dans le lieu frappé, l'engourdissement, et même la paralysie des extrémités inférieures, de la vessie et du rectum, lorsque la lésion porte sur la partie lombaire de l'épine; celle des mêmes parties, et des membres supérieurs, la difficulté de la respiration, dans les cas où la fracture existe vers la partie inférieure du cou, le dérangement de l'apophyse épineuse, ordinairement plus saillante que dans l'état naturel, la crépitation quelquefois sensible, quand on presse légèrement sur l'endroit malade; tels sont les signes d'une maladie dont le pronostic est toujours fâcheux. Le danger est moindre, lorsque la fracture n'intéresse que l'apophyse épineuse; mais, dans tous les cas où elle dépend d'une chute d'un endroit élevé, sur la partie postérieure du tronc, la commotion violente dont elle est accompagnée, la paralysie, la rendent presque toujours mortelle. Des coups de feu fracturent assez souvent le corps même et les apophyses transverses des vertèbres, sans que ces lésions soient suivies d'accidens mortels; souvent même on les voit guérir avec assez de facilité, ce qui peut s'expliquer par le peu de volume du projectile, quand c'est une balle, et la rapidité de son mouvement, qui font que son action ne s'est fait ressentir que dans un très-petit espace.

Dans le plus grand nombre des cas, frappés de paralysie dans la partie inférieure, les malades sont obligés de rester constamment couchés sur le dos. Bientôt ils éprouvent une démangeaison incommode dans la région du sacrum, sur la convexité duquel porte la plus grande partie du poids du corps; dans cet endroit, la peau s'enflamme, la compression augmentant continuellement l'irritation, en même temps qu'elle intercepte l'abord des sucs nutritifs et gêne le cours des humeurs, une escare gangreneuse se forme et se détache, le sacrum paroît à découvert au fond de l'ulcère, qui s'étend au loin : d'un autre côté, les urines et les matières fécales s'accumulent dans leurs réservoirs paralysés ; l'air s'introduit dans la vessie par la sonde qu'on y a placée ; les parois de cette poche s'engorgent, les urines charrient une grande quantité de matières glaireuses, les bourses et la verge s'infiltrent, la fièvre lente survient, et les malades périssent, épuisés par les sueurs et le dévoiement colliquatif.

Dans toutes les fièvres de mauvais caractère, la gangrène des tégumens qui recouvrent la face convexe du sacrum dépend à la fois de la débilitation extrême qu'introduit la maladie, et de la pression constante exercée sur cette partie, l'excessive foiblesse forçant les malades à rester toujours couchés sur le dos : il en est de même dans l'hémiplégie ; cette dernière maladie est moins mortelle par elle-même que par les gangrènes dépendantes de l'impossibilité dans laquelle sont les malades de changer de position.

Les saignées multipliées, selon l'âge et les forces du malade, les cataplasmes sur l'endroit douloureux, l'usage continuel du petit-lait aiguisé par les sulfates de soude ou de magnésie, les lavemens purgatifs, sont les seuls remèdes à employer dans une fracture où toute tentative de réduction est dangereuse, par les tiraillemens auxquels elle expose. Une sonde de gomme élastique doit être placée à demeure dans la vessie paralysée ; les excoriations ulcéreuses de la peau qui couvre le sacrum, seront couvertes avec des linges enduits de cérat. On pansera avec le styrax et l'eau-de-vie camphrée, lorsque des escares gangreneuses s'y forment et se détachent. Le rectum et la vessie recouvrent-ils la faculté d'agir, l'individu peut-il se lever et marcher avec des béquilles, on fait pratiquer des frictions le long des nerfs, avec la teinture de cantharides; enfin, lorsque la paralysie n'est plus qu'un simple engourdissement, on retire de grands avantages de l'usage des eaux thermales sulfureuses. L'application du trépan sur les lames des vertèbres dans l'endroit où l'on soupçonne que des esquilles ou des fluides épanchés compriment la moelle de l'épine, a été proposée d'après l'analogie qu'on observe entre les accidens qui suivent les fractures des vertèbres et ceux qu'entraînent les plaies de tête; mais la lame postérieure des vertèbres est trop profonde pour qu'on puisse l'atteindre, et l'on manque de signes positifs pour indiquer le lieu précis sur lequel le trépan devroit être appliqué. En effet, les commotions, les simples tiraillemens de la moelle de l'épine, peuvent être suivis des mêmes symptômes que la fracture des vertèbres.

Les luxations des vertèbres sont encore plus rares que leurs fractures. Elles sont même impossibles dans les portions lombaire et dorsale de la colonne, endroits où ces os se répondent par de plus larges surfaces, et dans lesquels les moyens de symphyse sont plus forts et plus multipliés. Ajoutez que le mouvement dont chaque vertèbre dorsale ou lombaire, en particulier, est capable, est presque insensible; que la direction verticale de leurs apophyses articulaires fait qu'elles sont mutuellement enclavées, et vous sentirez pourquoi les luxations ne sont possibles que pour les vertèbres cervicales. L'étendue des surfaces articulaires est moindre dans ces dernières; la substance ligamenteuse qui unit leurs corps, a plus de souplesse, la mobilité de leurs articulations est plus grande; leurs apophyses articulaires ont une direction oblique, qui permet des mouvemens réels, quoiqu'obscurs. Elles peuvent se luxer, tandis que l'effort le plus violent ne pourroit déplacer les vertèbres dorsales et lombaires, qu'après en avoir opéré la fracture. Aussi doit-on regarder comme de véritables fractures comminutives toutes ces prétendues luxations des vertèbres avec fracture de leurs lames postérieures, que tant de chirurgiens disent avoir observées ou même guéries dans les portions lombaire et dorsale de cette colonne.

Tous les auteurs n'admettent pas la possibilité de la luxation des cinq dernières vertèbres du cou; aucun ne révoque en doute celle de la tête sur la première vertèbre, et de celle-ci sur la seconde; ce sont les plus fréquentes et les mieux avérées.

On ne possède cependant aucun exemple de luxation de l'occipital sur la première vertèbre du cou. Leur articulation, affermie par un grand nombre de ligamens, ne permet que des mouvement très-bornés, et l'on sait que tous les grands mouvemens d'extension, de flexion, d'inclinaison à droite ou à gauche de la tête, sur le cou, se passent dans toute la longueur de la colonne cervicale. Un tel déplacement feroit périr l'individu dans l'instant même, par la compression et la désorganisation du commencement de la moelle de l'épine; mais la nature, qui ne pourroit supporter un changement aussi brusque, s'accoutumeroit à une compression lente et insensible; la moelle de l'épine, qu'un dérangement subit, quoique peu considérable, de la colonne vertébrale, blesse d'une façon mortelle, en supporte les déviations, lorsqu'elles sont graduées. Cette lenteur, avec laquelle la luxation s'est effectuée, explique comment l'individu auquel appartenoit une pièce existante dans les cabinets du Muséum d'Histoire naturelle, a pu survivre assez pour que la première vertèbre se soit soudée à l'occipital. Sandifort, Duverney, ont fait connoître plusieurs cas semblables dans lesquels le déplacement s'étoit opéré tantôt dans le sens antéro-postérieur, et d'autres fois suivant une direction transversale. Dans le premier cas, rapporté par Duverney, l'apophyse odontoïde s'étoit rapprochée de l'arc postérieur de l'atlas, de manière que l'ouverture qui donnoit passage à la moelle épinière étoit singulièrement rétrécie : elle ne l'étoit pas moins dans l'un des exemples de déplacement latéral ou transverse cité par Sandifort.

Les luxations de la première vertèbre cervicale

sur la seconde, sont bien plus fréquentes. C'est dans la triple articulation de ces deux os, que se passent presque en entier les mouvemens de rotation, à la faveur desquels nous tournons la tête à droite ou à gauche. Chaque fois que nous exécutons ce mouvement, la luxation auroit lieu, si les deux ligamens de l'apophyse odontoïde n'y mettoient des bornes très-étroites. Cependant, malgré leur force, ces liens fibreux se déchirent, les masses latérales de la première vertèbre glissent sur les apophyses articulaires de la seconde; l'une d'elles se porte au-devant, et l'autre derrière l'apophyse de son côté. Dans ce déplacement, l'apophyse odontoïde peut sortir de l'espèce d'anneau que lui forment le ligament transverse et l'arc antérieur de la première vertèbre; d'autres fois, elle reste dans cet anneau, mais, dans tous les cas, le canal se trouve rétréci vers cet endroit, et la moelle épinière comprimée éprouve une torsion qui la déchire. Une luxation de cette espèce doit être subitement mortelle; cependant, si elle étoit incomplète, et dépendoit du relâchement des ligamens, elle seroit moins dangereuse. Tel étoit sans doute le cas de ce jeune homme qui ramenoit difficilement sa tête à sa rectitude naturelle, lorsqu'il l'avoit tournée à droite ou à gauche.

Le Traité des Maladies des Os, de J.-L. Petit, offre l'exemple d'une luxation de la tête trop extraordinaire, pour n'être point rapporté en son entier.

« Le fils unique d'un ouvrier, âgé de six ou sept
» ans, entre dans la boutique d'un voisin ami de
» son père. En badinant avec cet enfant, il lui mit
» une de ses mains sous le menton, et l'autre sur
» le derrière de la tête, puis l'éleva ainsi en l'air,
» en lui disant qu'il alloit lui faire voir son grand-
» père, manière de parler basse et populaire. A
» peine cet enfant eut-il perdu la terre, qu'il se
» mutina en l'air, se disloqua la tête, et mourut à
» l'instant. Son père qui, dans le moment, en fut
» averti, transporté de colère, courut après son
» voisin, et, ne pouvant l'atteindre, lui jeta un
» marteau de sellier qu'il tenoit à la main, et lui
» enfonça la partie tranchante de ce marteau dans
» ce qu'on nomme la fossette du cou. En coupant
» tous les muscles, il pénétra dans l'espace qui se
» trouve entre la première et la seconde vertèbre ;
» ce qui le fit périr à l'heure même. Ainsi, ces
» deux morts arrivèrent d'une façon presque sem-
» blable ». J.-L. Petit, qui raconte ce fait, sans
l'appuyer d'aucune autorité, en prend occasion
de blâmer un aussi dangereux badinage : il observe avec justesse, que par les mouvemens qu'il
se donna, l'enfant devint lui-même la cause de sa
mort. Chez les enfans très-jeunes, l'apophyse odontoïde n'étant point encore complètement développée, et les ligamens étant plus extensibles,
on conçoit aisément que l'apophyse moins longue peut assez facilement abandonner son anneau, et, par l'effet d'un effort perpendiculaire,

passer au-dessous du ligament latéral sans le rompre.

Un enfant se tord le cou en faisant des culbutes sur le lit de sa mère; comme il ne peut ramener la tête à sa rectitude naturelle, on le conduit vers Desault. Ce grand praticien reconnoît la luxation de l'une des apophyses articulaires obliques des vertèbres du cou, et prévient la mère des dangers de la réduction : celle-ci effrayée ne voulut point qu'on l'essayât. Un homme de loi entend ouvrir la porte qui se trouve derrière le bureau auquel il travaille, retourne brusquement la tête, et ne peut la ramener à sa direction accoutumée. Le cou resta tors, et plusieurs chirurgiens l'ont vu, le visage tourné à droite, et la tête légèrement penchée sur l'épaule du même côté. Tel étoit encore le cas de ce soldat dont parle Riolan, et qui, rappelé à la vie après avoir été mis au gibet, conserva une inclinaison latérale de la tête. Comme il pouvoit exécuter librement les mouvemens de rotation de la tête, il étoit évident qu'il y avoit simplement luxation de l'une des apophyses articulaires de quelque vertèbre cervicale inférieure à la seconde. Dans tous ces cas, le cou reste tors et penché, et il est facile de distinguer cette espèce d'*obstipité* du torticolis que produit l'état convulsif ou paralytique des muscles du cou qui sont tous également relâchés dans les cas de luxation.

La luxation des vertèbres du cou qui suivent la seconde, n'exige aucune tentative de réduction;

il est même prudent de s'en abstenir ; néanmoins s'il y avoit compression de la moelle de l'épine, ou que le malade voulût absolument qu'on y procédât, on devroit dégager l'apophyse articulaire de la vertèbre supérieure, en inclinant d'abord la tête du côté même vers lequel elle est penchée, puis la ramener à sa rectitude, en lui faisant exécuter un mouvement de rotation en sens contraire de celui dans lequel s'est opéré le déplacement. Cette manœuvre est très-périlleuse, et l'on peut tuer le malade, en comprimant la moelle de l'épine, plus que ne le faisoit la vertèbre luxée. M. Petit Radel en rapporte un exemple dans le Dictionnaire de Chirurgie de l'Encyclopédie méthodique. L'enfant dont la tête étoit inclinée de côté, resta entre les mains des chirurgiens de la Charité qui tentoient la réduction. On examina le cadavre, et l'on trouva une luxation de l'apophyse articulaire de l'une des vertèbres cervicales. Le raisonnement et cet exemple suffisent pour faire sentir tout le danger qu'entraînent de semblables tentatives, et la nécessité de s'en abstenir.

C. La compression de la moelle de l'épine, la paralysie des extrémités inférieures, ne sont pas toujours l'effet d'une fracture, ou d'une luxation des vertèbres ; elles reconnoissent plus fréquemment pour cause les déviations de la colonne vertébrale qui surviennent d'une manière lente, insensible, et dépendent d'une altération de la substance osseuse. Cette maladie, connue sous les noms de *mal vertébral*, ou de *mal de Pott*, consiste primitivement dans le ramollissement, ou dans la carie du corps des vertèbres. Quelquefois un seul, et plus souvent plusieurs de ces os en sont atteints. Privés de la consistance nécessaire pour soutenir le poids des parties supérieures, ils s'affaissent, la vertèbre placée au-dessus de celle qui cède, tombe privée de soutien, son corps s'abaisse, son apophyse épineuse s'élève, se redresse, et forme au-dessous de la peau une tumeur saillante au milieu de la partie postérieure du tronc. Cette tumeur a mérité à la maladie le nom de *gibbosité*, sous lequel certains auteurs l'ont décrite. Lorsque plusieurs vertèbres éprouvent à la fois cette altération, la courbure est plus prononcée, la déviation plus grande ; il en résulte une bosse véritable, la moelle de l'épine souffre une compression plus considérable, et la paralysie est plus complète. Ces bosses diffèrent de celles que produit le rachitisme, en ce qu'elles ne sont jamais latérales comme dans cette dernière maladie, et comprennent un moins grand nombre de vertèbres.

Dès le commencement de la maladie, les malades éprouvent un engourdissement remarquable dans les membres inférieurs ; ces parties fléchissent involontairement sous le poids du corps ; il est besoin de l'action continuelle des muscles extenseurs, pour s'opposer à cette flexion ; de là vient la roideur du mollet et de la partie antérieure de la cuisse, état sur lequel Pott a beaucoup insisté, pour prouver que cette paralysie des extrémités inférieures ne ressemble point à celles qui dépendent d'une autre cause. Bientôt une légère douleur se fait sentir dans le point affecté : cette douleur n'augmente point par la pression ; la démarche devient de plus en plus vacillante; pour l'affermir, le malade marche les bras pendans et les mains appuyées sur la partie antérieure des cuisses ; il tient en même temps la tête renversée en arrière, afin de rétablir l'équilibre dérangé par l'inclinaison antérieure de la colonne vertébrale. Le malade traîne les pieds, les jambes s'embarrassent ; il ne peut plus marcher sans secours. Cependant la foiblesse augmente, le sentiment s'éteint, la vessie et le rectum se paralysent, les parties génitales sont frappées de la stupeur commune ; le malade, forcé de garder le lit, y termine bientôt sa déplorable existence.

L'ouverture des cadavres a prouvé que le mode d'altération qu'ont éprouvée les corps des vertèbres, n'est pas toujours le même. Tantôt, c'est un simple ramollissement ; l'os manque de consistance, parce qu'il ne s'est point approprié une suffisante quantité de phosphate calcaire. Cet état s'observe sur les enfans très-jeunes, d'une constitution scrophuleuse, et chez lesquels le système osseux est frappé d'un ramollissement presque général. D'autres fois, l'os est atteint d'une carie sèche, espèce de vermoulure, dans laquelle les absorbans paroissent s'être emparés de ses molécules, de manière qu'il ne reste aucun débris de la destruction. Enfin, il est un troisième état sous lequel peut s'offrir le corps des vertèbres dans les courbures de la colonne vertébrale; c'est celui d'une véritable carie, ou de l'ulcération de la substance spongieuse, avec écoulement plus ou moins considérable d'une sanie purulente, ramassée en un foyer quelquefois voisin, mais, plus souvent, bien éloigné de la vertèbre malade. Dans cette dernière espèce de lésion organique, l'impotence des parties inférieures est presque toujours accompagnée d'un abcès situé au pli de l'aine, au bas des lombes, ou même dans les parois abdominales; le pus formé dans le lieu de la carie, s'est porté le long des vaisseaux, jusqu'aux endroits nommés, et forme un abcès mortel par sa nature. Il sera parlé séparément de ces abcès par congestion ou symptomatiques, en traitant des collections liquides qui peuvent exister dans le tissu cellulaire.

Le relâchement général de la fibre, caractère essentiel de l'affection scrophuleuse, dont le rachitis ne doit être considéré que comme un symptôme, occasione, dans bien des cas, la courbure de la colonne vertébrale. Aussi l'observe-t-on presque constamment sur les enfans débiles, et paroît-elle dépendre chez eux d'un retardement dans l'ossification des vertèbres. L'habitude de la masturbation peut empêcher le durcissement des os, ou même en déterminer le ramollissement. C'est une cause très-fréquente de la maladie dont il est question dans cet article. Elle peut tenir encore à l'action d'un principe rhumatismal, au vice vénérien, dépendre des effets du mercure; mais elle arrive le plus souvent sur les enfans; les jeunes gens, les adultes en sont plus rarement affectés, et l'on n'a pas d'exemple que des vieillards l'aient offerte. C'est durant les deux ou trois premières années de la vie, à cette époque où le travail de l'ossification se fait avec le plus d'activité, que ses premiers symptômes se manifestent; et lorsqu'un enfant de deux ou trois ans se refuse à marcher, ou ne marche qu'avec peine, bronchant à chaque pas, maigrit, est triste, se refuse aux amusemens de son âge, il faut examiner avec soin la région de l'épine pour s'assurer s'il n'existe pas de difformité. Il ne faut point attendre que des douleurs dans un point quelconque de la colonne vertébrale avertissent de la difformité; ces douleurs locales ne se font guère sentir que lorsqu'il est déjà survenu un commencement de déviation; un sentiment de foiblesse ou de pincement aux cuisses les précède.

La paralysie des membres inférieurs, suite de la compression de la moelle de l'épine par les vertèbres déviées, étoit traitée par des irritans appliqués aux parties paralysées; mais, depuis qu'on a reconnu la véritable cause du mal, c'est sur le lieu où elle existe qu'on a fait l'application des remèdes. Aucun ne s'est montré plus efficace que l'établissement de deux ulcères ou fontanelles sur les côtés de la gibbosité. On se sert pour cela

de deux morceaux de potasse concrète; on applique de ce caustique une quantité suffisante pour obtenir deux escares ovales, d'un pouce environ, dans leur plus grand diamètre; on y place une grosse fève de haricot, et on les saupoudre de temps en temps avec la poudre de cantharides, lorsqu'on s'aperçoit que, l'irritation diminuant, la suppuration n'est pas assez abondante. « J'en-
» tretiens, dit Pott, les cautères ainsi ouverts,
» jusqu'à ce que la guérison soit complète, c'est-
» à-dire, jusqu'à ce que le malade recouvre par-
» faitement l'usage de ses jambes; ou, ce qui vaut
» mieux, je ne les laisse se fermer que quelque
» temps après avoir obtenu cet effet. Je croirois
» même qu'il seroit plus prudent de ne fermer
» d'abord qu'un cautère, en continuant à entre-
» tenir l'autre ouvert un certain espace de temps;
» c'est-à-dire, non-seulement jusqu'à ce que le
» malade puisse marcher, mais encore jusqu'à ce
» qu'il marche avec fermeté et vigueur, et sans
» le secours d'une canne; enfin, jusqu'à ce qu'il
» puisse se tenir bien debout, et que sa taille ou
» son corps ait repris toute la hauteur que l'habi-
» tude, ou plutôt la nécessité de se courber, occa-
» sionée par la maladie, lui avoit fait perdre. »

On conçoit que le succès dépend de la prompte application des caustiques. Il faut donc les placer aussitôt que le malade éprouve les premiers symptômes de l'engourdissement, et que l'une des apophyses épineuses de sa colonne devient proéminente. Lors même que la saillie ne seroit pas bien marquée, il conviendroit d'établir les fontanelles aux deux côtés de l'endroit où l'épine est le plus courbée. On doit joindre à l'usage des cautères, des frictions irritantes le long de la colonne épinière et sur les membres inférieurs, l'usage des bains froids, celui des eaux thermales, un régime fortifiant, en un mot, tous les moyens propres à dissiper cette débilité scrophuleuse, cause ordinaire de la maladie. Il est quelquefois nécessaire de multiplier les cautères, soit que l'étendue de l'affection exige que l'on en place deux sur chaque côté de la tumeur, soit que la suppuration diminuant ou venant à tarir dans les deux fontanelles, d'abord établies, il convienne de placer deux nouveaux cautères. J'en ai ainsi appliqué jusqu'à six sur un adulte, chez lequel la douleur existoit à l'union de la portion dorsale avec la portion lombaire, et paroissoit dépendre de la répétition trop fréquente de l'acte vénérien. L'individu était d'ailleurs fort et robuste, et n'avoit jamais éprouvé que des douleurs rhumatismales de courte durée dans la région des lombes.

Les grandes déviations qu'éprouve la colonne vertébrale dans le rachitis, sont moins funestes à la moelle de l'épine, que celles dont on vient de parler. Ces courbures rachitiques se font dans une série de vertèbres; la lenteur avec laquelle elles s'effectuent, l'étendue de la compression qui la rend presque insensible, pour chaque point en particulier, empêchent la paralysie d'en être la suite. Cependant les parties inférieures restent toujours foibles, ne se développent qu'incomplètement chez les rachitiques, et cette inégalité d'accroissement tient évidemment à la gêne qu'éprouve la moelle de l'épine, autant au moins qu'à la résistance qu'opposent à l'abord du sang, les courbures de ses vaisseaux.

Compression du cerveau dans les plaies de tête.

D. Les piqûres du cuir chevelu, soit qu'elles se bornent à l'épiderme, ou qu'elles affectent la substance des os, fournissent matière à quelques remarques importantes. La prodigieuse quantité de filets nerveux répandus dans cette portion des tégumens, la texture dense et serrée de la peau, son intime adhérence aux parties soujacentes, font que, dans beaucoup de cas, la douleur est vive et l'inflammation considérable. Cette inflammation, souvent érysipélateuse, s'étend au loin, produit une fièvre considérable, et peut même occasioner la mort, si la maladie se propage aux parties intérieures.

Lorsque des accidens surviennent à l'occasion d'une piqûre au cuir chevelu, il faut raser la tête, la couvrir d'un cataplasme émollient, ou de compresses trempées dans des liqueurs mucilagineuses, saigner plusieurs fois le malade; lui imposer une diète sévère, administrer l'émétique en lavage, si des symptômes bilieux se manifestent, ordonner des clystères purgatifs ; enfin, si le mal s'exaspère, malgré l'emploi de ces moyens, débrider la plaie, c'est-à-dire, agrandir la piqûre, achever ainsi la section des filets nerveux, dont la division imparfaite est la cause principale de la douleur et des autres symptômes. Par cette incision faite jusqu'à l'os, et dont la direction doit être transversale à celle des filets nerveux piqués, on borne l'irritation aux lèvres de la plaie, on empêche qu'elle ne se transmette suivant le trajet de ces nerfs.

Les plaies faites par un instrument tranchant sont moins graves ; la réunion immédiate est indiquée, lors même qu'elles sont à lambeaux, ou qu'une portion d'os a été coupée. Les emplâtres agglutinatifs et les bandages convenablement disposés sont employés à cette réunion. Elle est plus facile, lorsque le lambeau détaché du crâne a sa base tournée en haut, de manière que son poids seul le maintient appliqué à la partie dont il a été séparé. Elle est difficile dans le cas contraire ; le poids du lambeau l'entraîne : on pourroit, lorsque ce lambeau a une certaine largeur, attacher son sommet par un point de suture ; mais le bandage unissant, modifié et accommodé à la forme de la partie, suffira pour le maintenir. Le même appareil sert à exercer sur toute l'étendue du lambeau une compression légère qui favorise son recollement. L'application d'un lambeau des parties molles qui recouvrent le crâne, doit être faite dans tous les cas, lors même que l'on soupçonneroit les os malades. La réunion sera alors imparfaite, le lambeau doit suppurer; mais il sert toujours à recouvrir les parties affectées, et à prévenir une plus vive irritation par le contact de l'air. Les mêmes moyens sont indiqués pour combattre les symptômes inflammatoires, et parvenir à faire cesser la complication bilieuse.

Les coups portés sur le crâne par les corps d'un certain volume, produisent, suivant la force qui met ces corps en mouvement, des contusions, des plaies contuses aux parties molles, des contusions et des fractures aux os du crâne.

Une bosse se forme ordinairement dans l'endroit meurtri, molle dans son centre, dure et résistante vers sa circonférence, lorsque la contusion a été considérable. La bosse est dure, lorsque l'infiltration du sang est légère. Une chute sur la tête, un coup de pierre ou de bâton, occasionent ces bosses, faciles à reconnoître à la première inspection. Une forte compression, l'application des corps froids ou des topiques astringens et répercussifs, les dissipent en un espace de temps très-court. Cependant, lorsqu'une certaine quantité de sang est ramassée au centre de la tumeur, sa résolution peut se faire long-temps attendre. Ce liquide, hors de ses vaisseaux, peut même, comme corps étranger, irriter les parties voisines, et déterminer la formation d'un abcès, à l'ouverture duquel il s'écoule, mêlé à la matière purulente dont il altère la blancheur. L'incision de ces bosses où la collection sanguine est trop abondante, en hâte la guérison.

J.-L. Petit a fait, à l'occasion des tumeurs de cette espèce, une remarque répétée par tous les écrivains postérieurs. La facilité avec laquelle on déprime leur centre où se ramasse le liquide, tandis que la circonférence reste élevée et dure, peut faire croire à l'existence d'une fracture avec enfoncement des parois du crâne : je puis rapporter un nouvel exemple de cette méprise. Dans les premiers mois qui suivirent mon entrée à l'hôpital Saint-Louis, un enfant qui s'étoit jeté d'un second étage dans la rue, y fut amené à neuf heures du soir. La hauteur de la chute, la dépression que présentoit dans son centre, une bosse énorme formée sur le front, firent croire à la fracture du coronal. Tous les élèves étoient assemblés lorsque je rentrai, et se félicitoient déjà d'être spectateurs d'une opération de trépan. L'observation de J.-L. Petit s'offrit à ma mémoire. Je vis, entre le fait que j'avois sous les yeux et celui que cet illustre praticien rapporte, une parfaite ressemblance ; mon pronostic fut le même, l'événement en confirma la justesse.

Toutes les fois qu'à l'occasion d'une plaie faite aux parties molles qui recouvrent le crâne par un instrument tranchant, piquant ou contondant, l'on n'a point recouvert l'os avec les parties détachées, dans la vue de le soustraire au contact de l'air, ou que le lambeau réappliqué a refusé de se réunir, l'os dénudé doit inévitablement s'exfolier, et rien ne peut abréger sensiblement la durée du traitement en favorisant cette exfoliation. Il résulte, en effet, des expériences du respectable Ténon, ce doyen de la chirurgie, que les poudres aromatiques, les liquides balsamiques, résineux, spiritueux, telles que les poudres de sabine et d'euphorbe, les teintures alcooliques de myrrhe et d'aloès, la térébenthine, dont les anciens avoient coutume de couvrir l'os dénudé, ne font que retarder le travail de l'exfoliation. Celle-ci ne peut s'opérer que par des bourgeons charnus, dont l'eau tiède, les cataplasmes émolliens, ou toute autre substance incapable d'irriter l'os, favorisent le développement : on se contentera donc de ce pansement simple, sans chercher à avancer l'exfoliation en amincissant la pièce d'os avec la rugine ou le trépan exfoliatif, puisqu'il n'en coûte pas plus à la nature de détacher une portion épaisse de plusieurs lignes, qu'une portion plus mince ; sans la perforer non plus comme le faisoit Belloste ; car les bourgeons charnus qui sortiroient par les trous pratiqués en divers endroits, ne feroient que retenir plus long-temps la lame qui doit se détacher. Outre leur inutilité, les topiques irritans tirés de la classe des spiritueux, des résineux et des balsamiques, ont l'inconvénient d'étendre plus loin la nécrose, et quelquefois même produisent par suite de leur absorption diverses sortes d'accidens. C'est ainsi que la teinture d'aloès employée au pansement des plaies de tête a quelquefois donné lieu à de violentes coliques, évidemment dues à sa résorption.

Lorsque la dénudation des os du crâne a lieu chez un enfant, quelquefois il arrive que, sans aucune exfoliation, la portion d'os mise à nu change de couleur, prend une teinte rosée qui devient de plus en plus marquée; alors les bourgeons charnus se développent immédiatement, suppurent foiblement, et deviennent la base de la cicatrice, lorsque les bords amincis de la plaie faite aux parties molles ont contracté adhérence avec eux.

D. Nous voici arrivés au point le plus obscur et le plus difficile de la chirurgie. Toutes les fois qu'un corps étranger heurte les parois du crâne avec un certain degré de force, son action ne se borne point à l'ébranler violemment, à meurtrir ou à diviser les parties molles dont cette boîte osseuse est recouverte; elle produit encore la fracture des os qui la forment par leur assemblage. Cette fracture arrive dans l'endroit frappé, lorsque le corps vulnérant présente une surface anguleuse et saillante : elle peut s'effectuer ailleurs, quand elle est produite par l'action d'un corps d'une certaine largeur. L'inégale résistance des parois du crâne, dans les divers points de leur étendue, explique la possibilité de ces fractures dans un endroit différent de celui qui a été frappé ; on les nomme fractures par contre-coup, et on en distingue différentes variétés.

Pour expliquer à la fois leurs diversités et leur mécanisme, supposons qu'un coup de bâton soit porté sur le front, avec une force équivalente à vingt ; le coronal, épais dans cet endroit, oppose une résistance égale à vingt-cinq : la solution de continuité ne peut donc point arriver directement dans le lieu frappé ; mais le mouvement transmis se communique, il parvient à la portion orbitaire de l'os, portion mince et fragile, dont la résistance, exprimée par douze, cède à une puissance affoiblie dans sa transmission, mais qui conserve encore assez de force pour produire la fracture. L'expérience vient à l'appui du raisonnement : on a observé plusieurs fractures de la voûte orbitaire, à la suite de coups portés sur le front, la portion frontale du coronal restant intacte.

Cette première espèce des fractures par contrecoup, se fait d'un os à une autre partie du même os; elle peut arriver d'un os à un os voisin, malgré la perte que le mouvement éprouve en traversant les sutures; c'est ainsi que la portion écailleuse du temporal se brise à la suite d'un coup porté sur les pariétaux.

Les fractures de la partie du crâne diamétralement opposée à celle qui reçoit le coup, malgré l'épaisseur égale des os dans ces deux points, s'expliquent par le défaut de sphéricité, ou plutôt par la forme sphérique imparfaite que présente le crâne. On ne peut admettre, avec Saucerotte, que la masse cérébrale, poussée contre le point opposé du crâne, produise cette espèce de fracture.

La fracture de la table interne, l'externe n'éprouvant qu'une simple contusion, s'explique par l'extrême fragilité de cette table interne, nommée pour cela vitreuse, par plusieurs auteurs.

Doit-on ajouter à ces quatre variétés des fractures par contre-coup, les contusions du diploé? Mais, dans ce cas, la lame externe de l'os ne reste point parfaitement intacte, comme l'ont avancé quelques auteurs; elle participe à la contusion, quoiqu'à raison de sa structure elle ait éprouvé une lésion moins grave que la substance spongieuse ou diploïque.

Les fractures directes et celles par contre-coup, diffèrent entre elles relativement à leur situation, à l'étendue de la solution de continuité, à leur figure particulière, aux accidens dont elles sont suivies. Ce sont tantôt de simples fêlures, d'autres fois, des fentes véritables avec écartement plus ou moins considérable des bords; ici, la fracture est linéaire; ailleurs, elle a la forme d'une étoile. Dans celle-là, des esquilles enfoncées compriment le cerveau; dans celle-ci, cette compression est due aux fluides épanchés sur la dure-mère détachée du crâne dans l'endroit de la fracture, etc. etc.

Rien n'est plus obscur que le diagnostique des fractures au crâne ; les signes sensibles peuvent seuls assurer de leur existence. C'est ainsi que le crâne, fracturé avec plaie du cuir chevelu et dénudation de l'os, présente une fente plus ou moins large et étendue, diversement dirigée ; le toucher en indique aussi l'existence, lors même que les parties molles ont conservé leur intégrité, si la fracture est avec esquille, ou que les bords écartés de la fente soient séparés par un espace sensible. La crépitation, dans les cas où il existe plusieurs fragmens absolument détachés, peut également servir à éclairer le diagnostique de ces fractures ; mais, privé de ces signes acquis par la vue, l'ouïe et le toucher, borné aux signes nommés rationnels, le chirurgien ne pourra prononcer de prime abord sur leur existence.

Le malade a-t-il entendu, à l'instant de la chute, un bruit semblable à celui d'un pot qui se casse ? mais comment le trouble peut-il lui permettre de distinguer quelque chose ? Rend-il le sang par le nez, les yeux ou les oreilles ? l'ébranlement seul peut occasioner ce symptôme. La douleur, dans l'endroit de la fracture, lorsque le malade mange, parle, ou qu'on presse les diverses parties de la surface du crâne, n'est pas un signe moins équivoque ; la simple contusion peut produire ce phénomène, et cette douleur, quelle que soit la cause dont elle dépende, suffit encore pour expliquer ce mouvement automatique, par lequel le malade portant la main à la tête, indique, dit-on, la fracture. Le gonflement, l'œdématie, le détachement du péricrâne de dessus l'endroit fracturé, peuvent dépendre d'une simple lésion des parties molles. Le cataplasme dont on couvre toute la tête, après l'avoir exactement rasée, ne reste point, comme on l'a dit, plus humide dans le lieu correspondant à la fracture; enfin, les vomissemens, l'assoupissement, les vertiges, la paralysie, les convulsions, existent souvent, sans qu'il y ait division aux parois du crâne.

La vue, lorsqu'il y a dénudation; le toucher, lorsque les tégumens conservent leur intégrité, peuvent donc seuls nous fournir des lumières certaines sur l'existence de la fracture. Faudra-t-il, pour acquérir des notions plus sûres, pratiquer plusieurs incisions, et mettre l'os à découvert? Mais sur quel point appliquer l'instrument? pourquoi recourir sans nécessité à une opération dangereuse, cruelle, et qui, dans tous les cas, retardera singulièrement la guérison?

Les accidens qui indiquent la compression du cerveau, peuvent seuls autoriser à la recherche de la fracture. Or, comme nous le dirons bientôt, les signes des épanchemens, d'où cette compression résulte, sont eux-mêmes tellement illusoires, que l'indication est rarement positive. On ne sera point étonné du précepte donné trop généralement, d'inciser le cuir chevelu pour s'assurer de l'existence des fractures au crâne, lorsqu'on saura que, pour quelques chirurgiens, l'opération du trépan est nécessaire, ou indiquée dans toutes les fractures.

Lors même que le crâne étant mis à nu, la vue peut nous instruire de la solution de continuité qu'ont éprouvée les os, il faut prendre garde de s'en laisser imposer par une suture ou par un sillon résultant de la présence d'un vaisseau. Dans un cas douteux, il faut gratter l'extérieur de l'os avec la rugine; et si, lorsqu'on a enlevé la table externe, la fente ne disparoît point, si l'on aperçoit un filet de sang dans son extérieur, nul doute que ce ne soit une véritable fêlure.

Ces simples fêlures sont à la fois plus dangereuses et plus difficiles à reconnoître que les fractures avec esquilles. Dans ces dernières, le mouvement a été employé à briser l'os; le cerveau n'a éprouvé qu'une commotion légère : dans les autres, au contraire, à la solution de continuité se joint toujours un ébranlement plus ou moins considérable.

Le danger qu'entraînent les fractures du crâne, ne dépend point de la solution de continuité; il est entièrement relatif à la commotion et à la compression du cerveau dont la fracture peut être compliquée. La compression qu'exercent des esquilles enfoncées, est moins fâcheuse, par la facilité d'enlever sa cause; la compression produite par les liquides épanchés est beaucoup plus grave, par la difficulté que l'on éprouve à reconnoître d'une manière positive l'existence de l'épanchement, et à en déterminer exactement la situation.

Le siége de ces épanchemens est quelquefois entre les os du crâne et la dure-mère, qui en a été détachée ; plus souvent, ils existent, soit entre la dure-mère et l'arachnoïde, soit dans la propre substance du cerveau ou dans ses ventricules. Placés vers la base du crâne, les épanchemens sont plus graves que ceux qui arrivent dans ses parties supérieures. La quantité de liquide épanché est toujours moindre dans les épanchemens situés entre la dure-mère et les os du crâne. Les épanchemens formés dans la propre substance du cerveau sont non-seulement plus considérables, mais encore, comme ils dépendent le plus souvent de la commotion, le cas est bien plus grave que dans les épanchemens sur la dure-mère. En effet, il est plus difficile ou presque impossible d'en déterminer la situation; la ressource du trépan est nulle en des cas semblables, et d'ailleurs la commotion portée au point de déterminer un épanchement intérieur, est constamment mortelle. Dans les épanchemens entre la dure-mère et le crâne, sorte d'épanchemens qui sont presque les seuls auxquels l'art puisse porter remède lorsqu'ils sont situés vis-à-vis des parties du crâne accessibles au trépan, la quantité de liquide épanché est presque toujours très-peu considérable, et l'épanchement n'est pas moins dangereux; dix à douze gouttes de liquide suffisent, dans certains cas, pour occasioner une compression mortelle. La plénitude exacte du crâne, l'inflexibilité de ses parois, l'extrême délicatesse du cerveau, expliquent le danger qu'entraînent les épanchemens à la suite des plaies de tête; la plus petite masse de liquide, ne pouvant écarter les parois solides de la cavité, pèse de tout son poids sur l'organe le plus mou et le plus susceptible de céder. La compression est un accident plus grave; il est même presque constamment mortel, lorsque le fluide est épanché dans la substance du cerveau; le danger est moindre lorsqu'il existe entre la dure-mère et les os du crâne.

L'assoupissement, dont les degrés augmentent depuis la somnolence jusqu'au coma le plus profond, la paralysie du côté du corps opposé au siége de l'épanchement, tels sont les signes caractéristiques de cet accident dans les plaies de tête. Le développement consécutif des symptômes, la gradation qu'on observe dans leur intensité, servent à les faire distinguer de ceux que la commotion produit d'une façon subite. Cependant il est des cas où, comme on l'a déjà dit, la commotion, occasionant la rupture de quelques vaisseaux, donne lieu à un épanchement sanguin. Alors, comme on le sent bien, les accidens de la compression s'ajoutent à ceux de la commotion. Les accidens dépendans de cette dernière cause vont en diminuant, à mesure qu'on s'éloigne de l'instant où la commotion a lieu ; ceux de la compression leur succèdent, et croissent au contraire en intensité, à mesure que la masse du liquide épanché devient plus considérable. Il faut néanmoins l'avouer, nonobstant ces différences indiquées par tous les auteurs, il est bien des cas où le praticien reste incertain à quelle cause doivent être attribués les accidens qu'il observe. Cette indécision est d'autant plus embarrassante, que le trépan, inutile dans la commotion, est indiqué pour donner issue aux liquides épanchés. Lors même qu'on sauroit qu'il y a épanchement, il faudroit encore déterminer son siége d'une manière précise. Il est vrai que la paralysie d'une moitié du corps indique la compression de l'hémisphère opposé du cerveau ; mais iroit-on pratiquer, comme Van-Swieten le conseille, trois couronnes de trépan sur ce côté du crâne? Il seroit fort possible qu'aucune d'elles ne tombât sur l'endroit qu'occupe le liquide. S'il y a fracture, l'épanchement existe de ce côté; il est à l'opposite du point frappé, lorsque la commotion y a donné lieu, ou si la fracture a eu lieu par contre-coup. Si la compression étoit produite par la table interne détachée, on ne pourroit le reconnoître qu'après la trépanation de l'os sur lequel a agi la cause vulnérante. Lorsqu'il existe un double épanchement, l'un dépendant de la fracture, situé au-dessous d'elle entre la dure-mère et le crâne, l'autre résultant de la commotion, situé dans le lieu directement opposé, soit entre la dure-mère et l'arachnoïde, soit dans l'intérieur même du cerveau, la paralysie peut exister du côté même de la fracture, et l'on peut croire que la paralysie n'a pas constamment lieu du côté opposé à celui de l'épanchement; l'ouverture du cadavre prouve bientôt que le cas ne s'écarte point de la règle commune; l'épanchement résultant de la commotion, toujours plus considérable que celui qu'a produit la fracture, décide la paralysie du côté du corps correspondant à celle-ci. Quelquefois des convulsions agitent le côté du corps non paralysé, le pouls est dur et élevé, la respiration stertoreuse; les symptômes sont analogues à ceux que produit l'apoplexie.

La méthode évacuante, exposée à l'article des commotions, est la seule qu'on doive mettre en usage lorsque l'on est incertain sur le siège de l'épanchement; elle est la seule applicable dans les cas nombreux où cet épanchement étant situé dans la propre substance du cerveau, il est impossible d'en procurer l'évacuation. Le trépan est donc seulement indiqué lorsque l'épanchement existe entre la dure-mère et les os, pourvu toutefois que la fracture intéresse une partie du crâne accessible aux instrumens, et n'en occupe point la base. Mais ces cas sont-ils aussi fréquens que l'on pense? Les épanchemens de cette espèce ne peuvent-ils point s'évacuer dans les intervalles des pièces osseuses séparées par la fracture? Le trépan est-il généralement indiqué dans les plaies de tête, comme l'ont avancé Quesnay et l'Académie de Chirurgie ? Cette opération est-elle dangereuse et souvent inutile ? doit-elle être bornée à un très-petit nombre de cas ? enfin, quels sont ceux où elle est absolument indispensable?

La matière des épanchemens formés entre le crâne et la dure-mère est fournie, dit-on, par les vaisseaux déchirés au moment où cette membrane se détache des os dont elle revêt la face interne; les sucs médullaires que fournit le diploé, en augmentent la masse: on voit de suite que les vaisseaux qui se portent des os du crâne à la dure-mère, sont en général d'un si petit calibre, et la moelle contenue dans le diploé, si peu abondante, qu'il ne peut s'épancher qu'une très-petite quantité de liquide. Le contact immédiat subsistant entre ces parties, même après le décollement de la dure-mère, doit suffire, dans beaucoup de cas, pour borner cet épanchement. Les vaisseaux absorbans auront bientôt repompé quelques gouttes de liquide. Enfin, dans les fractures des autres os, avec décollement de leur périoste, il ne se fait pas d'épanchemens; du moins ils ne sont jamais assez considérables pour que les auteurs leur aient accordé une attention particulière. Concluons de tout ceci, que les épanchemens entre le crâne et la dure-mère, assez considérables pour produire la compression du cerveau, et rendre le trépan nécessaire, sont beaucoup plus rares qu'on ne pense.

Lorsqu'ils existent, le décollement de la dure-mère s'est fait dans une certaine étendue; si le fracas est considérable, l'os brisé en plusieurs esquilles, l'intervalle des pièces osseuses suffit pour leur donner issue. Plusieurs faits le prouvent. Je n'en veux citer qu'un seul, tiré de la pratique de feu mon confrère le docteur Giraud. Une femme se casse la tête, dans une chute de quinze pieds de haut ; la fracture occupoit toute la largeur du crâne; en prenant la partie antérieure du coronal d'une main, et l'os occipital de l'autre, on faisoit mouvoir sensiblement et séparément les deux moitiés de la boîte osseuse. Le sang sortoit par la fente. Ses bords furent maintenus écartés au moyen d'un coin de bois, de manière que, par cette ouverture, on pouvoit apercevoir les mouvemens du cerveau. Le sixième jour, la fente ne laissant rien suinter, le petit morceau de bois fut enlevé. Le cinquante-deuxième, la plaie étoit fermée, sans que l'os se fût exfolié. Le soixante-douzième, la malade sortit de l'Hôtel-Dieu, parfaitement guérie.

On voit que le trépan est souvent inutile dans les plaies de tête avec fracture du crâne, même lorsqu'il y a épanchement entre cette boîte osseuse et la dure-mère. Cette doctrine est bien différente de celle que renferment les Mémoires de Quesnay, insérés dans le premier volume de l'Académie. Les fractures au crâne, dit cet auteur, plus digne de sa célébrité comme philosophe, que par ses travaux en médecine, indiquent le trépan comme cause et comme signe de l'épanchement auquel cette opération doit remédier. Son utilité a donc été exagérée; mais peut-être autant elle fut prodiguée, autant son usage est restreint. Desault y avoit entièrement renoncé dans les dernières années de sa pratique, et la méthode évacuante lui réussissoit dans un très-grand nombre de cas. C'est une observation fort ancienne, que le peu de succès de l'opération du trépan pratiquée à l'Hôtel-Dieu de Paris : soit que l'air des salles, vicié par le grand nombre d'individus qui s'y trouvent rassemblés, ou par l'humidité dont le voisinage de la rivière le charge constamment, exerce sur la plaie qui succède à l'opération, ou sur les membranes du cerveau mises à nu, une influence délétère; soit que ce fait constant dépende d'une autre cause ignorée, l'opération du trépan est presque toujours suivie de la mort des individus. Malgré l'insensibilité relative de la dure-mère, le contact de l'air, comme Bell l'observe, ne peut-il pas irriter cette membrane, dans un moment où l'ébranlement et l'inflammation qu'amène la fracture l'ont rendue plus sensible qu'elle ne l'est d'habitude ? L'air, auquel le trépan ouvre un libre passage, n'est-il point capable d'altérer les liquides épanchés, et surtout de corrompre le pus qui se forme dans certains cas d'inflammation ? Le trépan n'est donc point une opération sans danger, et qui n'ait d'autre inconvénient que son inutilité, lorsqu'elle n'est pas indiquée : il est cependant des cas où cette indication est formelle ; il s'agit de les déterminer.

Lorsqu'à la suite d'un coup sur la tête, il y a fracture dans l'endroit frappé, si elle consiste en une simple fêlure, et que les accidens indiquent la compression du cerveau, il faut trépaner sur la solution de continuité, dont les bords ne sont point assez écartés pour donner issue au fluide épanché.

Lorsque les esquilles détachées de l'os sont enfoncées, et compriment la masse cérébrale, si l'on ne peut les relever sans appliquer le trépan, l'opération est encore indiquée. Mais, nous le répétons, l'indication positive est rare, soit parce qu'il est difficile de juger de l'existence et du siége des épanchemens, soit par la facilité qu'ont les fluides épanchés de s'écouler dans les intervalles des fragmens, lorsque la fracture est avec esquilles. Cette facilité est encore augmentée dans les cas où l'un des fragmens étant totalement détaché, son ablation laisse une ouverture équivalente à celle qu'on obtiendroit par l'application du trépan.

Cet instrument peut être appliqué sur tous les points du crâne, à l'exception de la partie moyenne et inférieure de la région frontale, des angles antérieurs et inférieurs des pariétaux, et du trajet des sutures. L'écartement des deux tables du coronal par les sinus frontaux, rendroit l'opération difficile ; d'ailleurs, la crête coronale interne faisant, dans cet endroit, une saillie assez considérable au-dedans du crâne, la couronne du trépan déchireroit les membranes du cerveau, avant d'achever la section de cette éminence osseuse. Les angles antérieurs et inférieurs des pariétaux renferment l'artère sphéno-épineuse, tantôt logée dans un canal osseux, et plus souvent dans une profonde gouttière : la lésion de ce vaisseau, inévitable dans le cas où l'on appliqueroit le trépan sur la portion d'os qu'elle occupe, porte à l'éviter. Enfin, l'adhérence intime de la dure-mère aux sutures, l'existence du sinus longitudinal supérieur au-dessous de la suture sagittale, engagent à s'écarter de ces articulations. Cependant il n'est aucun de ces points où l'on ne pût opérer dans le cas de nécessité urgente. Si, par exemple, un épanchement s'étoit formé derrière les sinus frontaux, il faudroit trépaner successivement les deux tables du coronal, en employant pour la table externe une plus large couronne, puis enlever la crête coronale interne avec le ciseau. L'hémorragie produite par la section de la sphéno-épineuse seroit aisément supprimée, au moyen de l'introduction d'un petit bouchon de cire molle dans le canal osseux qui l'enveloppe ; enfin, quelque intime que soit l'adhérence de la dure-mère aux sutures, si cette adhérence avoit été détruite par la fracture, et qu'un épanchement se fût formé dans cet endroit, on ne courroit aucun risque d'y opérer. Il en est de même pour la région temporale. Les accidens qu'occasione la section du muscle dont elle est couverte, ne doivent point empêcher de trépaner sur les tempes. Hippocrate le défend dans son livre des Plaies de tête. Ambroise Paré, déférant au précepte du père de la médecine, préféra appliquer la couronne sur le pariétal, au-dessus de la région temporale, et introduire une canule de plomb sous le temporal, pour favoriser l'écoulement de la sanie qui sortoit d'entre l'os et la dure-mère. « Et, » lorsque l'habillois luy faisois baisser la teste en » bas, et fermer la bouche et le nez, afin d'ex- » pulser la sanie hors : puis luy faisois injection » de choses détersives, avec une petite syringue, » et avec autres remèdes; fut, par la grace de Dieu, » bien guary (1) ».

Lorsqu'on applique le trépan, et qu'après l'ouverture du crâne, rien ne se trouve, soit entre le crâne et la dure-mère, soit au-dessous de cette membrane, dans l'endroit où l'on soupçonnoit l'existence de l'épanchement, il faut, lorsque de nouveaux signes l'indiquent ailleurs, multiplier les ouvertures. Cette multiplicité des trépans est requise aux cas où la fêlure traverse une suture. L'adhérence plus intime de la dure-mère fait qu'elle se détache sur les deux côtés de cette articulation, tandis qu'elle y reste unie. Deux épan-

---

(1) Œuvres d'Ambroise Paré, liv. 10, chap. 21.

chemens se forment alors, un de chaque côté ; il faut absolument pratiquer deux ouvertures pour leur donner issue.

Un instrument, nommé trépan, sert à l'opération de ce nom. Semblable à un vilebrequin, outil fort employé en menuiserie, il se compose d'un arbre ou manche, auquel on adapte une couronne, ou scie circulaire, faite en forme de boisseau. Le diamètre des couronnes varie de six à dix lignes : elles ont environ un pouce de hauteur. Ce trépan est préférable au tréphine dont les Anglais se servent, et qui exige une main plus forte, une pression plus grande, en sorte qu'au moment où l'on achève la section, on court risque d'enfoncer l'instrument dans le crâne, de déchirer la dure-mère, et même le cerveau.

On incise le cuir chevelu et le péricrâne, afin de mettre l'os à découvert, s'il n'est point à nu par le fait de la maladie. Cette incision sera en manière de T ou de V, parce que, dans le cas où l'on se seroit mépris sur le véritable siége de l'épanchement, il est plus facile de réappliquer les lambeaux qu'après l'incision cruciale. On relève les lambeaux, on détruit le péricrâne avec une rugine ; on couvre les lambeaux relevés avec des compresses fines, afin de les garantir de l'action de la couronne. On fixe celle-ci à l'arbre du trépan garni d'une bascule, après avoir vissé à rebours une pyramide d'acier, dont la pointe excède d'une demi-ligne le niveau du bord tranchant de la couronne, dans le centre de laquelle cette pyramide est fixée.

Le trépan ainsi monté, et tenu comme une plume à écrire, est porté sur l'endroit le plus déclive du siége de l'épanchement. Dans les cas de fêlure, la couronne doit anticiper des deux côtés, et enlever une portion égale de chaque bord; s'il y a des portions d'os enfoncées et mobiles, on trépane à côté, sur une portion solide, et qui puisse, après l'opération, fournir un point d'appui pour relever ou extraire les portions d'os enfoncées.

La pyramide est posée sur le centre de la partie qu'on veut emporter; on l'y fixe pendant qu'on porte l'autre main à l'extrémité supérieure de l'arbre. Les deux premiers doigts de cette main sont placés de manière à former une espèce de cerceau autour de la pomme sur laquelle on doit appuyer alternativement le front et le menton. L'on tourne doucement l'arbre du trépan, la pyramide pointue s'engage dans la substance de l'os, la couronne en atteint bientôt la substance : lorsqu'elle a fait une rainure circulaire assez profonde pour s'y maintenir, sans le secours de la pyramide, on dévisse celle-ci avec une clef, dans la crainte que la pointe qui dépasse le niveau de la couronne, ne déchire les membranes du cerveau avant que cette dernière n'ait achevé la section du crâne. La pyramide ôtée, on replace la couronne, on tourne avec légèreté, c'est-à-dire, sans trop appuyer. On interrompt fréquemment l'opération pour nettoyer la rainure avec une feuille de myrte, tandis qu'un aide enlève avec une brosse les sciures qui sont engagées entre les dents de la couronne. On examine à quel point de profondeur on est parvenu, si la section est partout également profonde, si déjà la pièce qu'on veut enlever est mobile. On tourne avec d'autant plus de lenteur et de légèreté, qu'on est plus près de terminer ; si la section est plus avancée d'un côté, on incline la couronne du côté opposé, de manière qu'elle finisse en même temps sur toute la circonférence. Enfin, quand la pièce est mobile, on achève de l'ébranler avec des élévatoires. Une spatule, dont on se sert à la manière d'un levier du premier genre, est le meilleur de tous. La pièce d'os enlevée, on coupe avec le couteau lenticulaire les petites aspérités qui peuvent exister à la circonférence de l'ouverture ; on relève les esquilles déprimées, on extrait celles qui blessent le cerveau ou ses membranes ; le fluide épanché s'écoule, lorsque le siége de l'épanchement est entre les os et la dure-mère, le mouvement d'élévation qu'imprime au cerveau l'ensemble des artères placées à sa base, suffit pour en procurer l'évacuation. Il en est de cette pression qu'exerce le cerveau soulevé par les artères contre la voûte du crâne qui s'oppose à son élévation, comme de celle à laquelle les viscères abdominaux et thorachiques sont soumis en conséquence des mouvemens respiratoires; cette pression suffit pour déterminer la sortie des liquides épanchés dans les cavités. Elle sert même à l'évacuation du pus que contiennent les abcès situés dans l'épaisseur de leurs parois.

Je donne actuellement des soins à un jeune homme atteint d'un dépôt par congestion dans la région lombaire. La suppuration est abondante; mais jamais la matière ne coule en plus grande quantité que dans les momens où le malade parle. J'ai vu le pus jaillir, ou sortir par jets rapides dans les secousses que le rire occasione. Cette tendance du cerveau, pour s'élever, est encore le meilleur moyen pour maintenir en place les pièces d'os relevées. Mais, favorable dans ces cas, elle peut être nuisible, si l'on ne garnit d'un linge fin, de charpie et de compresses, les ouvertures faites par la couronne. Elle dispose le viscère à former hernie, lorsque l'application de plusieurs couronnes de trépan, ou une fracture avec esquilles, a occasioné une très-grande perte de substance aux parois du crâne. On a vu l'encéphalocèle survenir par cette cause.

Lorsque l'épanchement est au-dessous de la dure-mère, on enfonce prudemment la pointe du bistouri dans la tumeur que forme cette membrane soulevée par les liquides; on l'incise crucialement. Si, après cette incision, la surface du cerveau paroît lisse, mollasse, fluctuante, il y a abcès dans la substance de cet organe; on peut y enfoncer la pointe du bistouri à un pouce de profondeur. La prudence ne permet pas d'aller plus loin. L'incision de la surface du cerveau est sans douleur ; elle entraîne moins de danger qu'on n'oseroit l'espérer, d'après l'importance de cet organe ; mais l'expérience et l'observation ont appris que ses parties essentielles sont placées près de sa base, et que sa surface peut être enlevée impunément, sans danger comme sans douleur.

Après l'opération du trépan, l'évacuation des liquides, ou le replacement des pièces osseuses, on procède au pansement, comme on le dira bientôt.

Le nombre des instrumens employés à l'opération du trépan est très-considérable. A voir les quatorze pièces destinées à faire une petite ouverture au crâne, qui ne se rappelle le luxe instrumental du dix-septième siècle ? Il appartenoit à Bichat de faire, pour cet appareil, ce que Desault avoit exécuté sur tant d'autres, en le ramenant à l'heureuse simplicité qui fait le caractère de cette époque. Le méningophilax, le tire-fond et l'exfoliatif ne sont plus employés ; la rugine et l'élévatoire seront toujours nécessaires, puisqu'il faudra toujours soulever la pièce d'os séparée, en détacher le périoste. Mais monter et démonter successivement le perforatif et la couronne, dévisser la pyramide avec une clef exclusivement destinée à cet usage, entraîne des longueurs inutiles. On les évite en se servant du trépan proposé par

Bichat (1). C'est un trépan ordinaire, dont la couronne mobile sur la pyramide, s'abaisse sur celle-ci à mesure que la section de l'os s'exécute, de manière que l'on peut achever l'opération sans retirer l'instrument de la rainure circulaire qu'il s'est tracée.

On placera sur l'ouverture faite par le trépan un morceau de toile fine, taillé en rond, sans l'engager entre la dure-mère et les os du crâne, comme tous les auteurs en donnent le précepte. Cette introduction d'un corps étranger cause, en pure perte, une irritation qu'on évite en plaçant le sindon, c'est ainsi qu'on nomme le petit morceau de linge, en dehors et à l'extérieur de l'ouverture. On l'emploie, afin que la charpie dont on couvre cette ouverture n'engage pas ses brins dans la substance du cerveau, ou dans l'intervalle de ses membranes. C'est un fait remarquable que l'extrême tendance qu'ont les corps légers pour s'insinuer dans les cavités contiguës, ou plutôt l'attraction qu'exercent ces surfaces sur les brins de charpie ou autres corps de cette espèce; c'est à quoi il faut prendre garde dans les plaies des jointures, lorsque les capsules synoviales sont ouvertes, et dans les plaies abdominales ou thorachiques, dans lesquelles le péritoine ou les plèvres se trouvent intéressés. Je soupçonne que ce phénomène est analogue à l'attraction des capillaires.

---

(1) Mémoires de la Société médicale, Tome II.

Quoi qu'il en soit, il faut user de sindon dans tous les cas où cet accident est à redouter; il est d'autant plus à craindre, que le corps étranger introduit, devient une cause subsistante d'irritation, et entretient une suppuration intarissable tant que l'existence de sa cause reste ignorée. Il est inutile et dangereux de tremper ces pièces d'appareil dans le baume de Fioraventi, l'essence de térébenthine, et autres détersifs conseillés par maint auteur. La charpie douce et sèche s'imbibe des sucs qui s'écoulent en plus ou moins grande abondance; les digestifs relâchans, les embrocations huileuses, les fomentations émollientes, sont seuls indiqués pour calmer la douleur et modérer l'inflammation. La tête est placée de manière que les humeurs coulent en dehors par leur propre poids; le malade est mis à la diète des maladies aiguës; on prescrit les boissons rafraîchissantes et laxatives. Les règles du traitement ont été tracées à l'article de la commotion; elles sont les mêmes dans les deux cas.

Les injections détersives avec une décoction de sureau, de millepertuis, de mélilot, de véronique, peuvent être indiquées dans les cas où l'écoulement des humeurs est abondant, et se prolonge plus que de coutume, la dure-mère enflammée fournissant un liquide puriforme en plus ou moins grande quantité.

Cependant, du dixième au quinzième jour après l'opération, la dure-mère et l'os mis à découvert se couvrent de bourgeons charnus, l'os s'amincit, une cicatrice se forme, toujours enfoncée, mais d'autant plus solide que la perte de substance a été moins considérable. Quelquefois l'exfoliation de la dure-mère et des os mis à découvert en retarde beaucoup la formation. La perte de substance n'est qu'imparfaitement réparée, et la cicatrice présente une moindre résistance que le reste des parois du crâne. Aussi le malade doit la couvrir avec une calotte de carton ferme, ou avec un morceau de cuir bouilli, moyens doublement avantageux, en ce qu'ils protégent cette portion affoiblie contre les injures des corps extérieurs, les changemens brusques de la température, et s'opposent à ce que la dure-mère et le cerveau végètent, ou fassent hernie par cet endroit.

HYDROCÉPHALE.

E. Le sang épanché à la suite des commotions ou des fractures du crâne, le pus produit par l'inflammation du cerveau ou des méninges, ne sont point les seuls liquides susceptibles de comprimer ce viscère : l'eau qui lubréfie habituellement sa surface et l'intérieur de ses ventricules, peut s'accumuler et donner naissance à une hydropisie qui diffère, seulement par son siége, de celles qui se forment dans les autres cavités; on nomme hydrocéphale cette maladie. C'est à tort que les auteurs en ont distingué plusieurs espèces. L'infiltration aqueuse du cuir chevelu, maladie très-rare à raison de l'adhérence intime de la peau aux parties soujacentes contre lesquelles elle est fortement retenue par mille petites brides aponévrotiques, ne mérite pas le nom d'hydrocéphale externe. Le cuir chevelu résiste à cette infiltration presque aussi énergiquement que la paume des mains, où l'on y observe rarement l'état œdémateux, quelque loin que soit portée l'anasarque. Il ne peut y avoir épanchement d'une certaine quantité d'eau entre la dure-mère et le cerveau, que les ventricules n'en contiennent. L'arachnoïde dont Bonn a si bien connu et décrit la distribution, s'enfonce dans les cavités du cerveau; elle se comporte à son égard comme le péritoine par rapport aux viscères de l'abdomen. C'est dans sa propre cavité que siège l'hydrocéphale, de même que dans l'ascite, c'est dans la cavité du péritoine qu'existe l'hydropisie.

L'hydrocéphale est une maladie des premiers temps de la vie. L'embryon y est exposé dans le sein de sa mère; elle est commune chez les fœtus, moins fréquente sur les enfans nouveau-nés; enfin, elle devient d'autant plus rare que l'on avance en âge, de telle sorte qu'elle ne survient jamais chez les adultes et les vieillards; elle est impossible lorsque l'ossification du crâne est achevée, à moins qu'on ne veuille regarder comme hydrocéphales ces dépôts de sérosité, par lesquels le cerveau se trouve mortellement comprimé dans les apoplexies séreuses, dans les fièvres ataxiques nerveuses ou malignes. Le cerveau croît, se développe, et parvient de bonne heure au volume qu'il doit conserver durant le reste de la vie; il est le premier organe dans lequel l'accroissement s'achève. Or, c'est aussi dans les premiers temps de la vie, à l'époque de cette nutrition si rapide et si active, que les humeurs séreuses s'y accumulent et constituent l'hydrocéphale. On l'a vue néanmoins survenir chez des enfans qui n'avoient pas encore atteint l'âge de la puberté, et les Collections de la Faculté de Médecine renferment plusieurs pièces pathologiques qui ont appartenu à des jeunes gens chez lesquels la maladie n'a causé la mort que vers la dix-huitième année de la vie.

Leur amas se forme-t-il chez le fœtus, il devient d'autant plus considérable que les parois du crâne, encore membraneuses et extensibles, cèdent à l'effort par lequel le liquide dilate cette cavité. Enfin, les enveloppes progressivement dilatées, et dont le durcissement est empêché par la maladie, se déchirent, soit dans la poche des eaux, soit au moment de l'accouchement, lorsque la tête s'engage dans les détroits du bassin. Dans le premier cas, les eaux de l'hydrocéphale se mêlent à celles de l'amnios, le cerveau lui-même se dissout, se fond au milieu d'elles; dans le second, ces eaux coulent peu de temps après que celles de l'amnios se sont échappées. Mais quelle que soit l'époque du déchirement des os du crâne, encore membraneux, l'enfant vient au monde acéphale, c'est-à-dire, absolument privé du cerveau, et ne conservant du crâne que la base, au-dessous de laquelle se voit la face excessivement développée, lorsque la destruction du crâne s'étant effectuée de bonne heure, les sucs destinés à la nutrition du cerveau ont été tournés au profit des parties conservées. M. le docteur Gall pense que l'hydrocéphale du fœtus ne peut entraîner qu'une simple hernie du cerveau. Le fœtus naîtroit alors ayant une tête aplatie, et une poche pendante à la nuque; l'acéphale seroit dès-lors le résultat d'un vice de conformation primitive.

La formation de l'hydrocéphale est-elle moins rapide, la tête de l'enfant franchit les détroits du bassin; il vient au monde avec une tête plus volumineuse que d'ordinaire, ses dimensions augmentent encore après la naissance, et bientôt elle a acquis une grosseur monstrueuse. Cependant, malgré cet accroissement rapide, le durcissement des os se fait avec lenteur, les fontanelles se conservent, et laissent facilement reconnoître les mouvemens qu'imprime au cerveau l'ensemble des artères placées à sa base. L'enfant est le plus souvent alors idiot; la vue et l'ouïe semblent engourdies ou paralysées, quoiqu'il n'y ait à l'extérieur aucune lésion visible. Le petit malade boit beaucoup; réduit à une existence végétative, il est très-vorace, et son corps se développe avec rapidité; d'autres fois, au contraire, il est criard, et paroît souffrir de la compression qu'exercent sur la masse cérébrale les eaux accumulées; alors la nutrition des parties est empêchée, et la maigreur se joint à l'hydrocéphale.

Enfin, lorsque le volume du crâne n'est pas excessif, et que les phénomènes de la maladie se succèdent avec plus de lenteur, les enfans se distinguent par une grande activité dans les fonctions intellectuelles, par les saillies précoces de l'imagination la plus vive. Ceci s'observe principalement dans les cas où l'hydrocéphale arrive un ou deux ans après la naissance. On conçoit qu'alors la solidité que les os du crâne ont acquise, borne singulièrement le développement de la maladie. Cependant l'épanchement augmente, les pupilles sont habituellement dilatées, le cerveau comprimé cesse d'agir, les muscles se paralysent, et l'enfant expire au milieu de l'engourdissement ou des convulsions. L'ouverture du crâne a fait voir que la quantité du liquide pouvoit être portée à plusieurs pintes, et la substance réduite par la compression à une sorte de membrane mince, formant une espèce de poche aux eaux accumulées. Ici, comme dans beaucoup d'autres occasions, on s'est étonné que la vie ait pu subsister avec une lésion aussi considérable; mais cet étonnement diminue, si l'on fait attention que la partie supérieure du cerveau est moins désorganisée que *déplissée*, par l'amas des eaux accumulées dans les ventricules; que cette sérosité agit sur les duplicatures, en lesquelles consistent les circonvolutions du cerveau, absolument de la même manière que l'eau amassée dans l'ascite agit sur le péritoine, dont elle dédouble les nombreux replis. Ce fait d'anatomie pathologique, dû à l'observation de M. le docteur Gall, m'a paru assez curieux pour mériter une mention particulière. La partie supérieure du cerveau, les parties latérales et la face inférieure, sont seules capables de se déployer; les masses centrales et médullaires, les couches optiques, ne peuvent point subir un tel changement.

L'hydrocéphale est fréquemment compliquée de l'hydropisie du canal vertébral, depuis long-temps désignée par le nom de *spina bifida*. Le tuyau membraneux dans lequel la moelle de l'épine est renfermée, communique avec l'intérieur du crâne, puisqu'il n'est qu'un prolongement des membranes qui tapissent cette cavité. La communication est donc toujours libre et facile entre l'un et l'autre. Les ventricules du cerveau communiquent également avec les surfaces contiguës de l'arachnoïde, vers l'endroit où cette membrane, unie à la pie-mère, se prolonge dans les ventricules pour y former les plexus choroïdes; enfin, le quatrième ventricule est fermé en bas par une lame membraneuse, qui unit en cet endroit le cervelet à la queue de la moelle allongée. Cette membrane très-mince se rompt aisément par le poids d'un liquide: il est donc bien difficile qu'une hydropisie existe dans la cavité du crâne, sans que l'eau ne passe en plus ou moins grande quantité dans le canal des vertèbres. C'est aussi ce qui arrive dans le plus grand nombre des cas. La sérosité, obéissant à sa pesanteur, descend dans le tuyau que les membranes du cerveau fournissent à la moelle de l'épine, et ne s'arrête qu'à l'extrémité de ce conduit, terminé, comme on sait, à la hauteur de la deuxième vertèbre lombaire. Là, ce liquide accumulé allonge et dilate les enveloppes de la moelle épinière, agit sur le canal osseux lui-même, et comme son ossification n'est point achevée, et que les lames des vertèbres sont simplement unies par une lame cartilagineuse à l'endroit d'où l'apophyse épineuse doit s'élever, l'effort qu'exerce le liquide écarte ces lames qui forment la partie postérieure du canal, les séparent et fendent ainsi la vertèbre; d'où est venu à la maladie le nom de *spina bifida*, sous lequel tant d'auteurs l'ont décrite. Assurément cette séparation des lames des vertèbres seroit impossible, si les os avoient la dureté qu'ils contractent par la suite. Une tumeur molle, arrondie avec fluctuation, se manifeste au bas de la région lombaire; sa situation, la paralysie des membres inférieurs, la coexistence de l'hydrocéphale, font aisément reconnoître sa véritable nature. Dans quelques cas, on a pu, en pressant alternativement sur la tête, et sur la tumeur de l'épine, voir le flot du liquide alternativement repoussé de l'une à l'autre partie.

Dans le *spina bifida*, comme dans l'hydrocéphale, borné à l'emploi des sialologues, tels que le mercure poussé jusqu'à la salivation, des diurétiques, des hydragogues, le chirurgien ne peut tenter l'évacuation des eaux accumulées, par la ponction du crâne ou du canal vertébral. Une expérience constante a prouvé qu'au moment même où le liquide cesse d'exercer sur le cerveau cette compression qui en soutenoit les parties dilatées, ce viscère tombe dans un collapsus nécessairement mortel. Lecat a, dans un cas d'hydrocéphale, percé le crâne au moyen d'un trois-quarts courbe, et laissé dans la plaie une espèce de séton qui, permettant au liquide de s'écouler insensiblement, s'opposoit à sa brusque sortie. Cette précaution ne put soustraire l'enfant à une mort inévitable. La perforation du crâne ne doit être faite que dans la vue de faciliter l'accouchement. Lorsque le toucher fait reconnoître que le volume excessif de la tête de l'enfant hydrocéphale sera un obstacle invincible à son passage à travers les détroits du bassin, il convient de pratiquer la ponction, et de sacrifier, pour la conservation de la mère, l'existence d'un enfant, dévoué d'ailleurs à une mort certaine.

La tête de l'hydrocéphale supporte mal les pressions extérieures; le cerveau les endure avec peine; la paralysie, les convulsions en sont les suites funestes; pour les prévenir, il faut coiffer l'enfant d'un bonnet de cuir, dont la résistance et la pression égales offrent encore l'avantage de retarder les progrès de la maladie.

Doit-on regarder comme une espèce d'hydrocéphale l'hydropisie du cerveau dépendante de l'inflammation chronique de ses membranes? J'en ai observé plusieurs cas: des céphalalgies violentes, tantôt continues, mais plus souvent intermittentes, avec la sensation d'un liquide pesant sur le cerveau, et l'affoiblissement de la vue, en étoient les symptômes. Elles reconnoissoient pour cause la trop forte application à l'étude chez les jeunes gens dont le corps s'étoit développé rapidement à l'époque de la puberté. Les saignées du bras et du pied, les vésicatoires et les sinapismes, les purgations répétées, les affusions d'eau froide, et même l'application de la glace pilée sur la tête; en un mot, la méthode évacuante et dérivative employée dans l'apoplexie, ont été heureusement mis en usage dans cet épanchemment séreux, formé lentement, et qui tient évidemment le milieu entre l'hydrocéphale et l'apoplexie.

VÉGÉTATIONS DE LA DURE-MÈRE.

F. De la surface externe de la dure-mère s'élèvent quelquefois des tumeurs fongueuses qui se montrent au-dehors, après avoir détruit les os du crâne. Le tissu de la dure-mère est tellement disposé à produire ces végétations, qu'il est peu de crânes de vieillards sur lesquels on n'aperçoive à l'intérieur divers enfoncemens produits par la présence des excroissances qui s'élèvent de la face adhérente de la membrane. Ces fossettes pénètrent souvent jusqu'à la table externe, et se distinguent facilement par les inégalités de leur surface, des impressions digitales, correspondantes aux bosselures du cerveau.

Les tumeurs fongueuses de la dure-mère surviennent ordinairement à la suite d'un coup, d'une chute sur la tête, et se développent vis-à-vis l'endroit frappé; le vice vénérien, qui produit ailleurs des périostoses, peut également donner naissance aux tumeurs dont nons parlons. Le tissu de la membrane s'engorge et végète, l'effort d'expansion de la tumeur qui s'accroît sans cesse, mais surtout l'action continuelle du cerveau, soulevé par les artères contre les parois du crâne qui s'opposent à ses mouvemens, usent à la longue la substance osseuse. Aucun débris ne subsiste après cette usure lente et graduée. L'absorption s'empare sans doute des molécules détachées, phénomène qui s'observe également quand une tumeur anévrismale détruit un os contre lequel elle appuie, et sur lequel elle agit par les battemens continuels dont elle est le siége. Cependant l'os est détruit, le péricrâne et le cuir chevelu cèdent à l'effort que la tumeur exerce; elle fait en dehors des progrès plus rapides. Les douleurs qui ont précédé son apparition, augmentent et deviennent plus vives, lorsque, sortant par l'ouverture qu'elle s'est faite, la tumeur est déchirée par les inégalités dont est hérissé le contour de cette ouverture; elle offre des battemens isochrones aux pulsations des artères, et rentre lorsqu'on la comprime : alors les douleurs cessent, parce que la tumeur n'est plus irritée par les aspérités osseuses; mais a-t-elle un certain volume, elle pèse sur le cerveau, et détermine tous les accidens qu'entraîne la compression.

Les pulsations qu'offrent les tumeurs formées par les végétations de la dure-mère, en sont le signe le plus caractéristique. C'est un mouvement exclusivement et parfaitement isochrone aux battemens du cœur; il est communiqué à la dure-mère par le cerveau, qui le reçoit lui-même de l'ensemble des artères placées à sa base (1).

Les tumeurs fongueuses de la dure-mère sont une maladie grave, et presque constamment mortelle. Aucun remède ne peut leur être appliqué avant qu'elles paroissent au-dehors, et qu'on ait reconnu leur véritable nature. Les saignées et les

---

(1) C'est un mouvement de locomotion bien différent de l'expansion que peut produire la stagnation ou le reflux du sang des veines, dans les cas où la respiration est gênée par quelque obstacle. Il y a la même différence entre le mouvement artériel du cerveau et cette turgescence veineuse, qu'entre les battemens des tumeurs placées au voisinage des artères, et qui reçoivent de ces vaisseaux l'impulsion qui les agite, et les dilatations pulsatives des véritables anévrismes, dilatations dans lesquelles la masse entière de la tumeur se développe. Si l'on s'est tant de fois mépris sur la nature des tumeurs anévrismales, faute d'avoir fait assez d'attention à cette différence du mouvement pulsatoire, faut-il donc s'étonner que tant d'anatomistes se méprennent sur la véritable cause des mouvemens cérébraux?

évacuans sont les seuls moyens qu'on puisse mettre en usage lorsque les douleurs vives se font sentir dans un endroit du crâne, à la suite d'un coup ou d'une chute. Le traitement mercuriel devroit être employé, si l'on soupçonnoit l'existence de la siphilis. Enfin, lorsque la tumeur se manifeste à l'extérieur, reconnoissable aux circonstances qui l'ont précédée, aux douleurs qui l'accompagnent, et qui cessent quand on la réduit, aux battemens qu'elle présente; il faut inciser crucialement le cuir chevelu, après avoir rasé la tête, relever les lambeaux en les disséquant avec précaution, appliquer plusieurs couronnes de trépan autour de la portion du crâne que la tumeur a détruite, agrandir cette ouverture, en enlevant avec la gouge et le maillet les parties qui restent dans l'intervalle des couronnes, à moins que l'os étant fort aminci, il ne suffise du couteau lenticulaire pour opérer cette perte de substance.

La base de la tumeur mise à découvert, on cerne la portion de la dure-mère, d'où elle s'élève, et on en fait l'ablation complète.

Cette opération n'est indiquée qu'aux cas où la tumeur occupe la région supérieure de la tête : est-elle située prés de l'oreille, a-t-elle détruit les parois de l'orbite, son ablation est impossible. L'instrument tranchant est bien préférable, soit aux caustiques, soit à la ligature; les premiers peuvent étendre leur action jusqu'au cerveau; la seconde, par les vives douleurs qu'elle causera, peut amener l'inflammation des méninges et du cerveau lui-même, le délire et la mort. Ce n'est pas que le contact de l'air, et l'irritation que produit la section de la dure-mère, ne puissent entraîner ces accidens; mais ils sont toujours moins à craindre qu'après l'emploi des deux autres procédés.

ENCÉPHALOCÈLE.

G. L'encéphalocèle, ou hernie du cerveau, est plutôt un vice de conformation que les enfans apportent en naissant, qu'une véritable maladie. Cette espèce de monstruosité, presque toujours incompatible avec la vie, consiste tantôt dans la sortie de la plus grande partie du cerveau au travers de la fontanelle supérieure et postérieure, de manière que l'enfant vient au monde portant sur le derrière de la tête un sac volumineux qui pend jusqu'à la nuque, comme on en voit plusieurs exemples dans les cabinets de la Faculté de Médecine de Paris. Dans ces exemples fournis par des enfans nés à l'hospice de la Maternité, on conçoit que le petit monstre a dû cesser de vivre au moment où il est venu à la lumière. Lorsqu'au contraire le cerveau proémine seulement et soulève une fontanelle de manière à former une tumeur du volume d'un œuf, comme dans la seule observation d'encéphalocèle que contient le Mémoire de Ferrand sur cette maladie, une pression douce mais soutenue peut en opérer insensiblement la réduction : la fontanelle se durcit et l'enfant continue de vivre. L'encéphalocèle n'est point toujours une maladie primitive. Le plus souvent elle est la suite d'une grande perte de substance aux parois du crâne ; ainsi, l'on a vu, à la suite de certaines fractures, de l'application de plusieurs trépans, ou de caries considérables, le cerveau obéir à l'impulsion que lui communiquent ses artères, et franchir les limites de sa cavité ; d'autres fois, l'ossification tardive des fontanelles devient cause de la hernie cérébrale. Presque toutes nos maladies ne sont que des exagérations des phénomènes physiologiques. Nous avons vu dans l'article précédent, que la dure-mère offre, sur un grand nombre d'individus, les rudimens ou les germes de ces tumeurs fongueuses qui atteignent, dans certains cas, un tel degré de développement, qu'elles se montrent au-dehors, après avoir détruit les parois du crâne. Il en est de même par rapport à l'encéphalocèle. Les impressions digitales sont les indices de cet effort continuel qu'exerce le cerveau contre les parois de sa cavité, et de sa tendance à faire hernie. Les fontanelles restent-elles trop long-temps cartilagineuses, cette action exercée contre les points non ossifiés et plus foibles, les soulève ; de sorte que, dans ces endroits, le cerveau commence à s'échapper. Mais le durcissement des os ne tarde pas à augmenter la résistance des fontanelles ; des bornes insurmontables sont mises aux progrès ultérieurs de la maladie. Seulement, l'individu conserve une proéminence plus ou moins marquée dans les lieux qu'occupoient les fontanelles. L'existence de ces bosselures est remarquable sur toutes les têtes d'une certaine grosseur. Je me suis assuré qu'elles s'étendoient le long des sutures, sur les individus dont la tête avoit un volume énorme, visiblement dû à son ossification tardive.

Soutenir les fontanelles, par une pression égale, en couvrant la tête du nouveau-né avec une calotte de cuir bouilli, employer des moyens compressifs analogues, dans les cas où la substance du cerveau s'échappe par des ouvertures faites aux parois du crâne ; tels sont les remèdes contre l'encéphalocèle. La substance du cerveau est-elle à nu, à la suite d'une plaie de tête; l'encéphalocèle dépend-elle de la turgescence, ou d'un véritable développement de l'organe ; l'excision par l'instrument tranchant, une compression douce et modérée, sont les meilleurs moyens de la réprimer.

Le cerveau n'est point la seule partie de l'encéphale qui puisse, par suite de l'ossification tardive des fontanelles, franchir les limites de sa cavité; le cervelet peut offrir des exemples de ces sortes de hernies qui méritent le nom de parencéphalocèles. On a lieu d'être surpris du silence absolu que gardent les auteurs sur cette espèce particulière de vice de conformation ou de maladie; on a lieu de présumer qu'elle n'est point excessivement rare. Deux faits de ce genre se sont offerts dans le cours de l'année 1813, à l'observation de notre estimable collègue M. le professeur Lallement, qui a eu la bonté de me les communiquer. Je rapporterai textuellement l'histoire qu'il en a tracée :

« Marguerite Recorda, âgée de vingt-trois ans, d'un tempérament pléthorique, réclama mes soins, le 20 mars 1813, pour une légère ophthalmie. Depuis son enfance, elle étoit dans un état d'imbécillité, et portoit à l'occiput une tumeur qui, d'abord du volume d'une noisette, avoit acquis par suite celui d'un œuf de poule. Cette tumeur mobile, indolente, d'une moyenne consistance, à base étroite, présentoit tous les caractères d'une loupe.

» M'étant décidé à l'opération, je circonscrivis par une incision la base de la tumeur, et procédai de suite à la dissection. Mais je fus bientôt frappé par une couleur d'un blanc vif et brillant, qui se fit apercevoir dans un des points de cette base; cette couleur se reproduisant dans plusieurs autres endroits, je crus y reconnoître la coloration de la dure-mère. Je fis part de mes doutes aux élèves présens, et, par le doigt indicateur porté dans l'incision, j'acquis la certitude que la base de la tumeur étoit inscrite dans un cercle osseux, formé dans l'épaisseur de l'occipital. Je suspendis l'opération, et déclarai aux élèves que je redoutais les plus fâcheux résultats. La malade pansée et remise au lit, n'éprouva rien le jour de l'opération. Le lendemain pouls dur, céphalalgie violente (saignée du bras, boissons délayantes); prostration, vomissemens d'une bile verdâtre, de plus en plus fréquens, rebelles aux antispasmodiques, etc., et continuels jusqu'à la mort, qui arriva le huitième jour de l'opération.

» Autopsie cadavérique. La voûte du crâne enlevée laissa voir le cerveau dans l'état naturel; mais la portion de dure-mère qui forme la partie postérieure de la tente du cervelet, s'engageoit dans une ouverture de l'occipital, régulièrement arrondie du diamètre de trois lignes. Cette production de la dure-mère étoit recouverte, par sa face externe, d'un tissu cellulaire très-dense. Sa face interne renfermoit un prolongement des deux lobes du cervelet, du volume d'une noisette; plusieurs foyers de suppuration furent découverts dans l'épaisseur de cet organe. Cette pièce modelée en cire fut déposée dans les collections de la Faculté de médecine.

» Quelques jours après la communication de ce fait intéressant, M. Baffos, chirurgien en chef à l'hôpital des enfans, me fit voir un de ses malades, chez lequel il soupçonnoit une semblable affection. Je confirmai ses doutes, et peu de temps après, la mort du malade permit de vérifier mon assertion. L'ouverture du cadavre présenta une tumeur située dans le même lieu, et formée des mêmes parties que celle dont j'avois fait l'observation ».

La production des hernies du cervelet n'est point, comme celle des hernies du cerveau, favorisée par l'existence des fontanelles. Les points dont l'ossification est le plus tardive, se trouvent ici vers le contour de l'ouverture occipitale; en sorte que l'on peut conjecturer avec vraisemblance, qu'une petite tumeur fongueuse ou végétation de la dure-mère aura, dans les deux cas rapportés, détruit l'occipital pour se porter au-dehors entraînant les méninges. Celles-ci auront alors offert un sac dans lequel se sont prolongés les lobes du cervelet. Quelle que soit la valeur de cette explication, la connoissance des faits précédens doit engager les praticiens à user d'une grande circonspection lorsqu'ils ont à traiter des tumeurs indolentes situées à la partie supérieure de la nuque.

C'est par l'hydrocéphale, les tumeurs fongueuses de la dure-mère et l'encéphalocèle, que nous terminons ce qui est relatif aux maladies de l'appareil sensitif. L'on est redevable à Morgagni de la véritable théorie de l'hydrocéphale et du *spina bifida* (*Epistola XII*). Camper a fait un heureux emploi de toutes les connoissances acquises jusqu'à lui sur ces deux affections (Mémoires de la Société de Médecine, années 1784 et 1785). Louis a placé au commencement du cinquième volume de l'Académie de Chirurgie, une excellente Monographie des tumeurs fongueuses de la dure-mère. Les Mémoires insérés par Lapeyronie et Ferrand, dans le même Recueil, renferment les idées les plus justes sur l'encéphalocèle.

C'est dans ces sources précieuses qu'on peut puiser la connoissance plus particulière des faits, dont l'exposition eût exigé des détails étrangers à la nature de cet ouvrage.

CLASSE TROISIÈME.

MALADIES DE L'APPAREIL LOCOMOTEUR.

Deux systèmes d'organes, les muscles et les os, forment cet appareil par leur assemblage. Bien différens sous le rapport de leur structure et de leurs propriétés vitales, les muscles et les os ne le sont pas moins relativement à leurs maladies. Cette classe se trouve donc naturellement divisée en deux ordres, dont chacun est lui-même partagé en deux genres, également établis sur un fondement physiologique. En effet, si les tendons et les aponévroses ne ressemblent point aux muscles, les cartilages, les ligamens, toutes les parties articulaires ne diffèrent pas moins de la substance osseuse, soit dans l'état sain, soit dans l'état malade. Le tableau suivant présente la classification et la nomenclature de ces diverses affections.

CLASSE TROISIÈME.

Ier ORDRE.
Maladies du système musculaire.

- **Ier GENRE.** *Lésions des muscles.*
  - *Physiques.*
    - Contusions.
    - Divisions.
    - Ruptures spontanées.
    - Déplacemens. Hernies musculaires.
  - *Organiques.*
    - Dégénérations cancéreuses.
    - Conversion des muscles en graisse.
  - *Vitales.*
    - Augmentation de la contractilité. Tétanos. Catalepsie.
    - Diminution. Asthénie musculaire.
    - Abolition. Paralysie.
    - Aberrations. Convulsions.

- **IIe GENRE.** *Lésions des parties tendineuses.*
  - Division.
  - Ruptures
    - du tendon d'Achille et du calcanéum,
    - du tendon des extenseurs de la jambe,
    - de la rotule et de son ligament inférieur,
    - du tendon des extenseurs de l'avant-bras et de l'olécrâne.
  - Ganglions ou tumeurs enkistées dans la gaine des tendons.
  - Dénudations.
  - Exfoliations.
  - Déchiremens des aponévroses.

IIe ORDRE. *Maladies du système osseux.* Voyez le tableau placé à la tête du troisième volume.

ORDRE PREMIER.

MALADIES DU SYSTÈME MUSCULAIRE.

GENRE PREMIER.

LÉSIONS DES MUSCLES.

A. Il nous reste peu de choses à exposer touchant les contusions et les divisions des muscles, après ce que nous avons dit en traitant des divers genres de plaies. La contusion engourdit momentanément le muscle frappé, lorsqu'elle est légère; va-t-elle jusqu'à déchirer son tissu, l'inflammation en est la suite; enfin, la chair est-elle réduite en une sorte de bouillie, des dépôts se forment, un pus sanieux s'écoule après leur ouverture.

B. La contractilité, dont sont éminemment doués les organes musculaires, fait de leur action la cause la plus puissante de l'écartement des lèvres d'une plaie. Cette propriété, toujours active, rend cet écartement de plus en plus considérable, et l'on seroit embarrassé pour lui assigner un terme invariable. En effet, quoique les deux bouts d'un muscle coupé en travers s'éloignent d'autant plus, que ses fibres ont plus de longueur, diverses circonstances peuvent augmenter l'étendue de cet écartement. C'est ainsi qu'après l'amputation d'un membre, de la cuisse, par exemple, les chairs remontent bien davantage, lorsque le sujet, épuisé par l'abondance de la suppuration, passe de l'embonpoint au marasme extrême, que dans les cas où l'amaigrissement étant moins complet, les muscles restent mieux contenus dans leurs gaînes celluleuses. Il en seroit de même de deux individus dont l'un seroit pansé avec des substances douces et relâchantes, tandis que la plaie de l'autre seroit chaque jour irritée par des applications intempestives : à coup sûr, toutes choses égales d'ailleurs, la rétraction consécutive s'étendroit plus loin chez le dernier.

Quelque courtes que puissent être les fibres d'un muscle coupé en travers, avec quelque soin qu'on rapproche et qu'on maintienne en contact les bords de la division, quelque ingénieux que soient les bandages et appareils qu'on emploie pour obtenir la réunion immédiate des parties divisées, elle se fait toujours au moyen d'une intersection celluleuse, intermédiaire à la faveur duquel le muscle conserve ses fonctions, et ne perd pas sensiblement de sa force. Cette qualité dans un muscle, dépendant du nombre de ses fibres, et la section complète doublant le nombre de ces dernières, la puissance de l'organe devroit offrir la même augmentation ; mais cette substance celluleuse cédant à la traction qu'exercent les deux bouts du muscle coupé, et consumant inutilement une partie de leur effort, empêche ainsi qu'on ne s'aperçoive de l'augmentation réelle de la force absolue. Il en est alors du muscle affoibli dans sa partie moyenne, endroit vers lequel ses deux extrémités sont ramenées au moment de la contraction, comme d'un tel athlète qui ne peut employer utilement toutes ses forces lorsqu'il combat sur un terrain glissant, et qu'il est dépourvu d'un point d'appui solide. Concluons de tout ceci, que la section d'un muscle, en détruisant pour jamais sa continuité, car la réunion ne s'obtiendra qu'à la faveur d'une intersection celluleuse, ne nuit pas sensiblement à sa force. C'est donc à tort que les anciens regardoient la division totale de ces organes comme une cause de la paralysie. Dans beaucoup de cas, néanmoins, la force effective des muscles est réellement moindre après qu'avant la blessure. Cela arrive lorsque l'art n'ayant rien fait pour maintenir les extrémités divisées dans le plus grand rapprochement possible, la substance celluleuse qui se développe dans leur intervalle, est trop longue, et par conséquent trop mince, trop foible, trop extensible : constamment sa longueur nuit à sa force.

Dans toute plaie des muscles, attachez-vous donc à procurer la réunion la plus exacte des bouts séparés; et sans vous flatter de l'obtenir immédiate, faites que le moyen d'union ait une telle solidité, que la force de l'organe ne soit pas notablement diminuée. Le muscle est-il adhérent à l'os, la cicatrice forme, après la guérison, une bride adhérente, qui produit inévitablement cet effet.

C. La rupture spontanée des muscles dépend de leur contraction trop violente; leurs fibres se déchirent; il en résulte une plaie intérieure, maladie très-grave, par les accidens dont on l'a vue presque toujours suivie. Ces ruptures des muscles sont infiniment rares; et on auroit lieu de s'en étonner, si l'on ne savoit que la propriété dont ces organes sont animés au plus haut degré, milite constamment contre la solution de continuité de leurs fibres. Dans les violens efforts, les os se fracturent, les tendons se rompent; mais rarement la fibre musculaire elle-même souffre ces ruptures qu'occasione son excessive contraction. Les mauvaises directions dans lesquelles les muscles exercent leurs efforts, semblent, dans certains cas, avoir été la cause de la maladie qui fait le sujet de cet article.

Une vive douleur se fait sentir au moment où la rupture s'effectue; souvent un craquement est entendu au même instant, et le malade perd la faculté d'agir dans la partie blessée. Les faits suivans serviront à faire connoître cette maladie, dont Borelli et Haller, qui ont traité si amplement des muscles et de leurs usages, ne font aucune mention. Un vinaigrier tâche de soulever un baquet, et n'y parvient qu'en redoublant ses efforts. Au moment où il surmonte cette résistance, une douleur très-vive se fait sentir dans la région lombaire droite; elle s'apaise, mais bientôt redouble de violence, et cause l'insomnie. On le saigne, puis on le conduit à l'hospice de l'Ecole de Médecine.

La région lombaire offroit une petite tumeur à l'ouverture de laquelle s'écoula une demi-pinte de pus; la cuisse, du même côté, se tuméfia; enfin, le malade mourut après une série d'accidens trop longs à détailler. L'ouverture du cadavre fit voir une rupture considérable dans le muscle psoas du côté droit (1).

Un garçon plâtrier ployoit sous le poids d'une hotte remplie de chaux, de ciment et d'autres débris. Il heurte un pavé, et tombe à la renverse, entraîné par le fardeau. Dans l'effort qu'il fait pour prévenir la chute, il contracte les muscles droits de l'abdomen, avec un tel degré de violence, que les fibres de la partie supérieure de ces muscles se rompent en travers. Il éprouva une douleur atroce; appelé dans le moment même, je reconnus à travers la peau, l'enfoncement qui résultoit de la séparation des fibres; bientôt le gonflement inflammatoire empêcha de le sentir. Des cataplasmes émolliens et narcotiques, une saignée proportionnée à la force de l'individu, le repos pendant trois semaines, la flexion du tronc, retenu dans cette situation par des oreilles qui éle-

---

(1) Observation insérée par M. Déramé, dans le premier volume des Mémoires de la Société médicale.

voient la tête et les jarrets, sous lesquels ils étoient placés, suffirent pour obtenir une guérison complète. L'on sent aujourd'hui dans l'endroit où la rupture s'est opérée, un léger enfoncement, plus remarquable pendant la contraction du muscle, que durant son relâchement.

Ces ruptures, d'une certaine étendue, sont rares; celles d'un petit nombre de fibres s'observent bien plus souvent. Qui n'a éprouvé de vives douleurs dans les lombes, pour avoir voulu redresser avec force le tronc fortement courbé? Ces douleurs, extrêmes dans le premier instant, se dissipent, et n'existent plus au bout de quelques jours; dans quelques cas néanmoins, elles sont plus opiniâtres. Un officier, en faisant les plus violens efforts pour chausser des bottes trop étroites, entendit un craquement distinct dans la région lombaire, éprouva au même moment les douleurs les plus vives, et l'impossibilité presque absolue de faire le moindre mouvement. Arrivé près du malade, j'examinai la région des lombes: déjà un léger gonflement se manifestoit dans le siége de la douleur, sur le côté gauche de la colonne lombaire. La moindre pression sur ce point augmentoit beaucoup les souffrances. Je fis saigner le malade; je prescrivis un bain tiède, en recommandant d'y rester au moins deux heures. Les douleurs diminuées ne se calmèrent pas tout-à-fait. Je fis appliquer sur la partie douloureuse un large cataplasme, obtenu par l'ébullition d'une demi-livre de mie de pain dans une pinte d'eau, qui tenoit en dissolution un gros d'extrait gommeux d'opium. Cette application relâchante et narcotique, continuée pendant trois jours, dissipa les douleurs, et fit disparoître le gonflement; des embrocations huileuses achevèrent la cure.

Quelques auteurs témoins de ces souffrances qui suivent la violente contraction des muscles, en ont accusé l'éraillement des aponévroses, le déchirement des fibres tendineuses et aponévrotiques; mais les connoissances physiologiques actuelles ne permettent point d'admettre cette explication. Ces parties blanches, irritées, déchirées, sur un animal vivant, ne lui font éprouver aucune douleur. Ainsi donc, toutes ces douleurs musculaires, aiguës, et de peu de durée, qui surviennent à la suite d'un effort considérable, doivent être rapportées aux ruptures de la fibre charnue, et traitées par les saignées, les bains, les applications narcotiques, et le repos de la partie malade.

Les ruptures de la fibre musculaire s'opèrent fréquemment dans les muscles du mollet. Ces organes si puissans par la multiplicité de leurs fibres, destinés par la nature aux efforts les plus considérables, rompent le tendon d'Achille et le calcaneum, dans leurs violentes contractions : mais plus souvent encore, l'effet se borne au déchirement d'un certain nombre de leurs fibres : la douleur, une espèce d'engourdissement qu'on éprouve dans le mollet, une sensation semblable à celle qui résulteroit d'une percussion assez forte, sont les symptômes par lesquels se manifeste cette rupture. Peu grave d'abord, elle cause bientôt le gonflement de toute la jambe, et la difficulté de fléchir le pied, en sorte que les malades marchent sur sa pointe.

J'observai en l'an XII, précisément à la même époque, trois cas de cette espèce. M. W..., chef de division à la préfecture du département de la Seine, traversoit la place du Carrousel, lorsqu'il se sent comme frappé au bas du mollet. Il se retourne, et ne voit personne. Il ne put non plus apercevoir de corps qui l'eût frappé. La douleur fut sourde d'abord; le lendemain, lorsque le malade voulut se lever, elle fut plus vive, la jambe se tuméfia, il ne pouvoit marcher que le pied fortement étendu, en appuyant sur sa pointe. Le repos et les calmans ont dissipé ces symptômes.

M. P. G. M...., homme de lettres distingué, éprouva en marchant une sensation semblable. Il se crut frappé au mollet, et ne put rien voir autour de lui qui vînt à l'appui de cette idée. La douleur étoit vive, la jambe gonflée; on crut à la rupture du plantaire grêle; le docteur Léveillé fit appliquer des émolliens. J'eus occasion de voir le malade, et je lui conseillai d'y associer les narcotiques. La guérison ne se fit pas long-temps attendre.

Le sieur B...., maître cordonnier dans la Garde de Paris, posa le pied au défaut d'un pavé, de manière que son talon, manquant de soutien, s'enfonça dans le trou, heureusement peu profond. Dans l'effort qu'il fit pour prévenir la chute en arrière, il sentit quelque chose se déchirer dans le mollet, une vive douleur s'y fit sentir. Sa guérison, traversée par le scorbut, a été difficile.

M. D..., négociant, en descendant son escalier, éprouve une douleur subite dans le mollet de la jambe droite; elle fut assez vive pour le forcer à s'asseoir sur la marche voisine, et à attendre que ses domestiques le reportassent dans son appartement. J'arrivai deux heures après l'accident; la douleur étoit légère, et ne se faisoit sentir qu'au moment où le malade vouloit essayer quelque mouvement du pied. J'appliquai autour de la jambe des compresses trempées dans une forte dissolution d'extrait gommeux d'opium : cette application renouvelée chaque jour, mais surtout le repos de la partie et des bains tièdes, empêchèrent qu'il survînt aucun gonflement. Le malade marchoit dans son appartement sans fléchir la jambe sur la cuisse, ni le pied sur la jambe; de sorte que tous les mouvemens du membre malade se passoient dans l'articulation de la hanche. Au bout de trois semaines la guérison fut entière; cependant plus de deux mois après, lorsque M. D... vouloit étendre ou fléchir fortement le pied sur la jambe, il ressentoit une douleur sourde dans l'endroit de la rupture, et se trouvoit ainsi averti de ne pas porter plus loin le mouvement.

Les symptômes dépendans du déchirement de quelques fibres dans les muscles du mollet, ont été attribués, par le plus grand nombre des auteurs, à la rupture du tendon du plantaire grêle. La longueur de ce tendon, son peu d'épaisseur, semblent devoir faciliter cette rupture; mais quelle force peut l'opérer? Le muscle est aussi foible que le tendon; l'adhérence de celui-ci au tendon d'Achille, augmente sa force, et l'on ne conçoit guère comment la rupture de ces deux parties peut avoir lieu séparément. Quels signes indiquent la rupture du plantaire grêle? les mêmes qui dénotent le déchirement de quelques fibres charnues : le bruit analogue au claquement d'un fouet, peut-il être distinctement perçu au moment de la rupture? ce bruit est-il possible au milieu des parties molles, et dans un espace où il n'existe pas d'air dont les vibrations puissent le produire? On ne peut donc s'empêcher de rapporter au déchirement des fibres musculaires, les symptômes attribués par les auteurs, à la rupture du tendon du plantaire grêle.

D. Les muscles peuvent-ils se déplacer, changer de direction, ou même éprouver des luxations? Quelques auteurs, tels que Félix Plater, Van-Swieten et Lieutaud, avoient décrit cette maladie plutôt comme possible que comme observée. Pouteau en fit l'objet particulier de ses recherches; selon lui, deux muscles se contractant simultanément, peuvent chasser celui qui les sépare, de la même manière qu'un noyau de cerise est lancé par les doigts qui le pressent latéralement : tant que les enveloppes aponévrotiques de nos membres conservent leur intégrité, la pression qu'elles exercent sur les muscles, contient ceux-ci, et doit prévenir ces déplacemens. Les muscles longs et grêles en sont seuls susceptibles. Pouteau en convient lui-même ; or, ce sont précisément ceux que la nature a le mieux garantis des déplacemens, en les recouvrant d'aponévroses plus épaisses et plus résistantes. Ce que Pouteau appelle luxations des muscles, mérite plutôt le nom d'entorse : lorsqu'un de ces organes se contracte dans une mauvaise position de la partie, lorsque, par exemple, le tronc étant courbé, et en même temps tourné comme pour regarder de côté, nous faisons effort pour le redresser, alors il n'est point rare que les muscles des lombes éprouvent un tiraillement douloureux, sans que l'effet aille jusqu'à la rupture de leurs fibres.

Le véritable déplacement des muscles est toujours la suite de l'éraillement des aponévroses. Supposez, par exemple, que l'aponévrose *fascia lata*, ait été incisée dans une partie de sa longueur, les muscles qu'elle retient autour du fémur auront bientôt fait hernie à travers la plaie ; tuméfiés après cette sortie, ils se trouveront étranglés par l'ouverture qui leur avoit donné issue : de là se déduit la nécessité du débridement dans les plaies d'armes à feu.

Tout autre déplacement est difficile à concevoir. Pouteau, d'ailleurs si ingénieux dans ses explications, n'en cite aucun exemple positif. La seule observation qu'il rapporte, offre bien plutôt les symptômes d'un état spasmodique dans les muscles du cou, et peut-être d'une luxation incomplète des vertèbres cervicales, qu'elle ne prouve l'existence d'un déplacement du splénius. Un homme saute de la hauteur de trente pieds, pour s'évader d'une prison : il ressent, dans le même instant, une douleur si violente dans les extenseurs du pied et de la jambe, qu'il ne peut faire un pas de plus. L'ecchymose qui suivit fut considérable. Ce fait ne prouve point un déplacement, mais une distraction violente des muscles, avec déchirement de leurs fibres, de leurs nerfs et de leurs vaisseaux. C'est seulement dans la critique de ce Mémoire, que l'auteur d'un libelle intitulé, *Avis d'un serviteur d'Esculape*, combat Pouteau avec avantage. Partout ailleurs, il substitue au raisonnement les injures les plus grossières. Le titre seul du chapitre (1), dans lequel il réfute la possibilité des luxations musculaires, suppose l'oubli profond de toute convenance.

Ces expressions vulgaires de nerfs croisés, tressautés, chevauchés, employées chaque jour par d'ignorans renoueurs, sont dues, suivant Pouteau, à ce que le premier qui les a employées, aura

---

(1) De la Luxation du bon sens de Pouteau.

senti fuir sous ses doigts quelque partie inconnue; mais ces termes, non plus que cette sensation, ne prouvent point que les muscles ni leurs tendons puissent se déplacer; des enveloppes aponévrotiques, des gaînes tendineuses, des coulisses, des anneaux ligamenteux, s'opposent à ces déviations; elles ne peuvent avoir lieu qu'après leur rupture. Pouteau s'est donc trompé sur la possibilité des luxations spontanées des muscles; mais il faut avouer qu'il est très-spécieux dans les raisonnemens dont il étaie son hypothèse; il seroit difficile de soutenir avec plus d'esprit une plus mauvaise cause.

Un jeune homme, âgé d'environ quinze ans, portoit, sous le deltoïde du côté droit, une tumeur du volume d'un œuf d'oie. C'étoit une exostose; elle s'élevoit de la partie supérieure et externe de l'humérus, entre les tubérosités et l'empreinte deltoïdienne. Le muscle soulevé et élargi étoit plongé dans une sorte de stupeur, et les mouvemens de l'extrémité difficiles. M. le professeur Dubois, s'étant assuré qu'il n'existoit entre le deltoïde et la tumeur que des adhérences celluleuses, exécuta l'opération suivante. Il commença par faire, vers le bord antérieur, puis vers le bord postérieur du deltoïde, une incision longitudinale, longue de trois à quatre pouces; puis introduisant le doigt entre le muscle et la tumeur, il détruisit les adhérences cellulaires qui les unissoient. Cela fait, il glissa une lame de scie à plat, entre le deltoïde et l'humérus, au-dessus de l'exostose ; puis adaptant le manche et le corps de l'instrument à la lame, il scia facilement de haut en bas, la base de la tumeur, puis en fit l'extraction, après l'avoir ainsi détachée. La plaie s'est cicatrisée assez rapidement, et le malade a recouvré toute la liberté des mouvemens du membre.

TÉTANOS.

E. Les auteurs ont fait consister le tétanos dans la contraction spasmodique de tout le système musculaire. La contractilité est principalement augmentée dans une portion de ce système : les extenseurs, plus foibles que les fléchisseurs (1), se trouvent accidentellement doués d'une force prédominante. La prépondérance des fléchisseurs cesse, la supériorité échoit à la partie du système musculaire qui est naturellement plus foible. Ce tétanos vous offre donc l'entier renversement des phénomèmes et des lois de l'économie vivante ; sa gravité se trouve expliquée par le seul fait d'une aberration si complète du principe de la contractilité musculaire. Ajoutez que de tous les systèmes organiques qui entrent dans la composition de la machine humaine, le musculeux tient le premier rang pour la masse. Or il est impossible que toutes ses parties entrent à la fois dans une excitation

---

(1) Nouveaux Élémens de Physiologie, Tome II.

soutenue et violente, sans que le cœur et le cerveau ne dirigent de ce côté-là presque toute leur influence, sans que le sang et le principe nerveux, ces deux élémens de la vie, n'éprouvent dans leur distribution et dans leur cours, les désordres les plus funestes.

Le tétanos n'affecte point tous les muscles à la fois ; il envahit par degrés les diverses parties de ce système, commence par les releveurs de la mâchoire, et s'étend de proche en proche, aux muscles du dos, de la nuque, puis aux extenseurs de tous les membres.

On donne le nom de *trismus* au mal consistant uniquement dans le serrement des élévateurs de la mâchoire inférieure; *ophisthotonos* est le terme sous lequel on le désigne quand il y a de plus extension forcée du tronc, renversement de la tête sur la nuque ; enfin, on appelle *emprosthotonos*, le tétanos avec flexion de toutes les parties, courbure en avant ; mais cet état opposé à l'*ophisthotonos*, et qui consiste dans la contraction spasmodique des fléchisseurs, est un accident bien différent du tétanos, relativement à sa marche, et surtout sous le rapport de sa gravité.

On en peut dire autant du *pleurosthotonos*, ou courbure latérale du tronc. Mercurialis en a nié la possibilité ; Fernel, Morgagni, d'après Valsalva, Dehaen, en rapportent des exemples; et récemment le docteur Rogery en a communiqué une observation dans le Journal de médecine ; enfin, le tétanos tonique dans lequel la rigidité est universelle, ne me paroît nullement différer de l'ophisthotonos, puisque, dans ce dernier état, il y a roideur générale, contraction de tous les muscles soumis à l'empire de la volonté, quoique le spasme soit plus violent dans les extenseurs.

Je le répète, le tétanos véritable n'est autre chose que l'ophisthotonos, dont le trismus peut être considéré comme le premier degré ; cette seule variété de la maladie marche avec une effrayante rapidité ; seule, elle se montre rebelle à nos remèdes, lorsqu'elle est arrivée à un certain degré : *hoc tetani genus fabricæ corporis humani maximè violentum*, dit Trnka, dans un ouvrage érudit sur le tétanos (1).

Le rhumatisme, le ris sardonique, la catalepsie, ont des rapports avec le tétanos ; mais ce dernier diffère essentiellement des autres affections spasmodiques, par sa marche aiguë et son extrême gravité. La roideur gagne les muscles qui servent aux fonctions les plus essentielles à la vie, tels que ceux de la respiration ; ceux de la déglutition, le tube intestinal, en ressentent bientôt l'influence, le cœur lui-même en est atteint, et la mort arrive d'une manière nécessaire.

Un chagrin profond, la présence des vers dans le conduit intestinal, l'irritation exercée par l'air atmosphérique sur la peau délicate des nouveau-

---

(1) *Commentarius de Tetano*. Vindobonæ, 1777.

nés, sous le climat peu salubre des Antilles, mais surtout les blessures où la douleur est vive, les filets nerveux imparfaitement coupés, les parties molles déchirées; telles sont les causes du mal qui nous occupe.

Le tétanos peut encore dépendre d'une frayeur vive, de la rétention des règles, d'une hémorragie ou de toute autre évacuation excessive, de l'action d'une substance vénéneuse, de la répercussion d'un exanthème ou d'une sécrétion brusquement supprimée, comme la transpiration cutanée par l'action du froid. Cette maladie peut encore se présenter comme symptôme fébrile, s'il faut en croire Trnka, qui, traitant par chapitres et très-longuement de toutes les causes du tétanos, rapporte des observations de catalepsie, de mouvemens convulsifs ou d'autres maladies, pour des exemples d'affections tétaniques.

Aucune de ces causes n'est exclusive, quoi qu'en ait dit Noël, de Strasbourg. L'ouverture d'un certain nombre de cadavres d'individus morts du tétanos, lui ayant offert des vers dans le tube intestinal, ce médecin n'hésita pas de publier un ouvrage où il indique la présence de ces animaux comme la cause essentielle de la maladie. Les blessures dans lesquelles il y a section imparfaite des nerfs, déchirement des parties molles; celles où la solution de continuité a exigé un tiraillement considérable, les luxations des articulations ginglymoïdales, avec rupture des ligamens et des tendons; telles sont les causes les plus ordinaires de la maladie. Aussi, de toutes ses espèces, le tétanos traumatique est-il la plus fréquente. Un maçon tomba du haut d'un mur assez élevé, et fut apporté à l'hôpital Saint-Louis, pendant les chaleurs de l'été de 1803. Dans sa chute, il avoit porté sur la pointe des pieds, avoit éprouvé une commotion violente, et nous offrit une luxation complète de la phalange du gros orteil du pied droit, sur le premier os du métatarse; les tendons des longs extenseurs et longs fléchisseurs avoient été extrêmement tiraillés; ceux de l'adducteur et du court fléchisseur étoient rompus, aussi bien que les ligamens de l'articulation; la tête du premier métatarsien sortoit à travers les tégumens déchirés. Il fut très-facile de réduire la luxation. Mais, malgré deux saignées copieuses, la fièvre s'alluma; au bout de vingt-quatre heures, le trismus se déclara; on administra l'opium à forte dose, on tint le malade plongé durant plusieurs heures dans un bain chaud, la roideur tétanique fit des progrès, et le malade mourut sur la fin du troisième jour.

Un tonnelier eut le pied écrasé par une pièce de vin, la gangrène ne tarda pas à s'en emparer; je pratiquai l'amputation de la jambe. Le malade avoit, depuis son accident, de la difficulté à uriner; elle n'étoit point constante; l'urètre n'étoit point rétréci. Ces anomalies dans les fonctions de la vessie me firent mal augurer du succès de l'amputation, que je pratiquai à l'hôpital Saint-Louis, en juin 1814. Effectivement, lorsque tout paroissoit promettre une heureuse issue, avant la levée du premier appareil, les membranes se roidirent, et malgré l'emploi de l'opium combiné avec le carbonate de potasse, le malade périt en trente-six heures, à compter du moment où la fièvre commença de se manifester.

La saison d'été et les climats chauds semblent favoriser cette funeste complication des blessures. La moindre piqûre l'entraîne à sa suite dans les pays voisins de l'équateur. Je tiens de mon collègue à l'Ecole de médecine de Paris, M. Richard, membre de l'Institut, qui a long-temps habité Cayenne, qu'en cette colonie, un règlement de police condamne à de fortes amendes le propriétaire devant l'habitation duquel on trouve des fragmens de verre, des épines, ou tout autre corps capable de déchirer les pieds nus des passans.

Le mal se borne quelquefois au serrement des mâchoires ; le malade n'ouvre que difficilement la bouche, la constriction augmente, il ne peut plus écarter les arcades dentaires, toutes les fonctions de la partie sont empêchées, les masseters sont durs et gonflés, les temporaux présentent le même aspect. Cet état est le plus souvent sans douleurs ; d'autres fois elles sont très-vives dans les muscles contractés. On donne le nom de trismus à cette variété du tétanos. Quoique le serrement des mâchoires soit en général un symptôme fâcheux, il est moins grave en lui-même, que par la rigidité générale dont il n'est que le précurseur. En effet, rarement le tétanos se borne aux releveurs de la mâchoire, bientôt les muscles qui redressent la tête en sont atteints; cette partie s'incline sur la nuque, dont les chairs sont sensiblement gonflées et durcies; les extenseurs du tronc renversent cette partie en arrière, et la courberoient en arc, si ce n'étoit la résistance qu'opposent les apophyses épineuses; le bas-ventre est en même temps fortement retiré en arrière, creux, et dur comme une planche. Enfin, le mal se propage aux extenseurs des membres; les muscles de la fesse, de la partie antérieure de la cuisse et du mollet, étendent le bassin et toute l'extrémité inférieure, les orteils se renversent sur le dos du pied; il en est de même des doigts et de toutes les parties des membres supérieurs.

Le pouls est dur, fréquent, élevé; le spasme s'étend à la langue, aux organes de la déglutition; le malade éprouve une chaleur brûlante, la figure est animée, les yeux brillans, une sueur abondante et visqueuse coule abondamment de toute la surface.

Je n'ai jamais observé que le tétanos traumatique, et j'ai constamment vu que les seuls extenseurs paroissoient être le siége spécial de la maladie. La flexion des membres, les inflexions latérales du tronc, décrites par les auteurs, ne se sont jamais offertes dans les cas que j'ai eus sous les yeux.

Les malades ont tantôt conservé le libre exercice de leur intelligence; d'autres fois, le délire s'en est emparé quelque temps avant la mort. Cette terminaison a toujours eu lieu au bout de cinq ou six jours, à compter de la manifestation du trismus ou serrement des mâchoires, symptôme par lequel le tétanos débute presque constamment. On a cependant mis en usage tous les remèdes imaginables, les bains, les calmans les plus forts, l'opium à haute dose, les sudorifiques, l'alkali volatil, le tout inutilement. Je n'ai jamais vu un seul malade échapper au tétanos bien décidé. Le seul serrement des mâchoires a cédé à l'opium et au camphre administrés à la dose d'une drachme, aux bains tièdes, dans lesquels on tenoit le malade plongé pendant plusieurs heures. Qu'on ne croie point cependant qu'à ce premier degré la maladie soit toujours curable; souvent il est impossible d'en interrompre la marche et d'empêcher le développement des autres symptômes. Cherchons donc à prévenir un mal absolument rebelle à la puissance des remèdes.

Comme la chaleur de la saison, l'influence de l'air et du climat, contribuent beaucoup à son développement, qu'il complique les plaies les plus légères dans les chaleurs d'un été brûlant, que le chagrin et l'état vermineux des premières voies favorisent singulièrement la naissance de cette complication, il faut préserver les blessures du contact de l'air, les panser avec des substances douces et émollientes, tenir le ventre libre par l'administration répétée de doux minoratifs, occuper le malade d'objets qui le réjouissent, ou qui maintiennent son âme dans une douce sérénité, faire briller à ses yeux l'espérance d'une guérison prochaine et d'un sort plus heureux. La douleur est-elle vive et cuisante dans la plaie, le repos, les applications narcotiques, une ou deux saignées, si le sujet est fort et robuste, préviendront le tétanos. Il naît ordinairement à la suite des plaies très-douloureuses ; d'autres fois, la blessure, loin d'être douloureuse, paroît presque insensible.

Rien n'est plus obscur que la véritable nature du tétanos ; le rapport de ses phénomènes avec ses causes, la gravité de ses symptômes, l'inefficacité des remèdes, la contraction des extenseurs persévérant après la mort, ou plutôt remplacée par la dureté de ces extenseurs gonflés, plus rouges que de coutume, et se déchirant par l'effort le moins considérable, tout tient à des causes tellement obscures, que les recherches d'une foule d'observateurs n'ont point encore réussi à déchirer le voile qui les couvre. Lorsqu'à l'aide des remèdes calmans et des narcotiques, on est parvenu à dissiper un trismus commençant, il faut continuer l'usage des mêmes moyens, pour prévenir la récidive. Dans une circonstance, j'ai vu la cessation de l'usage de l'opium, par lequel on avoit heureusement combattu le serrement tétanique des mâchoires, être suivie d'un tétanos qui se développa avec une effrayante rapidité, et fit périr le malade en vingt-quatre heures.

Préserver l'enfant nouveau-né de l'impression trop vive de l'air atmosphérique, et surtout du vent de mer, plus irritant et plus frais, en le tenant dans un appartement bien fermé ; tel est le meilleur moyen de prévenir le tétanos, fatal à un si grand nombre de négrillons en Amérique. Les évacuans et les anthelmintiques préviennent le tétanos produit par la saburre, ou l'état vermineux des premières voies ; les calmans conviennent dans le tétanos produit par une émotion profonde, au moins autant que dans celui qui accompagne certaines blessures.

C'est bien au traitement du tétanos que s'applique sans restriction le précepte donné par Hippocrate dans le sixième aphorisme de la première section, *ad summos morbos, summæ ad unguem curationes adhibitæ, optimè valent*. L'opium, ce médicament héroïque, peut être administré à des doses effrayantes, si l'expérience ne prouvoit point que les organes des tétaniques sont presque insensibles à son action, et si, d'ailleurs, l'extrême danger ne faisoit rejeter des précautions timides. On a vu l'opium donné à la dose de vingt grains par jour, grain par grain et d'heure en heure, n'occasioner ni sommeil ni vertiges, ne produire enfin aucun de ses effets ordinaires, à l'exception d'un léger amendement dans la roideur tétanique. Comme il faut prolonger l'usage du remède jusqu'à l'entière disparition des accidens, on en peut consommer près d'une once dans la cure d'un seul individu, si la roideur est plusieurs semaines avant de se dissiper tout-à-fait. Si, comme c'est le plus ordinaire, la déglutition est très-difficile ou même impossible, ou bien on introduit dans l'estomac l'opium dissous, à la faveur d'une canule de gomme élastique placée dans les fosses nasales, ou bien on l'injecte sous forme de clystère. On est souvent réduit à ce dernier mode d'administration par le serrement des mâchoires et l'impossibilité de la déglutition. Le malade n'a point encore perdu la faculté d'avaler, que déjà l'on ne peut rien introduire dans la bouche par l'effet du trismus, si dès les premiers instans de la maladie on n'a point eu la précaution de placer entre les dents une espèce de bâillon fait avec un ou deux morceaux de bois garnis de linge.

Si le malade est jeune, pléthorique et robuste, il est nécessaire de faire précéder l'emploi de l'opium par une ou deux saignées : or, le tétanos attaque spécialement les individus forts et vigoureux, d'une constitution sanguine et bilieuse. L'utilité de la saignée est facile à sentir, lorsqu'on connoît bien quelle est la manière d'agir de l'opium sur l'économie animale.

L'opium étoit, depuis long temps, placé à la tête des calmans, lorsqu'une secte moderne a prétendu y reconnoître des qualités opposées, et l'a placé parmi les stimulans les plus énergiques, *opium me herclè non sedat*, a dit Brown, le chef de cette école. Le premier effet de cette substance, disent ses sectateurs, est d'accélérer le mouvement du sang, d'activer la circulation capillaire, de provoquer la gaîté, et de produire une excitation voluptueuse des organes génitaux. Il est pour les peuples de l'Orient, ce qu'est le vin pour les habitans de l'Europe; il les réchauffe, les ranime : ils trouvent, dans son usage, l'oubli de leurs peines, et des forces pour de nouveaux plaisirs. Voilà, certes, une puissante objection contre les vertus débilitantes et sédatives attribuées à cette substance. Les sentimens ne sont pas moins opposés, par rapport à ses avantages; d'un côté, Sydenham, *Sylvius de le Boë*, déclarent que, s'ils manquoient de l'opium, ils abandonneroient la pratique de la médecine, tandis que Stalh (1) le considère comme un des poisons les plus funestes.

Mais, laissant de côté tout esprit de système, voici quels sont les phénomènes observables produits par l'usage de l'opium. Les travaux de MM. Weber et Nysten suffisent pour les déterminer. D'abord, la partie résineuse est celle qui jouit de la plus grande activité; la partie aromatique a moins d'énergie. L'opium pris à petite dose, c'est-

---

(1) *Veniet forte tempus ad posteritatem omnibus votis præcipiendum, quo ejus generis facinora severiore quam nudarum dehortationum energiâ compescantur.* De imposturâ opii. *Diss. anno* 1707.

à-dire, à la quantité d'un à deux grains, augmente la force et la rapidité des battemens des artères : cet effet est surtout sensible dans celles qui portent le sang au cerveau. L'intérieur de la bouche et du pharynx se dessèche ; cet état est accompagné d'un sentiment de vigueur et de gaîté: ces effets se soutiennent durant deux heures environ, si la dose ne passe point deux grains d'opium solide ; puis ils disparoissent, et ne laissent après eux qu'un certain degré de constipation. A des quantités plus considérables, les mêmes effets sont plus marqués ; il y a rougeur du visage, des étourdissemens, de la chaleur, du trouble dans les idées, et parfois des sueurs : à cette excitation momentanée, succède un sommeil plus ou moins profond.

Il est donc bien prouvé qu'à petite dose, l'opium commence, ainsi que les boissons spiritueuses, par augmenter le ton des organes et l'activité de leurs mouvemens ; et quel est le médecin auquel la pratique n'en a pas fourni la preuve? Le sirop de diacode mêlé à la dose d'une once, dans des potions pectorales, provoque fréquemment d'abondantes sueurs.

Aussi doit-on s'abstenir de l'opium dans tous les cas de fluxion inflammatoire, de peur d'augmenter la congestion sanguine dans les vaisseaux capillaires de la partie malade, et de déterminer la gangrène au moment où le *collapsus* remplacera l'excitation momentanée.

L'opium produit ce double effet appliqué extérieurement comme pris à l'intérieur. J'ai vu des digestifs opiacés, dont on couvroit les plumasseaux de charpie dans le pansement des cancers au sein, apaiser les douleurs, en occasionant la destruction gangreneuse de la surface ulcérée. En général, l'action de l'opium appliqué comme topique à l'extérieur est moins calmante qu'irritante. Ce remède, excellent contre la douleur nerveuse, accroît au contraire la douleur inflammatoire ; calmant pour la sensibilité cérébrale, il agit comme excitant de la sensibilité nutritive : aussi doit-on dans tous les cas d''nflammation renoncer à son emploi. Un médecin, pour calmer les douleurs causées par la vive irritation de l'urètre dans une blennorrhagie aiguë, crut devoir administrer des pilules d'opium : loin d'apaiser les douleurs et de procurer le sommeil, le médicament déterminoit des érections permanentes, avec douleurs atroces, saignemens, etc.

C'est un usage général d'administrer l'opium aux malades qui doivent subir une opération chirurgicale importante. On leur fait avaler, douze à seize heures avant l'opération, une potion calmante, dans laquelle cette substance entre sous diverses formes, telles que sous celles d'extrait, de laudanum liquide, de sirop de diacode, etc. On se propose, et l'on obtient de cette pratique, une nuit calme, l'éloignement des inquiétudes que cause nécessairement l'attente d'une douleur prochaîne; enfin, l'engourdissement dans lequel l'opium jette la sensibilité, rend plus tolérables les douleurs de l'opération. Après que celle-ci est terminée, on prescrit une nouvelle potion opiacée, pour remplir la même indication. Mais du moment où l'inflammation se développe, lorsque la fluxion s'établit dans les parties que l'instrument a mutilées, il faut en cesser l'emploi, car on contrarieroit le développement des symptômes, l'établissement de la suppuration, on entraveroit la marche de la nature.

Terminons cette digression, peut-être trop prolongée, et disons de quelle manière l'opium doit être administré dans le cas de tétanos. Après avoir tiré sept à huit palettes de sang au malade, on lui donne, d'heure en heure, deux grains d'opium; on en accroît graduellement la dose jusqu'à vingt et trente grains par heure; si l'on n'obtient pas de rémission dans l'intensité des symptômes, on tient le malade plongé dans un bain chaud de 25 à 27 degrés. On peut donner par jour jusqu'à un gros de laudanum liquide; et, chose remarquable, cette quantité ne suffit point pour procurer le sommeil. La susceptibilité nerveuse du tétanique est diminuée à tel point, que l'opium, à une dose qui seroit mortelle dans toute autre condition de l'économie, peut à peine diminuer la roideur musculaire. Si le mal cède, il faut diminuer la quantité du remède, ne pouvant en discontinuer l'emploi sous peine de voir le spasme se renouveler avec un nouveau degré de violence.

La crainte d'augmenter la constipation, symptôme ordinaire du tétanos, ne doit point arrêter dans l'administration de l'opium. Cette constipation tient à la contraction vive et persévérante des sphincters; elle disparoîtra avec les autres phénomènes de la maladie. L'on peut se rendre compte des bons effets de l'opium, de la saignée et des bains tièdes dans le traitement du tétanos; la contraction musculaire s'opère sous la double influence des nerfs et des vaisseaux sanguins, comme nous l'avons établi dans un autre ouvrage (1). Le sang et le principe auquel les nerfs servent de conducteurs, en sont les élémens nécessaires. L'influence de ces deux agens est vicieusement augmentée par le fait de la maladie : le sang pénètre trop abondamment les chairs musculaires; le fluide nerveux s'y dirige d'une manière trop forte et trop soutenue : la saignée et l'opium vont directement, la première, à diminuer la quantité du sang artériel, et le second, à faire cesser l'action trop forte et trop persévérante du centre cérébral sur le système musculaire.

Si le tétanos résiste à l'opium donné à forte dose et aux saignées, il faut substituer à ces remèdes, pour ainsi dire rationnels, divers moyens empiriques, tels que l'emploi alternatif des narcoti-

---

(1) *Voyez* Nouveaux Élémens de Physiologie, Tome II.

ques et des alkalins, les mercuriaux à l'intérieur et sous forme de frictions, le musc, le camphre, l'assa fœtida, le castoréum, soit à l'intérieur, sous forme de pilules, de potions ou de clystères, soit à l'extérieur, en frictions, en embrocations, etc.

L'on peut espérer la guérison quand on observe quelque rémission dans l'intensité des symptômes, et principalement lorsque le malade ne meurt point dans les premiers jours, sans que cependant foi entière doive être ajoutée à cet aphorisme du père de la médecine : *Qui à tetano corripiuntur, in quatuor diebus pereunt. Si verò hoc effugerint, sani fiunt.* Sect. 5, aph. 6.

Après l'opium, auquel on peut associer les bains tièdes prolongés, le camphre et le musc également donnés à haute dose, il faut ranger, sous le rapport de l'efficacité, les sudorifiques, et spécialement l'ammoniaque administrée à la dose de huit à dix gouttes dans un verre d'eau sucrée, ou d'une infusion de plantes sudorifiques. On conçoit qu'une détente générale doit résulter de sueurs abondantes, quel que soit le moyen dont on se serve pour les provoquer. C'est probablement ainsi qu'Ambroise Paré vint à bout de guérir un tétanique en l'enterrant dans le fumier chaud d'une étable.

Les occasions d'observer et de traiter le tétanos traumatique, ont dû être prodigieusement multipliées depuis la fin du siècle dernier ; et l'art doit beaucoup attendre sous ce rapport des travaux de la chirurgie militaire. Je suis assez heureux pour pouvoir consigner ici quelques idées à ce sujet ; elles m'ont été communiquées par mon honorable collègue M. Percy, qui soutient si dignement la gloire de la chirurgie française, dans le service de santé des armées, à la tête duquel il est placé.

Selon lui, nul n'a mieux établi qu'Hippocrate, et n'a mieux connu les différentes variétés du tétanos telles que; 1°. le *trismus syderans*, ou cette variété de la maladie, dont l'invasion est subite et qui tue l'individu en moins de vingt-quatre heures; 2°. le *tetanos acutus*, qui fait périr les malades dans les quatre jours, et le tétanos que l'on pourroit nommer chronique, en comparant sa marche à la rapidité des précédens : celui-ci étend sa durée jusqu'au quatorzième jour ; c'est des trois espèces la moins fâcheuse.

La cause de cette funeste complication des plaies existe moins dans une température brûlante ou glacée, que dans les passages brusques du froid au chaud, ou de la chaleur au froid. Le tétanos a fait peu de ravages parmi les nombreux blessés dans la dernière campagne de Pologne et de Prusse, parce que dans l'extrême pénurie des moyens de toute espèce, on pouvoit à peine entretenir du feu dans les salles des hôpitaux, et que les corps étoient comme habitués à ce froid continu. Il faut donc n'admettre qu'avec restriction le dix-septième aphorisme d'Hippocrate, sect. 5, *frigidum enim, has noxas affert, convulsiones, tetanos, nigrores et rigores febriles*. De tous les remèdes essayés contre le tétanos, dans les hôpitaux de l'armée française en Allemagne, aucun, après l'opium, n'a obtenu plus de succès que l'alkali volatil, en frictions sur les parties contractées, et en boisson, c'est-à-dire, mêlé à l'eau à la dose de quinze à vingt gouttes par pinte ; puis les purgatifs drastiques lorsque le serrement des mâchoires et la constriction du pharynx permettent aux malades de les avaler. On a retiré quelques avantages du carbonate de soude, dissous à forte dose dans les boissons, ou servant dans cet état à mouiller des compresses que l'on appliquoit ensuite sur les muscles contractés, et dissous dans les bains où l'on tenoit les malades long-temps plongés. Enfin le mercure a paru jouir d'une action trop lente pour être employé contre une maladie aussi promptement mortelle. En voilà suffisamment pour faire pressentir tout l'intérêt qu'offriroit la publication des faits dont ces résultats sont déduits.

L'amputation peut-elle être rangée parmi les préservatifs du tétanos, dans les cas de plaies avec déchirement et contusion excessive des parties molles ? Ce seroit un de ses avantages, si l'on en croyoit les partisans des amputations pratiquées sur-le-champ ; mais l'expérience n'a-t-elle point démontré mille fois que le tétanos se déclare également à la suite de l'opération ?

F. La contractilité musculaire affoiblie dans le scorbut, et dans le plus grand nombre des affections morbifiques, peut-elle isolément tomber dans cet état de débilité, de manière qu'il constitue une espèce distincte de toute autre maladie? Une trop longue inaction peut y conduire, et l'exercice en est le meilleur remède. Il est bien remarquable que, dans tout affoiblissement des puissances musculaires par un repos trop prolongé, la débilité portant également sur les extenseurs et les fléchisseurs, ses effets sont plus marqués dans les uns que dans les autres. Naturellement moins forts, les muscles extenseurs tombent dans une foiblesse relative encore plus marquée, et le seul exercice de la contractilité dans les fléchisseurs, suffit pour entraîner les membres dans une flexion outrée. C'est ainsi que, dans les affections où le malade reste long-temps alité et immobile, on voit des contractures dans lesquelles le talon touche à la fesse, et les genoux à la poitrine. Toutes les maladies douloureuses des articulations entraînent graduellement la flexion des membres. Elle dépend alors de la cause énoncée, ou bien aussi de ce que les malades préfèrent la position demi-fléchie, dans laquelle les parties articulaires sont relâchées, et les douleurs moins vives. C'est pourquoi, s'y l'on n'y prend garde, et si l'on ne s'oppose, par des moyens mécaniques, à cette tendance qu'ont nos parties pour se fléchir dans la douleur et l'immobilité, les membres, en s'ankilosant, se raccourcissent et prennent la forme la moins avantageuse pour les usages qu'ils seroient encore susceptibles de remplir.

G. La paralysie, suite de la section d'un nerf, de sa compression, ou de sa ligature, est incurable, lorsque ce nerf est le seul qui se distribue aux muscles paralysés. La paralysie des membres inférieurs, du rectum et de la vessie, suite d'une chute sur la portion lombaire de la colonne vertébrale, ou de la commotion de la moelle de l'épine, se traite par les moyens indiqués à l'article des maladies du centre sensitif. La paralysie d'une moitié du corps, autrement l'hémiplégie, est toujours la suite de l'affection cérébrale. La compression du cerveau y donne constamment lieu dans les plaies de tête. L'apoplexie sanguine ou séreuse en est une cause encore plus fréquente : dans ce dernier cas, elle n'est que l'annonce d'une paralysie plus complète et de la mort. Le côté du corps qui n'a point perdu tout-à-fait la faculté de se mouvoir, est tombé dans un engourdissement plus ou moins profond, auquel succède bientôt l'extinction totale des propriétés vitales. Les saignées du pied, les sinapismes, les vésicatoires, le tartre stibié administré en lavage, les purgatifs drastiques, les clystères irritans, l'électricité et le galvanisme, tels sont les remèdes indiqués dans les cas d'hémiplégie. Le malade recouvre-t-il la faculté d'avaler, les mouvemens de la langue redeviennent-ils libres, les mots sont-ils distinctement articulés, la paralysie commence à se dissiper, et l'on doit insister dans l'emploi de ces moyens; mais l'apoplexie est-elle survenue, sans cause évidente, sur une personne âgée, ne tient-elle ni à la rétropulsion d'un exanthème, ni à la suppression d'une hémorragie habituelle, etc., elle est presque toujours incurable.

Les moyens par lesquels on combat la paralysie, doivent être appliqués avant que la maladie soit bien décidée; or, ses symptômes avant-coureurs sont la foiblesse et l'engourdissement de la partie menacée, la déformation des traits du visage, la bouche étant entraînée vers le côté dont les muscles ont conservé toute leur énergie; la difficulté des mouvemens de la langue, la déviation de sa pointe qui se dirige du côté opposé à la paralysie: c'est alors que, par les irritans appliqués à l'estomac, au tube intestinal, à la peau, on cherche à réveiller la sensibilité, en même temps qu'on évacue le principe dont la fixation sur le cerveau détermine la paralysie.

La paralysie ne frappe, dans certains cas, qu'un seul muscle à la fois, et ses effets sont alors bien moins graves. C'est ainsi que le muscle sterno-cléido-mastoïdien, d'un côté, devenant paralytique, la tête est inclinée sur l'épaule opposée, et le menton tourné vers le muscle malade. Le cou se tord de la même manière dans la contraction spasmodique ou convulsive de l'un de ces muscles; mais, dans ce dernier cas, le menton est tourné du côté opposé au muscle malade. Ainsi, quoique bien différentes sous le rapport de la nature, la paralysie et la convulsion de l'un des sterno-cléido-mastoïdiens impriment la même direction à la tête. Il peut arriver que l'on confonde ces deux maladies, comme Vinslow en rapporte deux exemples dans les Mémoires de l'Académie des Sciences, pour l'année 1725. Cette méprise est d'autant plus fâcheuse, que semblables, relativement à leurs effets, ces deux affections exigent un traitement contraire. Le torticolis est-il dû à la contraction spasmodique de l'un des deux muscles, son gonflement, son raccourcissement, sa dureté sensible à travers la peau du cou, la douleur que le malade y éprouve, font bientôt reconnoître le véritable caractère de la maladie : c'est sur le muscle convulsé qu'il faut appliquer les cataplasmes émolliens, les substances calmantes et narcotiques. C'est au contraire sur le muscle paralysé, du côté vers lequel le menton se tourne, que doivent être appliqués les irritans de diverses sortes, employés pour faire cesser la paralysie.

I. Les mouvemens convulsifs consistent en des contractions involontaires et alternatives des différens muscles de nos membres. Cette irrégularité de leur action suppose une distribution inégale du principe de la contractilité, une véritable aberration des loix auxquelles il est naturellement assujetti. Combien sont nombreuses les affections convulsives, depuis le simple hoquet jusqu'aux soubresauts de l'agonie! quelle variété dans leurs causes, depuis les convulsions produites par le rire, jusqu'à celles qui naissent de l'action d'un venin!

La dentition, difficile chez les enfans à la mamelle, la répercussion d'un exanthème, une vive frayeur, la présence des vers dans le conduit intestinal, l'abus des liqueurs alkoolisées, les vapeurs du plomb et du mercure, etc., produisent des tremblemens partiels et généraux, la danse de Saint-Guy, les convulsions des muscles de la voix, les crampes spasmodiques de la poitrine, l'asthme et la toux convulsive, les vomissemens spasmodiques, la colique des peintres, les affections vaporeuses, mille autres maladies rangées parmi les névroses, et désignées par M. Pinel sous le terme générique d'anomalies nerveuses. Les calmans forment la base du traitement, qu'il faut cependant accommoder à la variété des causes ; car c'est contre ces dernières que les moyens thérapeutiques doivent être spécialement dirigés. Nous ne répéterons point, dans cet ouvrage, tout ce que renferment les livres de médecine sur cet ordre d'affections presque inconnues dans leur étiologie, et contre lesquelles nos remèdes sont, dans bien des cas, si peu efficaces. Cette impuissance de l'art dans leur traitement, l'obscurité dont s'enveloppe leur nature, ce voile épais qui nous dérobe à la fois le mode d'action des causes morbifiques et celui des remèdes, tout nous porte à suivre l'usage qui les a placées dans le domaine de la pathologie interne.

GENRE DEUXIÈME.

LÉSIONS DES PARTIES TENDINEUSES.

Le nombre des maladies dont un organe peut être atteint, est d'autant plus considérable, que sa structure est plus compliquée, et que les propriétés vitales y sont plus développées. Les tendons doivent être rarement malades. De tous nos organes, ceux-ci jouissent de la vie au degré le plus foible ; leur substance fibreuse, blanche et presque homogène, n'est animée que de ce foible degré de sensibilité et de contractilité indispensable à l'acte nutritif : leurs vaisseaux sont si peu nombreux, et d'un calibre si peu considérable, que le sang qui n'y pénètre qu'en très-petite quantité, n'y manifeste point sa couleur ; en un mot, ce sont, de toutes nos parties, les moins organisées et les moins vivantes. Cette absence presque complète des propriétés vitales rend certains tendons incapables de toute réaction morbifique. C'est ainsi que ceux des fléchisseurs des doigts et des orteils, tendons longs, secs et grêles, blessés ou mis à découvert près de l'extrémité par laquelle ils s'attachent à ces parties, ne s'enflamment point, ne manifestent aucune douleur, et soumis au contact de l'air, se détruisent par l'exfoliation, mode de décomposition analogue à celui qu'éprouvent les ardoises et d'autres corps inorganiques.

Si tous les tendons ressembloient à ceux-ci, il

seroit impossible de remédier aux diverses lésions dont ils sont susceptibles ; leurs maux seroient nécessairement incurables ; car le médecin ne concourt à la guérison d'une maladie, qu'en dirigeant utilement l'exercice des propriétés vitales. Heureusement, plusieurs tendons présentent une texture moins serrée ; leurs fibres, moins exactement rapprochées, se laissent pénétrer par une certaine quantité de tissu cellulaire qui remplit leurs intervalles, et sert à les unir ; des vaisseaux nombreux s'y distribuent ; le développement de l'inflammation y devient possible ; cependant la marche des maladies y reste extrêmement lente, et ces tendons, qui jouissent de la vie au plus haut degré dont ces organes en soient susceptibles, restent encore au-dessous des os eux-mêmes, sous le rapport de l'énergie des propriétés vitales.

Lorsque, par la destruction du tissu cellulaire environnant, le tendon d'Achille, et plusieurs autres situés sur le coude-pied, se trouvent dans un état d'isolement, on les voit s'exfolier et se détruire ; comme si pour être capables d'une réaction morbifique, ces tendons avoient besoin d'être aidés par la vitalité des parties voisines. Est-ce à leur complet isolement dans la gaîne aponévrotique qu'est due l'exfoliation inévitable des tendons des fléchisseurs des doigts mis à découvert dans un panaris, tandis que celle des extenseurs arrive plus rarement et d'une façon en quelque sorte moins nécessaire ?

La continuité des cordes tendineuses peut être détruite, soit par l'action d'un corps vulnérant, soit par les tractions trop violentes des muscles auxquels elles appartiennent. Le tendon d'Achille, celui des extenseurs de la jambe, celui du triceps brachial, sont les seuls qu'on ait vus se rompre en travers par l'effet de l'action musculaire. Au reste, la section d'un tendon par l'instrument tranchant, produit une maladie qui ne diffère de la rupture que par sa cause et par la plaie extérieure dont elle est accompagnée; dans les deux cas, la continuité de l'organe est détruite, il devient incapable de transmettre l'effort du muscle; les mouvemens auxquels il servoit sont impossibles.

A. Le tendon commun aux muscles jumeaux et soléaire, quoique le plus épais et le plus fort de tous les tendons, est, de tous, le plus sujet aux ruptures. Elles arrivent dans toute contraction forte ou subite des extenseurs du pied, lorsque la traction qu'exercent ces muscles sur leur tendon, est supérieure à la force de cohésion de ses molécules. La force immense des jumeaux et du soléaire réunis, explique la possibilité de cette rupture, malgré l'épaisseur du tendon d'Achille. Lorsque le talon porte à faux, le centre de gravité tend à s'incliner en arrière : nous prévenons sa chute, dans ce sens, en ramenant à sa rectitude cette ligne suivant laquelle toutes les parties du corps pèsent sur le plan qui nous soutient. Pour cela, nous sommes obligés d'étendre le pied avec force, et dans cette action vive et instantanée, la contraction des muscles du mollet peut fracturer en travers le calcaneum, mais rompt plus souvent le tendon d'Achille. Un grand nombre d'exemples attestent la possibilité de cette rupture. J.-L. Petit a la gloire d'avoir le premier fixé l'attention des praticiens sur cet objet, qu'Ambroise Paré n'avoit fait qu'entrevoir d'une manière confuse. Ce grand chirurgien avoit observé le déchirement de quelques fibres du tendon d'Achille, et jamais sa rupture complète. Un danseur en offrit à J.-L. Petit un cas bien remarquable. Cet homme se rompit à la fois les deux tendons d'Achille, en voulant sauter à pieds joints sur une table de trois pieds et demi d'élévation; le bout des pieds appuya seul sur le bord du meuble; le sauteur alloit tomber à la renverse; mais, dans le violent effort qu'il fit pour prévenir sa chute, les deux tendons d'Achille se rompirent; celui du côté droit à deux pouces du calcaneum, et celui du côté gauche à un pouce de cet os. Les bouts cassés s'éloignèrent à la distance de trois travers de doigt environ, le supérieur entraîné par les muscles, et l'inférieur par le pied qui se fléchit. Le malade n'éprouvoit aucune douleur; il ne pouvoit se tenir debout; il conservoit la faculté d'étendre le pied par l'action des péroniers latéraux, du jambier postérieur, et des fléchisseurs des orteils.

Le célèbre Monro, d'Edimbourg, se cassa le tendon d'Achille: il entendit, dans ce moment, un bruit aussi fort que celui qu'auroit produit une noix écrasée avec le pied, et éprouva une sensation qui lui fit croire que le talon de son soulier s'enfonçoit dans un trou. Aussitôt il prit son pied de la main droite, l'étendit avec force, et pressant le mollet de l'autre main, il attendit du secours dans cette posture.

La rupture du tendon d'Achille est un accident familier aux danseurs, et il est peu d'années où ceux de l'Opéra n'en offrent quelque exemple; mais elle est souvent incomplète. Dans le moment où ces ruptures incomplètes s'opèrent, le malade entend un bruit semblable à un coup de fouet, et éprouve une douleur toujours plus marquée que dans le cas de rupture totale. Ambroise Paré, J.-L. Petit, Lamotte, etc., en citent des exemples. Les malades conservent la faculté de marcher, non sans douleur et sans gêne, témoin celui dont parle J.-L. Petit, et qui ayant parcouru, après son accident, un espace d'environ mille pas, souffrit, eut la jambe énormément gonflée, et ne put être traité de la rupture qu'après la disparition des symptômes inflammatoires.

Ainsi donc, lorsqu'à la suite d'un effort dans lequel le pied aura été étendu avec violence, le malade aura entendu un craquement dans la jambe, s'il ne peut se tenir debout, ou s'il ne se soutient et ne marche qu'avec peine, il faut examiner la jambe avec attention. Alors, si le tact fait reconnoître l'écartement des bouts du tendon, si une dépression plus ou moins étendue les sépare, si l'extension du pied et la flexion de la jambe diminuent l'intervalle en rapprochant les extrémités divisées, nul doute qu'il n'y ait rupture du tendon d'Achille.

On réunit les bouts divisés, en étendant fortement le pied sur la jambe, en même temps qu'on fléchit légèrement celle-ci sur la cuisse, afin de relâcher les jumeaux. Cette position du membre est celle que lui donneroient les muscles dont le tendon a souffert la rupture. La pantoufle de J.-L. Petit, ou tout autre appareil analogue, sert à la maintenir dans cette situation jusqu'à la réunion complète. Elle se fait immédiatement; parce qu'il est toujours possible de maintenir en contact les bouts séparés, et même de les faire anticiper l'un sur l'autre, en portant l'extension du pied le plus loin possible. Monro fit coudre, à la partie postérieure d'un chausson, une lanière, qu'il attachoit ensuite à une guêtre lacée dont il avoit environné son gras de jambe. Cette guêtre empêchoit les contractions des muscles du mollet, sur lesquels elle exerçoit une compression suffisante pour engourdir leur contractilité, et ramenoit en bas les chairs et le bout supérieur, tandis que la courroie fixée au chausson servoit à maintenir le pied dans l'extension où il avoit été mis. L'indication une fois bien saisie, rien de plus aisé que la construction d'un appareil pour tenir le pied étendu sur la jambe: de simples bandes de toile peuvent y suffire.

La rupture du tendon d'Achille n'est pas toujours complète, quelquefois elle ne s'effectue que dans une portion des fibres de la corde tendineuse, le malade conserve la faculté de marcher ; et s'il se livre à cet exercice, malgré la douleur dont il est accompagné, la déchirure augmente, et la rupture, d'abord incomplète, peut s'achever. Cette rupture incomplète dépend non-seulement de l'action musculaire, mais peut encore être le produit d'une cause externe ; un coup, une chute, un coup de pied de cheval l'a souvent déterminée. Les soins qu'elle exige sont les mêmes que dans la rupture totale. Ils sont indiqués pour guérir le déchirement partiel, et empêcher qu'il ne s'achève.

B. Les fractures transversales du calcaneum arrivent absolument par le même mécanisme, et dans les mêmes circonstances que les ruptures du tendon d'Achille, au point qu'il seroit difficile de dire pourquoi la même cause produit chez celui-ci la rupture du tendon, tandis qu'elle occasione chez l'autre la solution de continuité de l'os, si l'on ne savoit que, par des différences dans l'activité de la nutrition des diverses parties, la force relative des deux organes peut être différente dans deux individus. Au reste, le tendon d'Achille se rompt plus souvent que le calcaneum ne se fracture. J.-L. Petit rapporte deux exemples de la fracture du calcaneum. L'un d'eux est tiré de sa pratique, l'autre lui avoit été communiqué. Desault citoit, dans ses cours, l'histoire d'une femme qui, détenue à la Salpêtrière, et voulant s'en échapper, se glissa le long d'une corde faite avec ses deux draps. Comme sa fenêtre étoit élevée, lorsqu'elle fut au bout de la corde, elle fut obligée de se laisser tomber les pieds fortement étendus. Au même instant, elle entendit un craquement violent dans l'un des talons, et ne put se relever. On l'arrêta, l'on examina le talon douloureux, et l'on reconnut facilement la fracture du calcaneum, aux circonstances antécédentes d'une chute sur la pointe des pieds fortement étendus, au craquement qu'avoit entendu la malade, et à l'impossibilité où elle s'étoit trouvée de faire un pas pour s'enfuir. La douleur, la mobilité du fragment postérieur remonté par le tendon d'Achille, achevèrent d'en éclairer le diagnostique. La pantoufle de J. L. Petit fut appliquée.

On pourroit substituer à cet appareil le bandage unissant des plaies en travers, modifié ainsi qu'il suit. On prend une bandelette, on la couche sur le dos du pied, puis on la renverse sous sa plante, et on la fixe par des circulaires autour de cette partie. On étend le pied, on couche la bandelette sur la partie postérieure de la jambe, jusqu'au jarret; on l'assujettit par de nouveaux circulaires; puis on la renverse avec force en bas, et on la fixe ainsi renversée, en achevant l'application de la bande roulée. On peut ajouter à cet appareil une compresse longuette, dont le milieu est placé derrière le talon, au-dessus du fragment postérieur, tandis que les deux extrémités sont croisées sur le dos, puis ramenées sous la plante du pied. Une petite bande roulée sert à assujettir cette compresse, et à faire autour du talon une espèce de 8 de chiffre, qui concourt au maintien de la fracture, en empêchant le fragment postérieur d'être entraîné par l'action musculaire.

Lorsqu'au bout de trente ou quarante jours la rupture du tendon d'Achille, ou celle du calcaneum, sera guérie, il faudra éviter de fléchir beaucoup le pied, et surtout de l'étendre, en s'élevant sur sa pointe. La force avec laquelle agissent les muscles jumeaux et soléaire, est si grande, que rien ne seroit plus facile que la rupture du moyen d'union, encore mal affermi (1). Monro, cinq mois encore après son accident, portoit un soulier dont le talon étoit élevé de deux pouces ; un bandage particulier s'opposoit à la flexion du pied, et pendant tout ce temps, il se fit porter en chaise, lorsqu'il étoit obligé de sortir. Descendoit-il un escalier, il portoit le pied gauche le premier ; montoit-il, au contraire, c'étoit le pied malade, évitant avec le plus grand soin de trop le fléchir. Ces précautions n'ont point été sans fruit ; il ne lui est resté ni douleur, ni roideur, ni foiblesse, ni même aucune marque sensible de son accident. Imitez cette conduite prudente ; attendez plusieurs mois avant de permettre aux malades d'user librement

---

(1) *Voyez* Nouveaux Élémens de Physiologie, Tome II, sixième édition.

du pied dont le tendon d'Achille ou le calcaneum ont souffert une rupture.

La section du tendon d'Achille, par un instrument tranchant, exige l'emploi des mêmes remèdes. Ici, la pantoufle de J. L. Petit est préférable à tout autre appareil, par la facilité qu'elle laisse de panser la plaie, sans être obligé de déranger le pied de l'état d'extension dans lequel on l'a mis.

RUPTURES DE LA ROTULE.

C. L'action violente et instantanée des muscles extenseurs de la jambe peut rompre en travers le tendon de ces muscles, la rotule qui en fait partie, et le ligament inférieur de cet os, qu'on en doit regarder comme la continuation. Ces divers accidens sont moins rares que la fracture du calcaneum, et la rupture du tendon d'Achille; sans doute parce que la rotule et le tendon commun aux extenseurs de la jambe, ont bien moins d'épaisseur et de force que l'os du talon, et que le tendon commun aux jumeaux et au soléaire. Enfin, la rotule se rompt bien plus souvent que la corde tendineuse, dont elle fait partie : on conçoit facilement que les parties molles cèdent au tiraillement, s'allongent, tandis que la substance osseuse se casse en travers. On pourroit dire que le phosphate de chaux fait partager sa fragilité aux fibres du tissu, dans les cellules duquel il se dépose. Quoique les fortes et subites contractions des extenseurs de la jambe produisent le plus souvent la fracture transversale de la rotule, la rupture du ligament qui fixe cet os au tibia, ou même celle du tendon commun à ces muscles, en peut également dépendre. Au reste, les signes, le pronostic et les indications curatives sont à peu près les mêmes, et le traitement qui convient aux fractures de l'os est entièrement applicable aux ruptures du tendon et du ligament.

Il n'est peut-être aucune maladie plus anciennement connue que la fracture de la rotule, et cependant il en est peu sur lesquelles on ait des notions moins exactes. Si, pour se convaincre de cette assertion, on ouvre les Traités des Maladies des Os, les plus récemment publiés, on verra bientôt qu'aucun auteur ne s'accorde sur la manière d'agir des causes qui la produisent; que la possibilité de la consolidation des fragmens, admise par quelques-uns, est révoquée en doute par le plus grand nombre, et qu'enfin les plans de traitement ne sont pas soumis à des principes plus certains; les uns condamnant l'art à une inaction absolue, les autres pensant qu'il doit se borner à mettre les parties dans une situation convenable, plusieurs voulant que l'on s'aide du secours des appareils chirurgicaux, dont chacun a varié la forme.

Ayant eu de fréquentes occasions d'observer cette maladie, j'en traçai, dans le troisième volume des

Mémoires de la Société médicale, une histoire plus complète qu'on ne l'avait fait jusqu'alors. J'ai inséré une partie de ce travail dans un ouvrage sur les maladies des os. Il ne sera point inutile de le faire connoître dans celui-ci avec toute l'étendue que mérite l'intérêt de la matière.

La rotule a, comme on sait, le double usage d'augmenter la force effective des extenseurs de la jambe, en les écartant du centre des mouvemens du genou, et en agrandissant l'angle sous lequel leur tendon commun s'insère au tibia, et d'affermir cette articulation, d'en graduer les mouvemens, de mettre de justes bornes à la flexion de la jambe sur la cuisse, en empêchant l'extrémité inférieure du fémur de se porter trop en avant, comme il arrive à ceux dont le genou est dépourvu de ce point d'appui nécessaire. Disons quelles distinctions peuvent être établies entre les fractures de la rotule, quelles causes les produisent, par quels signes on les reconnoît, quelle marche la nature suit dans leur guérison, et enfin par quels moyens l'art peut avancer le terme de cette guérison, et en assurer la durée.

Ces fractures peuvent être transversales ou plus ou moins obliques; très-rarement elles sont dirigées suivant la longueur même de l'os; quelquefois il est brisé en plusieurs fragmens. Les fractures de la première espèce sont assez fréquemment produites par la traction violente qu'exercent, sur la rotule, les extenseurs de la jambe, subitement contractés. Cette cause a été long-temps méconnue : l'on regardoit les fractures qui en dépendent comme l'effet de la chute qui en est la suite. Aujourd'hui on ne doute plus de la possibilité de ces fractures dépendantes de l'action musculaire, et qui ne sont nullement l'effet de la chute qu'elles déterminent. Il n'est même question actuellement que de ces fractures ; celles qui dépendent d'un coup, d'une chute, de toute action directe d'un corps vulnérant sur la rotule, appartiennent à l'article des fractures compliquées, puisque la solution de continuité de l'os n'est plus alors la circonstance principale d'où se tirent les indications curatives.

Pour bien entendre la théorie des fractures de la rotule, il est nécessaire de se rappeler que la station est la mieux assurée possible, quand la ligne prolongée du centre de gravité du corps est exactement perpendiculaire à sa base de sustentation; que cette ligne peut cesser d'être verticale, sans que pour cela la chute ait lieu, l'action musculaire rétablissant bientôt l'équilibre dérangé par son obliquité; et qu'enfin, si cette obliquité devient telle, que la ligne prolongée dépasse les limites de la base de sustentation, la chute est inévitable du côté vers lequel cette ligne est inclinée.

Si le centre de gravité s'incline en arrière, et que la chute sur l'occiput devienne imminente, les muscles extenseurs de la jambe se contractent fortement, afin de prévenir la flexion de la cuisse, tandis que d'autres puissances ramènent en avant les parties supérieures, et redonnent au centre de gravité une direction verticale. Si, à mesure que les extenseurs de la jambe entrent en action, son obliquité augmente au point que rien ne soit capable de retenir le corps, que son propre poids entraîne vers le sol par un mouvement qu'accélère la vitesse de la chute, ces muscles redoubleront d'efforts pour la prévenir. Alors la rotule, placée entre son ligament inférieur qui la fixe fortement au tibia, et le tendon commun au droit antérieur et triceps crural, dont l'action est proportionnée à l'effort nécessaire pour retenir le corps, allongée au-delà de son extensibilité, se fracture d'autant plus aisément, qu'elle est poussée en avant par l'extrémité inférieure du fémur, dont elle empêche la flexion sur la jambe.

Les contractions fortes et instantanées des muscles qui s'attachent à la rotule, ne sont pas seulement déterminées par la chute imminente. Ces contractions sont nécessaires au mécanisme du saut, qui dépend, principalement chez l'homme, de l'extension subite des membres inférieurs dont toutes les articulations ont été préliminairement fléchies. Aussi les danseurs sont-ils très-exposés aux fractures de la rotule; elles arrivent au moment où, détachant leur corps du sol, ils s'élancent avec force à une certaine hauteur. Cet os peut encore se casser en travers par une forte projection de la pointe du pied en avant, de la même manière que l'olécrâne, dans l'action de lancer au loin une pierre; tel ce soldat qui se fractura la rotule en voulant donner un coup de pied à son sergent: tel encore un cocher de fiacre qui, négligemment assis sur le siége de sa voiture, inopinément entraîné par ses chevaux effrayés, étendit fortement la jambe au moment où le pied droit, sur lequel il se tenoit appuyé, glissa sur la planchette peu solide qui lui servoit de soutien. Au même instant, il ressentit une douleur vive dans le genou, entendit dans cette articulation un craquement manifeste, porta la main sur la rotule, et s'aperçut qu'elle étoit divisée en deux portions, écartées l'une de l'autre de près d'un pouce. Cette dernière observation suffiroit seule pour prouver la possibilité des fractures entièrement dépendantes de l'action musculaire, si l'on pouvoit encore douter de leur existence. Enfin on a vu les fractures de la rotule arriver sur un malade en proie aux mouvemens convulsifs, au milieu des secousses imprimées à la jambe par les muscles de la cuisse.

Les chutes sur le genou sont une cause non moins fréquente des fractures transversales de la rotule. Pour que la rotule se brise dans une chute de cette espèce, il faut que l'articulation, rendue saillante par la flexion de la jambe sur la cuisse, rencontre un corps qui offre une certaine résistance. Dans cette circonstance, la rotule n'appuie que par ses extrémités sur la poulie articulaire des condyles du fémur, et sur l'extrémité supérieure du tibia; sa partie moyenne porte à faux, et répond à l'intervalle que laissent entre elles les extrémités correspondantes de ces deux os. Le paquet de tissu cellulaire graisseux, qui se trouve derrière le ligament inférieur de la rotule, remplit alors cet intervalle sans offrir à l'os un appui suffisant.

Dans ce cas, la fracture est d'autant plus facile, que la rotule est superficielle, peu épaisse, et fixée par l'action opposée de son ligament et du tendon des extenseurs de la jambe. La puissance fracturante agit sur le lieu même où elle produit la fracture, dont la direction est principalement déterminée par la figure du corps que le genou rencontre dans sa chute. Ce corps est-il anguleux, et sa partie saillante se présente-t-elle transversalement ou obliquement à la surface de l'os, la fracture sera oblique ou transversale; elle sera longitudinale, si la saillie est dirigée suivant sa longueur: la même chose a lieu quand le genou heurte avec violence un corps résistant, ou que ce corps est fortement appliqué contre la rotule. Dans tous ces cas, l'os peut être brisé en plusieurs fragmens, les parties molles qui le recouvrent déchirées; enfin la fracture peut être compliquée de la rupture du ligament capsulaire et d'épanchement sanguin dans l'articulation.

Les fractures de la rotule sont toujours suivies de l'écartement plus ou moins considérable des fragmens. Lorsque la cause fracturante a épuisé son action en rompant la continuité de l'os, la couche fibreuse qui le recouvre restant intacte, l'écartement est à peine sensible; mais bientôt cette couche fibreuse s'allonge. Les plus légers mouvemens de la jambe suffisent pour produire cette extension, et même pour déterminer la rupture; alors un assez grand intervalle s'établit entre les fragmens : l'articulation, qui cesse d'être soutenue, fléchit brusquement sous le poids du corps, et le malade tombe. L'observation suivante nous offre l'exemple remarquable d'une fracture dans laquelle l'écartement des fragmens, et la chute qui en est le résultat inévitable, ne suivirent pas immédiatement la solution de continuité.

Un coffretier, demeurant rue Taranne, passa au bal la nuit du 10 au 11 germinal an VI. Au milieu de la danse, il entendit un bruit sourd dans le genou droit, et y ressentit une douleur légère. Quelques minutes après, comme il se promenoit dans la chambre, il entend dans la même articulation un craquement nouveau, et au même instant il tombe et ne peut se relever. On le transporte à l'hospice de la Charité. Un écartement d'un pouce et demi environ séparoit les deux fragmens; tous les autres signes qui ont coutume d'annoncer la fracture, ne permettoient pas de la méconnoître; un bandage unissant, assez analogue à celui qu'on emploie dans les plaies transversales, fut appliqué et renouvelé aussi souvent que l'exigeoit le relâchement des bandes. Au trentième jour, on commença à faire exécuter de légers mouvemens au genou, afin de prévenir la fausse ankilose. Le 26 floréal, le malade sortit de l'hospice complètement guéri : un intervalle de quelques lignes, rempli par une substance ligamenteuse très-courte et très-peu extensible, séparoit les deux fragmens.

Des deux causes qui concourent à opérer l'écartement, l'une est l'action des muscles extenseurs de la jambe, dont la tendance continuelle au raccourcissement, qui n'est plus contre-balancée par la résistance qu'opposoit la rotule, se satisfait en entraînant le fragment supérieur sur la partie antérieure de la cuisse; l'autre est la flexion de la jambe, dont l'os principal entraîne le fragment inférieur qui lui est fortement attaché. Le degré de flexion de la jambe sur la cuisse, la force avec laquelle les muscles qui s'attachent au fragment supérieur se contractent, l'allongement ou même le déchirement plus ou moins considérable de l'expansion tendineuse qui couvre la face antérieure de la rotule, et s'attache aux parties latérales de cet os, en contractant d'intimes adhérences avec le ligament capsulaire ; telles sont les circonstances qui influent sur le degré de l'écartement, et le rendent plus ou moins considérable.

Rien n'est plus facile que d'établir le diagnostique des fractures de la rotule. Cet os se rompt-il en travers dans l'extension forcée de la jambe, le malade tombe et ne peut se relever. La chute a lieu, soit immédiatement après la fracture, soit au bout de quelques instans. La même impossibilité existe quand la maladie reconnoît pour cause une chute sur le genou. Si le malade, remis sur son séant par les personnes qui accourent à son aide, essaie de faire quelques pas en avant, il tombe de nouveau. Mais si, marchant à reculons, et sans fléchir les genoux, il traîne les jambes en balayant le sol, il peut parcourir un certain espace, d'autant plus aisément qu'il marche sur un terrain moins inégal.

Un commissionnaire tombe sur la glace, le 11 nivôse an VIII, et se fracture transversalement la rotule droite; ses efforts pour se relever sont impuissans: il gagne, en se traînant sur le dos, la maison la plus voisine, distante de soixante pas environ du lieu de la chute. Là, on le relève; un homme lui prête son bras, il marche à reculons, fait trois cents pas de cette manière, et arrive au terme de sa course. On le met dans une chaise à porteurs, pour le conduire à l'hospice de la Charité. Le 12, un léger gonflement commence à se manifester autour de l'articulation; on applique des cataplasmes émolliens pour le dissiper, et calmer en même temps les douleurs assez vives dont il s'accompagnoit. Les accidens inflammatoires avoient complètement disparu au huitième jour; le membre fut couvert de l'appareil accoutumé; la jambe, d'abord maintenue dans une extension parfaite, puis remuée chaque jour vers la fin du traitement. Le malade est sorti dans les premiers jours de ventôse : un écartement de cinq à six lignes se faisoit sentir entre les deux fragmens réunis par une substance fibreuse très-forte; le genou un peu roide n'avoit rien perdu de sa solidité.

Outre les signes tirés de ce qui est arrivé au moment de la fracture, l'examen du malade en fournit d'autres qui ne sont ni moins certains, ni moins faciles à acquérir. La partie antérieure du genou offre un enfoncement à la place de la saillie formée par la rotule ; les deux fragmens, dont le supérieur a été porté plus ou moins haut sur la partie antérieure de la cuisse, peuvent être rapprochés l'un de l'autre en étendant la jambe, et en fléchissant la cuisse sur le bassin. L'intervalle qui les sépare disparoît ; on peut leur faire exécuter des mouvemens latéraux ; en les dirigeant en sens contraire, on produit la crépitation, toujours distincte, à raison du peu d'épaisseur des parties molles qui recouvrent la rotule. Malgré la position superficielle de cet os, il pourroit arriver que l'engorgement des parties molles qui environnent l'articulation, ne permît pas de reconnoître l'écartement; mais il est alors assez peu important d'en constater l'existence, puisque le traitement antiphlogistique, par lequel on combat les accidens inflammatoires, conviendroit exclusivement, quand bien même on auroit reconnu la fracture.

Les fractures de la rotule se consolident-elles de la même manière que celles des autres os, ou bien la nature suit-elle dans leur guérison une marche différente ? Quelques auteurs ont pensé que, dans ces fractures, les fragmens rapprochés pouvoient se réunir immédiatement ; mais le plus grand nombre révoque en doute la possibilité de cette réunion immédiate, et assure que toujours les fragmens sont unis l'un à l'autre, au moyen d'une substance fibreuse intermédiaire, sorte d'intersection ligamenteuse, longue, mince et très-extensible lorsqu'on n'a point maintenu les fragmens rapprochés ; courte, épaisse et résistante, lorsque, par un traitement méthodique, on a prévenu leur trop grand écartement.

Camper est le principal auteur de cette théorie, qu'il a appuyée de plusieurs observations. Des faits nombreux, communiqués à l'Académie de Chirurgie, avoient confirmé la même doctrine aux yeux de cette compagnie savante. On la trouve enseignée dans un Traité complet de Chirurgie, récemment publié dans le Nord (1). Nous n'hésitons pas de l'adopter, mais nous ne faisons point

---

(1) *Patella fracta, haud uti alia corporis humani ossa vero callo concrescit, sed fragmenta solùm mediante substantiá firmiore, cellulosá, cartilaginosá, cum ligamento mucoso concurrente conglutinantur, et firmiori cicatrisatione ligamentorum continentur, quod constans experientia in vivis et cadaveribus nos edocuit.* CALLISEN. Principia Systematis, Chir. Hod. §. 1288.

dépendre de la même cause l'impossibilité de la réunion immédiate.

Ceux qui soutiennent que, sous le rapport de la réunion des fragmens, les fractures de la rotule ne diffèrent point de celles des autres os, en appellent aussi à l'observation, et citent des exemples de réunion qu'ils attribuent à la supériorité des procédés curatifs qu'ils ont mis en usage. Mais il est facile de voir que cette réunion immédiate n'ayant point été constatée par la dissection de la partie après la mort des individus, on a pu, dans les cas où la substance fibreuse qui les unit étoit peu longue et très-épaisse, croire que les fragmens entre lesquels on ne sentoit à travers la peau aucun écartement distinct, étoient complètement réunis l'un à l'autre. Un postillon reçut, le 8 messidor an VI, un coup de pied de cheval qui fractura la rotule gauche, non loin de son angle inférieur : l'expansion fibreuse resta intacte ; l'écartement fut peu considérable. Les accidens inflammatoires peu intenses, cédèrent promptement aux moyens antiphlogistiques ; le bandage unissant fut appliqué, et, vers la fin du traitement, on fit exécuter à l'articulation malade de légers mouvemens, dont on augmenta graduellement l'étendue. Le 18 thermidor, il sortit de l'hospice de la Charité, parfaitement guéri. L'intervalle qui séparoit les fragmens étoit si peu considérable, que, sans un examen attentif, on eût pu croire à la soudure complète des fragmens que réunissoit une substance fibreuse très-courte et fort épaisse.

Si les partisans de la non-réunion immédiate se fussent contentés d'opposer l'observation constante des faits aux partisans de l'opinion contraire, la question n'eût pas resté si long-temps indécise : mais ils voulurent donner les raisons du phénomène; et comme il ne fut pas difficile de démontrer l'insuffisance de leurs explications, on crut avoir prouvé la fausseté de leur doctrine, comme si un fait étoit moins certain pour avoir été mal expliqué.

Nous avons fait voir ailleurs combien étoient peu fondées les explications de la non-réunion des os, tirées de la dilution du suc osseux par la synovie qui mouille la surface de leurs fragmens, ou du défaut du périoste, qui les recouvre partout où ils ne sont point revêtus de cartilages.

Quelques auteurs, pensant que la rotule avoit une organisation particulière et différente de celle des autres os, ont expliqué, par cette différence organique, celle que présente la réunion des fragmens; mais cet os, développé dans l'épaisseur d'un tendon, a la plus grande ressemblance avec les sésamoïdes, parmi lesquels il est rangé par le plus grand nombre des anatomistes. Comme ces os, la rotule est presque entièrement formée de substance spongieuse que recouvre une lame très-mince de substance compacte. La direction primitive des fibres du tendon auquel elle appartient, est encore facile à apercevoir dans le tissu des deux substances, après son ossification complète. Si on la plonge dans l'acide nitrique affoibli, qui la dépouille du phosphate calcaire auquel elle doit sa dureté, ces fibres deviennent plus apparentes; elles se continuent, d'une part, avec celles du tendon des extenseurs de la jambe; et d'autre part, avec celles du ligament inférieur. Enfin, ce tissu fibreux se convertit assez promptement par la macération en tissu cellulaire. Or, la réunion des os se faisant, comme celle des parties molles, par le développement de leur réseau vasculaire, ceux dont la pesanteur spécifique est moindre, dont la consistance est moins considérable, qui sont abreuvés par un plus grand nombre de vaisseaux, qui, sous un volume donné, contiennent moins de parties salines, et se rapprochent le plus des parties molles, sont aussi ceux où l'énergie vitale est plus grande, et dont les fractures, toutes choses égales d'ailleurs, se consolident plus facilement. Lorsque la rotule est fracturée, les surfaces correspondantes de ses fragmens, sur lesquelles se distribue un grand nombre de vaisseaux, sont très-disposées à la turgescence inflammatoire; et la réunion s'opéreroit aisément si les bourgeons charnus pouvoient être mis en contact immédiat. La structure particulière de cet os favoriseroit donc la consolidation de ses fractures, si d'autres causes n'y mettoient obstacle.

Selon Callisen, le paquet de tissu cellulaire

graisseux, placé derrière le ligament inférieur de la rotule, s'engage dans l'intervalle des fragmens de cet os, et s'oppose à leur agglutination. Lorsque la jambe est fortement étendue sur la cuisse, le ligament antérieur du genou est tendu, la poulie articulaire des condyles du fémur offre une cavité moins profonde; alors, dit Callisen, cette substance glandulo-celluleuse, poussée en haut et en avant, monte derrière la rotule, se place entre ses fragmens; sa présence empêche leur réunion immédiate; mais, dans aucun cas, ce paquet cellulaire ne se porte entre la rotule et la partie antérieure des condyles du fémur; et lors même que, placé entre ces parties, il tendroit à s'engager dans l'intervalle des fragmens, il ne pourroit les écarter, s'il étoit possible de les maintenir rapprochés par l'application méthodique d'un appareil convenable.

Cette impossibilité de maintenir les fragmens en contact est le seul obstacle à leur agglutination immédiate. Lorsque la rotule est rompue en travers, le fragment supérieur qui tient au tendon des extenseurs de la jambe est entraîné sur la partie antérieure de la cuisse par la rétraction de ces muscles animés d'une force toujours active, en vertu de laquelle ils tendent sans cesse à se raccourcir. Cette tendance n'est qu'imparfaitement réprimée par les bandages, qui, au lieu d'exercer une traction en sens contraire de celles qu'opèrent les extenseurs, agissent au contraire perpendiculairement à leur direction : d'ailleurs, ces muscles éludent d'autant plus aisément l'action des bandes contentives, que celles-ci, bientôt relâchées, exercent sur eux une moindre pression.

Un intervalle plus ou moins considérable s'établit donc entre les deux fragmens ; la substance fibreuse qui recouvre la rotule, plus ou moins tiraillée dans l'endroit qui correspond à la solution de continuité de l'os, s'engorge, s'épaissit et remplit cet intervalle. La contractilité des muscles auxquels tient le fragment supérieur, s'oppose donc à la réunion immédiate. Mais ne peut-on point opposer aux praticiens qui ont embrassé cette opinion, l'exemple du calcaneum, qui, fracturé en travers par une violente contraction du pied, se réunit à la manière des autres os, quoique le fragment postérieur tienne à des muscles très-forts, qui doivent tendre sans cesse à l'écarter du fragment antérieur ? Pourquoi l'action de la même cause ne produit-elle pas un semblable effet ?

Cette différence me paroît tenir à la plus ou moins grande étendue des mouvemens que permettent les articulations du pied et du genou; l'extension de celle-ci est très-bornée ; l'extension de celle-là peut être portée à un degré considérable; lorsque le pied s'étend sur la jambe, le calcaneum, qui se rencontroit avec les os de cette dernière partie, en formant un angle presque droit, tend à leur devenir parallèle. Quand ce mouvement, dans lequel l'extrémité postérieure de l'os du talon décrit un arc de cercle d'environ 55 degrés, est porté aussi loin qu'il peut l'être, les fibres très-nombreuses, mais très-courtes, des jumeaux et du soléaire, ont éprouvé un raccourcissement considérable, sont devenues inhabiles à une rétraction ultérieure; et si on assure cette position en appliquant la pantoufle de J.-L. Petit, ou tout autre appareil analogue, ces muscles ne peuvent pas porter plus loin le fragment postérieur du calcaneum.

L'articulation du genou ne permet au contraire que des mouvemens d'extension très-bornés. Jamais, par ce mouvement, la jambe ne devient exactement parallèle à la cuisse; toujours ces membres forment antérieurement, par leur rencontre, une saillie plus ou moins marquée. L'extension du genou est arrêtée par les ligamens de cette articulation, qui, placés, pour le plus grand nombre, vers sa partie postérieure, éprouvent, ainsi que les muscles du jarret, un tiraillement plus ou moins considérable, et résistent avec une force proportionnée à leur nombre et à leur épaisseur. Si l'extension pouvoit être portée au point que la jambe et la cuisse formassent, par leur rencontre, un angle rentrant en avant, non-seulement on pourroit rapprocher et maintenir réunis les fragmens de la rotule, les bouts divisés du tendon et du ligament; on pourroit encore les faire se dépasser mutuellement, comme, dans la rupture du tendon d'Achille, on peut faire chevaucher les deux bouts qui résultent de la division. Alors les extenseurs de la jambe, dont la contractilité seroit en quelque sorte saturée, pourroient tout au plus ramener les surfaces des fragmens au niveau l'une de l'autre, et ne s'opposeroient point à leur agglutination en empêchant leur contact.

L'impossibilité d'une réunion immédiate des fragmens n'est cependant point absolue dans les fractures de la rotule, et quoique cette règle puisse être regardée comme constante, elle souffre quelques rares exceptions. Il est possible que chez un individu, les muscles peu contractiles laissent les fragmens dans le contact parfait, et que ceux-ci s'unissent par une adhérence immédiate. Notre collègue M. le professeur Lallemant, possède une rotule qui ne laisse aucun doute sur la possibilité d'un tel phénomène. Mais, nous le répétons, ce n'est point d'après les exceptions, mais d'après la généralité des cas observés, que les règles de notre art doivent être établies; aussi, quoique n'ignorant point qu'une réunion immédiate est rigoureusement possible à la suite des fractures de la rotule, nous avons raisonné d'après la supposition qu'elle est impossible, impossibilité qui existe presque toujours, si l'on en juge par le plus grand nombre des faits observés.

Les divisions transversales du ligament inférieur de la rotule, celles du tendon des extenseurs de la jambe dont ce ligament fait partie, lorsque la rotule n'est point encore développée, et n'a pas interrompu leur continuité immédiate, ne se réunissent non plus qu'à la faveur d'une intersection fibreuse dont la nature est trop semblable à celle des tendons et des aponévroses, pour qu'on puisse la distinguer par la dissection, après la mort des individus. Le tissu intermédiaire, à la faveur duquel se réunissent les deux fragmens de la rotule cassée en travers, est d'une structure parfaitement semblable à celle de son ligament inférieur; quelle que soit sa longueur, il est toujours formé de fibres longitudinales, et dont la direction est absolument la même que celle des fibres de la rotule, du tendon qui s'y attache, et du ligament qui la fixe au tibia.

La substance fibreuse au moyen de laquelle s'opère la réunion des fragmens, est d'autant plus épaisse et moins extensible, d'autant plus propre à transmettre sur le fragment inférieur l'action des muscles extenseurs de la jambe, qu'elle a moins de longueur. Lorsque cette substance est très-courte et s'allonge difficilement, cette transmission ne nuit pas, au moins d'une manière appréciable, à la force de leur action, qui se trouve au contraire notablement diminuée lorsque, longue et mince, elle cède à la traction qui s'exerce sur le fragment supérieur, et lui permet de s'écarter de l'inférieur.

La longueur de cette substance intermédiaire ne nuit pas seulement à la force des muscles qui s'attachent à la rotule; elle diminue encore la fermeté du genou, dont la flexion étoit graduée et limitée par cet os. Alors l'extrémité inférieure du fémur n'étant plus soutenue, la flexion se fait d'une manière soudaine et précipitée; il suffit, pour déterminer la chute, des causes les plus légères. Galien parle d'un athlète (1) dont la rotule avoit remonté sur la cuisse, à la suite de la rupture de son ligament inférieur. La flexion du genou entraînoit à chaque pas le danger de la chute; la marche dans les lieux déclives étoit laborieuse, et il avoit besoin de s'aider du secours d'un bâton. Ambroise Paré (2) nous dit que *ceux qui ont eu l'os fracturé, travaillent beaucoup en montant, mais qu'en cheminant en lieu aplani, cette peine ne se manifeste point.* Duverney (3) rapporte l'observation d'un jeune homme chez lequel, après la rupture de son ligament inférieur, la rotule fut élevée et fixée au-dessus des condyles du fémur. Il ne pouvoit monter les marches d'un escalier; il les descendoit plus aisément. Morgagni (4) cite plusieurs faits analogues. Je pourrois y joindre plusieurs observations qui toutes concourent à prouver que, dans le cas où le genou est dépourvu du point d'appui que lui fournit la rotule, les malades marchent difficilement sur un terrain inégal et raboteux, et gravissent avec peine une pente rapide.

---

(1) *De Usu partium*, lib. III, chap. XV.
(2) Œuvres d'Ambroise Paré, liv. XVI, chap. XXII.
(3) Traité des Maladies des Os, Tome I.
(4) *De Sedibus et Causis morborum*, epist. LVI, n° 27.

Les fragmens de la rotule ne se réunissant presque jamais qu'à la faveur d'une substance fibreuse interposée dans leur écartement, et ces fragmens étant d'autant plus propres à remplir les usages dont l'os étoit chargé, que la substance qui les unit a moins de longueur, il est évident que le but principal, dans le traitement des fractures qui nous occupent, doit être de maintenir les fragmens les plus rapprochés qu'il est possible. En effet, moins grand sera l'intervalle qui les sépare, moins l'os s'éloignera de l'état naturel, et plus il aura d'aptitude à remplir ses fonctions. La rupture du tendon des extenseurs de la rotule, ou de son ligament, étant bien constatée, il faut rapprocher les bouts de la division, et les maintenir rapprochés pendant le temps nécessaire à l'affermissement de la substance ligamenteuse qui doit leur servir de moyen d'union. On remplira cette double indication, si, étendant fortement la jambe sur la cuisse, pour faire remonter le fragment inférieur qui avoit été entraîné en bas par la flexion du premier de ces membres, l'on fléchit en même temps la cuisse sur le bassin, afin de relâcher les fibres du droit antérieur, dont les deux extrémités, fixées à l'os des iles et à la rotule, se trouvent alors rapprochées l'une de l'autre. Les extenseurs de la jambe, ainsi relâchés, permettent de ramener en bas le fragment supérieur qu'ils avoient entraîné sur la partie antérieure de la cuisse. On maintient le membre dans cette position, qui est précisément celle que lui donneroient les muscles droit antérieur et triceps crural, contractés, en établissant, avec des oreillers de diverses grandeurs, un plan incliné du talon vers la fesse, sur lequel sa partie postérieure repose.

Quelques auteurs ont pensé qu'il suffisoit de mettre le membre dans cette position, et que l'application de tout appareil devenoit inutile. Cette opinion est celle de Valentin et du professeur Sabatier, qui, dans les Mémoires de l'Académie des Sciences, pour l'année 1783, rapporte plusieurs observations de fractures de la rotule, guéries par le secours de la seule position; mais quelque déférence que mérite l'autorité de ces praticiens, il est facile de voir que rien ne s'opposant, soit aux mouvemens du membre, soit aux effets de l'irritabilité des muscles qui tendent sans cesse à faire remonter le fragment supérieur, un grand intertervalle ne manquera pas de s'établir entre ce fragment et l'inférieur. Or, nous avons vu que plus cet intervalle étoit considérable, moins la substance intermédiaire qui les remplit étoit propre à les unir convenablement. Cette substance, continuellement tiraillée, s'allonge en devenant plus mince, et peut même se rompre, si le malade, dont rien n'assure l'immobilité, étend ou fléchit fortement la jambe. Cet accident, qui n'est pas très-rare, prolonge de beaucoup la durée du traitement, et peut même le rendre inutile, s'il se répète à plusieurs reprises.

Le kiastre, employé dans ces fractures, sorte de bandage en 8 de chiffre, fait avec une bande roulée à deux globes qui se croisent alternativement sous le jarret, et embrassant les côtés de la rotule, ne comprimant point toute la surface du membre, détermine l'engorgement du pied et de la jambe, en s'opposant au retour de la lymphe et du sang veineux. En outre, une partie de l'action du kiastre oblique par rapport aux fragmens, complètement perdue pour le but qu'on se propose, ne fait qu'exciter une impression douloureuse sur les chairs qu'elle comprime, et produit l'excoriation de la peau qui recouvre les tendons du jarret, imparfaitement garantis par la gouttière de carton et les compresses échancrées que Louis proposoit d'ajouter au bandage. La partie de son action, véritablement employée à retenir les fragmens, est toujours insuffisante, à moins que l'on n'exerce une constriction excessive que les malades ne peuvent supporter. Si, pour éviter cet inconvénient, on ne serre que médiocrement le bandage, bientôt relâché, il lutte désavantageusement contre la force rétractile des organes musculaires que rien ne comprime, dont aucun moyen ne gêne l'action.

Toutes ces raisons, tirées des inconvéniens qu'entraîne l'application du kiastre, ne suffisent point pour motiver l'exclusion d'un bandage moins défectueux.

Celui qui, loin d'occasioner l'engorgement œdémateux du membre, préviendra au contraire cet engorgement, en exerçant sur toute l'extrémité inférieure une compression uniforme ; celui dont l'action sera directement opposée à celle des muscles qui opèrent l'écartement des fragmens, et qui, en comprimant ces muscles, les affoiblira, diminuera leur tendance au raccourcissement, et préviendra leurs contractions ; celui-là, dis-je, concourra efficacement avec la position, pour procurer la réunion la plus avantageuse. Le bandage unissant des plaies en travers, modifié comme nous allons le dire, réunit à lui seul tous ces avantages. Les parties relâchées par l'extension de la jambe sur la cuisse, et la flexion de celle-ci sur le bassin, obéissent aisément à son action, favorisée par le point d'appui que les os lui fournissent.

Pour en faire l'application, un aide assujettit le bassin, un autre soulève toute l'extrémité, et la tient soulevée. Le chirurgien, pourvu d'une bandelette plus longue que le membre, et un peu plus large que la rotule, l'étend le long de la partie antérieure de la jambe, la fixe par plusieurs circulaires autour de la partie inférieure de ce membre, en relève l'extrémité inférieure, et fait sur elle de nouveaux tours, puis remonte par des doloires le long de la jambe, jusqu'à son articulation avec la cuisse. Arrivé à cet endroit, il confie la bande roulée à un aide ; et faisant tendre la peau qui recouvre la rotule, de peur que, plissée en travers, elle ne s'engage dans l'intervalle des fragmens, il les met en contact, et place obliquement autour d'eux deux compresses longuettes, dont les extrémités ramenées en arrière, se croisent vers le jarret. Cela fait, il étend la bandelette au-devant du genou et de la cuisse, reprend la bande roulée, assujettit les compresses, en faisant autour du genou plusieurs croisés obliques, en manière de kiastre, puis continue l'application du bandage, en entourant la cuisse de circulaires par lesquels la portion de bandelette, étendue au-devant de ce membre, se trouve assujettie. Parvenu non loin du pli de l'aine, on renverse l'extrémité supérieure de cette bandelette, après l'avoir ramenée en haut avec force ; on descend ensuite, en faisant sur ce renversé de nouveaux circulaires, que l'on continue autour du genou, puis de la jambe, jusqu'à ce que la bande soit entièrement déroulée. On finit en entourant le pied avec une petite bande roulée, et en plaçant, sur un paillasson de balle d'avoine, étendu le long de la partie postérieure du membre, une forte attelle qui, se portant de la fesse au talon, assujettie par une nouvelle bande moins longue que la première, empêche le malade de fléchir la jambe sur la cuisse. La douleur que cause la constriction de l'appareil, et l'extension continuelle de la jambe, engagent constamment le malade à la fléchir ; il suffiroit donc de l'oubli de cette précaution, pour faire manquer complètement le succès du bandage.

L'appareil qui vient d'être décrit maintient les

fragmens en contact dans les premiers instans de son application ; mais bientôt le volume du membre diminue ; les bandes se relâchent, les muscles sur lesquels elles agissent perpendiculairement, sont moins bien comprimés, et écartent le fragment supérieur de celui qui tient à la jambe. Cet écartement est très-peu considérable, si l'on a soin de visiter fréquemment l'appareil, de réappliquer chaque fois les bandes relâchées, et si le malade garde, dans le plus parfait repos, la position dans laquelle on a mis le membre.

On pourroit tirer du profond oubli dans lequel ils demeurent plongés, les nombreux appareils imaginés à diverses époques pour la réunion des fractures de la rotule, et grossir inutilement cet article de leur description superflue. On devroit néanmoins emprunter de plusieurs les plaques de carton, de cuir ou de métal, dans l'ouverture desquelles l'os s'adaptoit exactement. On pourroit même substituer à ces plaques, deux pièces métalliques courbées de manière à embrasser avec précision la circonférence de la rotule. Les concavités correspondantes de ces deux pièces seroient garnies de crin, afin de rendre moins douloureuse la compression des parties molles ; leurs extrémités prolongées en dedans et en dehors, percées d'un double écrou, seroient traversées par deux vis, au moyen desquelles on pourroit les rapprocher au degré convenable. Enfin, cette application locale n'excluroit point l'appareil ordinaire.

Les principes généraux du traitement une fois établis, rien de si facile que d'en faire l'application, en les modifiant suivant les cas particuliers, le lieu où l'on se trouve, la disette ou l'abondance des matières propres à la confection de l'appareil contentif.

Quelques auteurs, tels que Ravaton, Pott, Bell et Flajani, pensant que l'écartement des fragmens, bien loin de nuire à la facilité des mouvemens du genou, les favorise au contraire, proscrivent toute espèce de bandage pour le prévenir, et conseillent de remuer légèrement le membre, lorsque les accidens inflammatoires sont dissipés, afin de prévenir l'ankilose que ne manqueroit pas d'entraîner son immobilité trop long-temps prolongée. La position qu'il convient de lui donner, est, selon eux, celle qu'il prend naturellement; c'est-à-dire, la position demi-fléchie. Mais la roideur des mouvemens du genou est bien moins à craindre que la foiblesse de cette articulation; aussi cette méthode compte-t-elle peu de partisans; on doit en borner l'application aux fractures longitudinales de la rotule, affection excessivement rare, et dans laquelle les fragmens restent naturellement en contact.

On préviendra toujours sûrement l'ankilose, si, du trentième au quarantième jour de la maladie, lorsque, par des soins assidus, la substance intermédiaire très-courte, qui sert de moyen d'union, a acquis une certaine solidité, on commence à faire exécuter au genou de légers mouvemens, dont on augmente chaque jour l'étendue, jusqu'à ce qu'on soit parvenu à donner à la flexion de la jambe sur la cuisse toute l'étendue qu'elle avoit avant la fracture.

Les mouvemens ne seront pas moins utiles vers la fin du traitement des ruptures du tendon des extenseurs de la jambe, et du ligament inférieur de la rotule. Dans toutes ces maladies, l'immobilité nécessaire à la réunion des parties divisées suspend la sécrétion de synovie qui doit lubrifier les surfaces articulaires; les ligamens et les tendons qui environnent l'articulation s'engorgent, s'épaississent, et leur extensibilité diminue faute d'être exercée. Cependant il ne faut point oublier qu'une fausse ankilose est un accident moins grave qu'une réunion imparfaite des parties, et que dans tous ces cas, un peu de roideur est préférable à trop de foiblesse.

Le simple relâchement du ligament inférieur de la rotule entraîne les mêmes effets que sa rupture. Les extenseurs de la jambe tiennent l'os remonté au-dessus de l'articulation du genou, ou bien la rotule se déplace facilement en dehors dans les mouvemens de l'articulation. Tel étoit le cas du jeune homme, dont le docteur Itard a consigné l'observation curieuse dans le Journal de Médecine; ce cas appartient plutôt à l'histoire des luxations de la rotule, qu'à celle de ses fractures.

RUPTURES DE L'OLÉCRANE.

C. Le tendon du triceps brachial, l'olécrâne auquel ce tendon s'insère, peuvent être rompus en travers dans une forte extension de l'avant-bras. Plusieurs exemples établissent cette possibilité. La rotule et l'apophyse olécrâne du cubitus ont entre elles la plus parfaite analogie, sous le rapport de leurs usages. Elles ne diffèrent qu'en ce que la rotule est fixée au tibia par un ligament, tandis que l'olécrâne tient au cubitus par continuité de substance. La ressemblance est plus grande encore sous le rapport pathologique, en sorte que tout ce qu'on a dit sur les fractures de l'une, s'applique parfaitement à celles de l'autre. Produite par l'action musculaire, la solution de continuité est transversale; l'apophyse, détachée près de sa base, est entraînée par le triceps brachial, en même temps que le cubitus est fléchi. L'écartement dépend donc également de deux causes; une dépression, sensible au toucher, fait juger de son étendue. L'intervalle qui sépare les fragmens augmente ou diminue, suivant que l'avant-bras est étendu ou fléchi; l'olécrâne peut être mu indépendamment de l'os du coude; il est élevé au-dessus des tubérosités ou condyles de l'extrémité inférieure de l'humérus, tandis que, dans l'état sain, il reste au niveau de ces éminences. Enfin, on peut lui imprimer des mouvemens latéraux, auxquels le cubitus ne prend aucune part.

On réduit la fracture en étendant fortement l'avant-bras, tandis qu'on ramène l'olécrâne vers le cubitus. Pour maintenir ces parties rapprochées, on entoure le membre d'un bandage roulé, et l'on prévient sa flexion en plaçant sur sa partie antérieure une longue attelle, après avoir garni le pli du coude d'un tampon de charpie, afin que l'attelle exerce une compression égale. Celle qu'exerce le bandage roulé, prévient l'œdème, engourdit la contractilité du triceps brachial, ou l'empêche au moins d'agir avec assez de force pour éloigner l'olécrâne du cubitus. La réunion immédiate est ici possible, parce que l'olécrâne étant séparé du cubitus, l'extension de l'avant-bras sur le bras peut être portée plus loin que celle de la jambe sur la cuisse. En vain le muscle biceps brachial, et les ligamens latéraux de l'articulation du coude, s'opposent-ils à l'extension trop forte du membre; comme la résistance de l'olécrâne est la principale cause qui mette des bornes à ce mouvement, et que cette résistance n'existe plus par le fait de la fracture, on peut réunir immédiatement, surtout lorsqu'on a soin de faire ici, comme pour la rotule, une espèce de 8 de chiffre autour du coude. Les tours obliques de la bande sont très-propres à empêcher l'olécrâne de céder à l'action du triceps brachial, surtout si l'on a placé derrière cette éminence le milieu d'une compresse longuette, dont les extrémités sont ensuite ramenées et croisées vers la partie antérieure de l'avant-bras.

J'ai vu cette réunion *immédiate et complète* de l'olécrâne détaché du cubitus, sur un individu qui s'étoit rompu cette éminence osseuse en lançant une boule à une grande distance, et avec beaucoup de force. Si l'on ne veille pas avec assez de soin à ce que l'extension de l'avant-bras soit continuelle; si le bandage n'est point réappliqué aussitôt qu'il se relâche, l'olécrâne est entraîné par l'action du triceps brachial, un intervalle s'établit entre lui et le cubitus, une substance fibro-celluleuse remplit cet intervalle, et transmet l'action du muscle, avec d'autant moins de déchet, qu'il est plus court et moins extensible. Dans ces fractures de l'olécrâne, comme dans celles de la rotule, on doit faire exécuter les mouvemens propres à prévenir l'ankilose. Dans l'un comme dans l'autre cas, la contusion extrême, un gonflement inflammatoire et douloureux de l'article, exigent l'emploi des antiphlogistiques. Ce n'est qu'après la cessation de ces accidens qu'on peut travailler à la réduction de la fracture; malheureusement il est trop tard pour en obtenir la réunion exacte, et la substance intermédiaire est toujours alors très-longue, et par conséquent peu solide.

Ganglions, ou tumeurs enkistées dans les gaînes des tendons.

D. Le nom assez impropre de *ganglion* a été donné à certaines tumeurs enkistées qui se forment spontanément dans les gaînes des tendons. C'est presque toujours au poignet, sur le trajet des extenseurs de la main et des doigts, que ces sortes de tumeurs se prononcent ; elles se manifestent bien plus rarement aux pieds. On les voit paroître quelquefois à la suite d'un effort, ou d'une fatigue excessive des parties ; d'autres fois, sans qu'aucune cause probable puisse leur être assignée. D'abord à peine sensibles, elles grossissent par degrés, atteignent le volume d'une aveline, d'une noix et même d'un petit œuf. Durant cet accroissement plus ou moins rapide de la tumeur, les mouvemens de la partie où le tendon va se rendre, sont plus ou moins gênés ; il n'y a ni douleur, ni rougeur, ni chaleur : lorsqu'on examine la tumeur au grand jour, à la lueur d'une bougie, on s'aperçoit qu'elle est transparente ; le toucher y fait reconnoître, malgré sa rénitence, la présence d'un fluide. La tumeur est plus ou moins mobile, et roulante sous la peau, surtout quand on la pousse dans la direction du tendon dans la gaîne duquel elle est placée. L'examen anatomique des ganglions y fait découvrir un kiste séreux assez mince, rempli d'un fluide transparent, visqueux et salé, dont la consistance et la viscosité sont souvent égales à celles du blanc d'œuf.

Ce n'est pas sans raison que Celse a cru devoir ranger les ganglions dans la classe des tumeurs enkistées ; rien, en effet, ne ressemble davantage au méliceris ; le ganglion n'en diffère que par sa situation dans la gaîne des tendons, ou près de cette gaîne. En effet, ce n'est pas toujours dans l'intérieur de cette gaîne, mais dans son voisinage, que la tumeur dont nous parlons naît et se développe ; mais quel que soit son siége précis, le mécanisme de sa formation est le même que celui des loupes enkistées ; et quoique Cyprianus ait reconnu que la matière qui s'y trouve renfermée, visqueuse comme le blanc d'œuf, ressemble à la synovie qui se filtre naturellement dans la gaîne des tendons, ce n'est point une maladie de la gaîne elle-même : le kiste naît, s'organise et se développe, sécrétant, par sa face interne, le fluide dont il s'emplit ; quelquefois, néanmoins, le kiste a paru, formé par une espèce de hernie ou de prolongement de la gaîne tendineuse.

On conseille de tenter la résolution d'un ganglion commençant, en appliquant sur lui une lame de plomb, un emplâtre de gomme ammoniaque, en le frictionnant chaque jour avec la salive, le savon, ou une huile volatile ; mais aucun moyen n'est préférable à la compression proposée par Meekren. Ce chirurgien donne le précepte de faire mettre la main du malade sur une table, et de frapper ensuite fortement sur la tumeur avec le poing. Muys veut qu'on emploie, au même usage, un maillet de bois garni de plomb. J'ai toujours réussi à dissiper ces sortes de tumeurs en pressant avec force, et de tout mon poids, sur elles, tantôt avec les pouces des deux mains, et tantôt en y employant un large cachet garni de linge. Dans un seul cas rapporté vol. IV, à l'article *des loupes enkistées*, la situation de la tumeur sur la partie externe du poignet, en rendant son écrasement impossible, m'obligea d'en venir à l'extirpation. Quand des circonstances semblables la rendent nécessaire, on la pratique comme on feroit pour un mélicéris; et comme il importe surtout de ne point blesser le tendon placé au voisinage, et de ne le pas exposer au contact de l'air, il convient d'ouvrir simplement la tumeur, d'introduire de la charpie dans le kiste, et de procurer la guérison par la mutuelle adhésion de ses parois.

Lorsque, comme c'est le plus ordinaire, l'écrasement du ganglion est possible, le kiste se rompt, l'humeur se répand le long de la gaîne du tendon, la tumeur disparoît, quelques frictions disséminent au loin l'humeur épanchée, et l'application de compresses imbibées de liqueurs résolutives suffit pour achever la cure.

Nous omettons à dessein l'histoire de la suture des tendons, opération à laquelle Heister n'a pas craint de consacrer deux très-longs chapitres (1). Il est bien avoué de nos jours qu'il faut s'en abstenir, non point dans la crainte de causer des douleurs et des convulsions, puisque les tendons ne jouissent pas de cette sensibilité exquise dont les anciens les croyoient doués, mais parce que l'opération seroit inutile : la position, maintenue par le moyen des appareils contentifs, suffit, comme nous l'avons dit, pour maintenir bout à bout les deux portions d'un tendon divisé. Plusieurs de ces tendons, tels que ceux des fléchisseurs et des extenseurs des doigts et des orteils, une fois divisés, ne se réunissent jamais, à raison de la nature particulière de leur tissu ; et cependant, comme l'observe Heister, la suture des tendons ne seroit praticable que pour ceux situés peu profondément, et à fleur de peau. La suture des tendons a été peut-être trop généralement abandonnée par les modernes. Cette opération est, à la vérité, inutile dans les cas de division récente, puisqu'il est toujours possible de maintenir les bouts coupés en contact, sans avoir besoin pour cela de recourir à la suture, et que la possibilité de la réunion est dans ces cas subordonnée à la texture plus ou moins dense et serrée de la corde tendineuse, et par conséquent plus ou moins susceptible de s'enflammer ; mais cette opération doit-elle être rejetée pour les divisions anciennes, lorsque les deux bouts d'un tendon que l'on a négligé de réu-

---

(1) Institutions de Chirurgie, chap. CLXXII et CLXXIII.

nir se cicatrisent séparément, laissent entre eux un espace considérable? On lit dans l'ouvrage de Petit, de Lyon (1), l'observation authentique d'un cas où cet habile chirurgien rendit le libre usage de l'indicateur de la main droite, à un malade mutilé par suite de la section de son tendon extenseur. « Le dos de la main fut fendu ; j'y cherchai
» les deux bouts du tendon séparés par un inter-
» valle de près de deux pouces. Ils étoient arrondis
» et tuberculeux : je les coupai pour en faire une
» plaie sanglante ; chaque bout du tendon fut tra-
» versé par une aiguille, par-dessus laquelle on
» jeta un fil. Ce moyen, aidé de la situation et du
» bandage, procura en vingt-cinq jours la guéri-
» son radicale ».

E. Les aponévroses, dont les muscles de nos membres sont environnées, remplissent le double usage de diriger leur action en empêchant leur déplacement, et d'augmenter leurs forces. D'une structure absolument semblable à celle des tendons, n'en différant que par la forme, ces aponévroses, mises à nu dans certains points de leur étendue, s'exfolient et se décomposent par le contact de l'air ; leur destruction est suivie du déplacement des tendons qu'elles recouvrent, comme j'en ai été plusieurs fois témoin, à la suite de certains ulcères qui avoient détruit les aponévroses

---

(1) Médecine du Cœur, page 350.

de l'avant-bras et de la jambe, au voisinage de la main et du pied.

Ces exfoliations aponévrotiques sont heureusement très-rares. Elles ne surviennent pas toutes les fois que ces membranes sont mises à découvert; car, dans plusieurs points de leur étendue, leur tissu est suffisamment pourvu de vaisseaux, et doué de propriétés vitales assez actives pour que l'irritation y développe le réseau vasculaire, et détermine la formation des bourgeons charnus destinés à protéger le tissu duquel ils s'élèvent. Il faut d'ailleurs que la destruction porte sur une surface très-considérable, pour que le déplacement des muscles et des tendons en soit la suite.

Les divisions des aponévroses par les instrumens tranchans, sont suivies de la hernie des chairs soujacentes, toutes les fois que la division présente une certaine étendue. Les muscles qui tendent à s'échapper s'enflamment, leur grosseur augmente; ceux qui se sont engagés entre les lèvres de la plaie aponévrotique, se trouvent étranglés par les bords de cette ouverture, dont la grandeur n'est plus en rapport avec le volume qu'ils ont acquis. Les aponévroses ne sont point alors spasmodiquement contractées, comme on l'a cru pendant long-temps. Ces membranes passives, inertes, ne réagissent qu'en vertu de leur élasticité; mais cette réaction élastique n'est pas moins funeste; la gangrène des parties en est bientôt la suite.

On agrandit alors ces ouvertures accidentelles de la même manière, et dans la même intention qu'on incise l'anneau inguinal, ou l'arcade crurale, dans l'étranglement des hernies. Ces ouvertures naturelles n'ont point alors diminué de largeur; seulement les parties auxquelles elles livrent passage ont augmenté de volume; de cette disproportion momentanée dépendent l'étranglement, et tous les symptômes qui marchent à sa suite.

La rupture des fibres aponévrotiques doit être un accident excessivement rare; elle ne peut guère arriver qu'aux aponévroses des muscles larges du bas-ventre, lorsque ceux-ci étant violemment contractés, leurs aponévroses supportent le double effort exercé par les muscles et par les viscères abdominaux, qui tendent à s'échapper à travers la paroi antérieure fortement tendue. Alors on a vu des éraillemens survenir le long de la ligne blanche, et des hernies s'y former. Plus souvent, néanmoins, il y a séparation des fibres aponévrotiques, sans déchirement; et c'est à travers ces fibres écartées que les parties contenues sortent de la cavité.

APPENDICE

CONCERNANT

LES OPÉRATIONS CHIRURGICALES.

Dans l'exposition des maladies de l'appareil sensitif, nous avons eu l'occasion de décrire diverses opérations importantes, telles, par exemple, que celles qu'exigent la cataracte et la fistule lacrymale, l'opération du trépan, etc. Un coup d'œil général sur ce genre de secours trouve donc ici naturellement sa place.

On définit une opération de chirurgie, l'application de la main seule ou armée d'instrumens, au corps de l'homme, dans la vue d'en conserver la santé ou d'en guérir les maladies. Cette action mécanique doit être considérée comme la dernière et la plus efficace des ressources de la médecine. On n'y doit recourir qu'après avoir épuisé tous les secours tirés du régime et des médicamens, dans l'insuffisance bien constatée des moyens diététiques et pharmaceutiques. Un individu pléthorique est menacé d'apoplexie; si l'on se proposoit de diminuer la masse des humeurs par un changement notable dans le régime de vivre et par l'administration répétée des évacuans, on ne pourroit prévenir l'accès imminent par des moyens dont l'action est trop lente. Un membre est frappé de gangrène, ou bien l'organisation s'y trouve détruite par l'effet d'une attrition violente : comme les médicamens n'agissent que par l'entremise des propriétés vitales, il est impossible d'influer sur l'état d'une partie où ces propriétés sont éteintes, dans laquelle l'organisation est détruite ; enfin, rien ne peut remettre des parties déplacées, que l'emploi d'un moyen mécanique dont l'action soit analogue à celle de l'agent qui a opéré ce déplacement.

Les moyens chirurgicaux existent donc comme supplément aux secours diététiques et pharmaceutiques. Un phlegmon aigu, par exemple, exige l'emploi de toutes les ressources de l'art, lorsqu'il se termine par suppuration ; précautions de régime, diète sévère, usage bien ordonné des six choses appelées non naturelles, médicamens rafraîchissans, délayans à l'intérieur, topiques émolliens ; on fait de la médecine, tant que l'on cherche à en obtenir la résolution ou à diminuer l'intensité du mouvement inflammatoire ; l'abcès formé, la chirurgie peut seule obtenir l'évacuation du pus amassé.

Toutes les opérations chirurgicales consistent, dit-on, à diviser les parties réunies, *diérèse* ; rapprocher les *parties divisées*, *synthèse* ; extraire, *exérèse* ; et ajouter, *prothèse* ; mais, outre que ces quatre chefs ne comprennent point la généralité des opérations, la plupart, comme on l'a dit, appartiennent à la fois à la diérèse, à la synthèse, à l'exérèse et à la prothèse : telle est, par exemple, l'opération de la cataracte par extraction, dans laquelle on divise la cornée ; on extrait le cristallin, puis on obtient la réunion de la plaie, et l'on supplée, par l'usage des lunettes convexes, à la perte de la lentille.

La division suivante des opérations qui se pratiquent sur le corps de l'homme, nous paroît préférable à toutes celles qu'on a proposées jusqu'à ce jour.

Il est des opérations par lesquelles on se propose de changer l'état des propriétés vitales dans les individus sur lesquels on les exerce : elles forment le domaine de la petite chirurgie, de la chirurgie auxiliaire ou ministrante ; elles offrent comme une espèce d'addition aux moyens pharmaceutiques ; aussi leur pratique est-elle, en certains pays, confiée aux apothicaires. De ce genre, sont la saignée, les ventouses sèches ou scarifiées, les sangsues, les frictions, les épispatiques de toute espèce, comme les sinapismes, les vésicatoires, les cautères, le moxa, le séton ; et c'est à ces opérations que se rapporte l'acupuncture des Chinois et des Japonais, et que se réduit presque toute la chirurgie des peuplades non civilisées : elles forment une première classe d'opérations bien distinctes. Toutes ces opérations peuvent être exécutées par l'homme le plus étranger aux connoissances anatomiques, jouissant de la moindre dextérité ; aussi les barbiers en France les exerçoient-ils toujours concurremment avec les chirurgiens associés en colléges et communautés. La même chose se pratique encore dans les autres contrées; car, chez les étrangers comme chez nous, un très-petit nombre d'hommes exerce véritablement la chirurgie, et partout la tourbe des médicastres, des fraters et des gardes-malades, croit s'y livrer en posant des sangsues, pansant des vésicatoires, et pratiquant d'autres semblables opérations.

Une seconde classe d'opérations chirurgicales comprend toutes celles qui ont pour but de remédier à un dérangement mécanique, contre lequel le régime et les médicamens sont impuissans: elles forment plusieurs genres, suivant qu'elles consistent,

1°. A réunir les parties divisées;

2°. Diviser les parties réunies;

3°. Replacer les parties déplacées;

4°. Evacuer les liquides épanchés;

5°. Rétablir les conduits obstrués;

6°. Extraire les corps étrangers venus du dehors, ou formés dans le sein des organes.

Enfin, viennent les opérations par lesquelles on retranche une partie dans laquelle les propriétés vitales sont éteintes, l'organisation détruite, ou dont la conservation compromet les jours de l'individu: à cette classe appartiennent les amputations des membres, l'extirpation des organes gangrenés, désorganisés par une contusion excessive, cancéreux, ou devenus le siége d'autres maux incurables.

Cette classification des opérations chirurgicales offre l'avantage de les comprendre toutes, de les réunir sous le point de vue du but que l'on se propose de remplir quand on y a recours. Elle peut être substituée avec avantage aux méthodes actuelles. Déjà elle a obtenu la sanction de l'expérience, par l'emploi que j'en ai fait dans l'enseignement. Elle m'est commune avec mon excellent ami et ancien condisciple, M. Caillot, professeur à l'Ecole de médecine de Strasbourg : elle fut long-temps l'objet de nos conversations particulières. La justice et l'amitié me faisoient un devoir de l'explication dans laquelle je viens d'entrer, et la justifieront aux yeux du lecteur.

Si l'on demande pourquoi, reconnoissant les avantages de cette classification, je ne l'ai point suivie dans cet ouvrage, c'est que les opérations n'y forment qu'une partie accessoire, et que tout doit y être subordonné à la meilleure distribution des maladies. Traiter des opérations suivant les appareils organiques sur lesquels on les exécute, ne vaudroit guère mieux que suivre l'ordre des régions. Cette méthode anatomique ne seroit que l'ordre topographique déguisé (1).

---

(1) Les opérations qui forment le domaine de la chirurgie ministrante ont pour but d'affoiblir ou de fortifier, de calmer ou d'exciter, de diminuer ou d'accroître les forces vi-

DE LA SAIGNÉE.

§. Ier.

Parmi les opérations qui ont pour but de changer l'état des propriétés vitales chez les individus sur lesquels on les pratique, la saignée tient le premier rang par son fréquent usage et ses effets salutaires. L'origine de la saignée se perd dans la nuit des temps ; si l'on en croit la tradition vulgaire, les animaux nous en firent connoître l'efficacité ; mais il n'est point vrai que l'hippopotame, dans certains temps de l'année, s'ouvre les veines en se frottant contre les pointes des roseaux. Au reste, ses avantages ont été reconnus dès la plus haute antiquité.

La saignée peut être définie, l'opération à l'aide de laquelle on évacue une certaine quantité de sang par une ouverture faite aux vaisseaux dans lesquels il circule. On la distingue en veineuse et artérielle, selon que le sang est retiré des veines ou des artères ; on l'a encore divisée en évacuatoire, spoliatoire (elle mérite toujours ces deux dénominations);

---

tales, de ralentir ou d'accélérer les mouvemens organiques. Dans cette première classe, le premier ordre comprend les saignées de toute espèce. Le second renferme les irritans de tous genres depuis les simples frictions jusqu'au moxa. Quelques-unes de ces opérations, telles, par exemple, les ventouses scarifiées, les sangsues, ont une action mixte, et font l'office d'évacuans et d'irritans tout à la fois.

en dérivative et révulsive. Ces dernières diffèrent en ce que la saignée dérivative vide les vaisseaux voisins du lieu où elle est pratiquée, tandis que la révulsive influe sur l'état de la circulation dans les parties les plus éloignées.

Les effets immédiats de la saignée, sont la diminution de la masse du sang contenu dans les vaisseaux, et surtout dans ceux de la partie où elle se pratique, puis un afflux plus considérable de liquide vers les artères de la même partie. De ces effets résultent, comme suites médiates, plus de liberté dans la circulation par la moindre plénitude des vaisseaux, le relâchement des solides, l'affoiblissement de l'excitation intérieure, un ralentissement plus ou moins marqué dans les mouvemens organiques dont le sang est le stimulant universel, et par conséquent une débilitation générale.

Il n'est point de notre objet de donner ici des préceptes relatifs aux cas où la saignée est indiquée, à la quantité de sang à évacuer, quantité variable suivant l'indication, au pronostic que l'on peut tirer de l'examen du sang sorti de ses vaisseaux; nous devons seulement considérer le procédé opératoire.

On peut saigner dans toutes les parties du corps; mais la situation et la grosseur des veines, la commodité de l'opérateur et l'usage ont consacré certaines saignées, comme celles du bras, du pied et du cou. Les saignées locales, si usitées avant que l'on eût découvert le véritable mécanisme de la circulation du sang, ont été, depuis cette époque, trop généralement abandonnées. Nous aurons soin de dire en quels cas cette pratique ancienne doit être préférée.

A. Plusieurs veines se présentent au choix de l'opérateur pour la saignée du bras; la basilique, la céphalique, leurs branches anastomotiques, la médiane, formée par cette anastomose; la partie supérieure des veines radiale et cubitale peut encore fournir la quantité de sang désirée; néanmoins diverses considérations portent à ne point les ouvrir indifféremment. La piqûre de la veine médiane, placée au milieu du pli du coude, est pratiquée sur le plus gros de ses vaisseaux, le plus apparent, sur celui d'où le sang sort avec la plus grande abondance; mais cette veine est placée au-devant de l'artère brachiale, dont elle n'est séparée que par l'aponévrose détachée du tendon du biceps; de sorte que chez les personnes qui ont peu d'embonpoint, la veine est presque immédiatement collée à l'artère; rien alors de plus facile que de blesser celle-ci en transperçant la veine. Aussi les commençans doivent-ils préférer à la saignée de la médiane et de la basilique, la saignée de la céphalique médiane, et même celle du tronc de la céphalique, lequel, placé en dehors, est le plus éloigné possible du vaisseau que l'on craint d'intéresser.

L'ouverture des veines radiale et cubitale dans leurs parties supérieures met encore à l'abri de cet accident, le plus redoutable de ceux que la saignée peut entraîner après elle.

Toutes ces veines sont facilement apercevables chez les individus pléthoriques, et dans les cas où l'embonpoint n'est pas excessif; car il est des personnes chez lesquelles une graisse abondante enveloppe tellement les vaisseaux, que, même après avoir fortement lié le membre au-dessus de l'endroit sur lequel la saignée se pratique, employé l'immersion de la partie dans l'eau chaude, et usé de toutes les ressources que l'on peut employer pour rendre les veines apparentes, il est impossible de les découvrir à la vue, et même de sentir par le toucher cette fluctuation obscure, suffisante au phlébotomiste pour le déterminer à l'opération. Dans ces cas, et au défaut d'une extrême habitude, on doit ouvrir l'une des veines toujours très-apparentes, qui rampent sur le dos de la main, après avoir placé une ligature au-dessus du poignet, et tenu la partie plongée quelque temps dans un bain d'eau tiède.

L'appareil nécessaire consiste: 1°. en une bande ordinairement de laine rouge, longue d'un mètre environ; 2°. une bande roulée de même longueur; 3°. deux petites compresses; 4°. un vaisseau pour recevoir le sang; 5°. de l'eau chaude, avec une petite éponge; 6°. des essences pour ranimer le malade en cas de syncope; 7°. au moins un aide pour tenir le vase qui reçoit le sang; 8°. une bougie de cire flexible, si la saignée se fait dans la nuit ou bien dans un lieu mal éclairé; 9°. enfin une lancette ou un phlébotome.

Ce dernier instrument, fort usité dans le nord, n'est employé chez nous que par les vétérinaires. Il offre néanmoins cet avantage, quand il est bien fait, que sa flamme ou petite lame fait toujours une large ouverture, et ne peut jamais s'enfoncer assez avant pour atteindre l'artère.

La lancette doit avoir une pointe ni trop mousse ni trop acérée; celles qu'on nomme *à grain d'orge* doivent être préférées à celles qui ont reçu le nom de grain d'avoine et de langue de serpent. Le chirurgien sera ambidextre, car il doit saigner le bras gauche avec la main gauche, *et vice versâ*.

Après avoir examiné le bras et fait choix du vaisseau qu'il se propose d'ouvrir, il ordonne au malade d'étendre le membre; puis il place la ligature à trois travers de doigt du pli du bras, faisant deux tours qu'il arrête par un nœud simple, surmonté d'une rosette. Le malade sera assis; on le couche, s'il est méticuleux et que l'on ait à craindre une trop prompte défaillance; on le garnit avec une serviette pour qu'il ne soit point sali par le premier jet de sang. Cependant la compression exercée par la ligature fait gonfler les veines; le chirurgien tire la lancette de son étui, l'ouvre à angle droit, la place entre ses dents par la charnière; puis reprenant le bras du malade, il l'étend contre sa poitrine, place l'aide qui tient le vaisseau dans l'endroit le plus commode pour recevoir le sang, et pique la veine dont il a fait choix. Il presse sur ce vaisseau avec le pouce de la main dont il tient le bras empoigné, de manière que le sang ne puisse point refluer ni la veine vaciller ; de légères frictions faites de bas en haut sur celle-ci poussent doucement le sang vers le coude, et font que le vaisseau plus gonflé est plus facile à atteindre.

C'est par ponction qu'on ouvre le vaisseau : la lancette est tenue avec le pouce et l'indicateur, dont la pulpe s'avance jusque vers le milieu du fer de sa lame, tandis que les autres doigts, appuyés sur le bras du malade, servent à rendre la main plus ferme. L'on enfonce le fer en étendant le pouce et l'indicateur, et l'on pousse légèrement jusqu'à ce que l'instrument ait pénétré dans la veine ; alors on en relève la pointe pour agrandir suffisamment l'ouverture. Il vaut mieux que celle-ci soit trop grande que trop petite ; le sang sort avec plus de facilité, et les accidens dépendans de la section imparfaite des filets nerveux, sont moins à craindre.

On pique la veine le plus haut possible, en se tenant néanmoins toujours au-dessous des petites cicatrices provenant des saignées précédentes. L'incision doit-elle être oblique, transverse, ou dirigée suivant l'axe même du vaisseau ? Après la saignée transversale, le sang sort avec facilité, mais s'arrête moins aisément quand on en a retiré la quantité suffisante ; la saignée longitudinale offre cet avantage, que la pointe de la lancette ne chasse pas la veine de manière à ce qu'elle roule sous le pouce et fuie l'action de l'instrument. Rien de plus ordinaire que de faire ce qu'on appelle communément des saignées blanches : lorsque dans la saignée des petites veines on veut, suivant le précepte d'un grand nombre d'auteurs, donner à l'incision une direction transversale, le petit vaisseau échappe, en roulant, à la lancette, qui l'ouvre avec plus de facilité quand elle est dirigée dans le sens de sa longueur.

La veine ouverte, le sang jaillit ou coule le long du bras : le chirurgien pose sa lancette, et, sans quitter le bras du malade, veille à la sortie du sang, écarte les flocons graisseux qui peuvent y mettre obstacle, enlève les grumeaux de sang avec une éponge imbibée d'eau chaude, et assure au membre une position telle que la plaie des tégumens reste bien parallèle à celle de la veine.

Dans les cas où la ligature est trop serrée, elle comprime l'artère brachiale au point d'empêcher le sang de descendre ; il faut alors relâcher la ligature. On ordonne au malade, dont le bras est soutenu près du coude, de remuer les doigts : on place dans sa main un lancetier ou tout autre corps cylindrique qu'on lui ordonne de tourner ; le mouvement musculaire favorise la circulation, et l'écoulement du sang continue : une légère toux volontaire de la part du malade produit encore le même effet. Si le malade tombe en défaillance, on le ranime en lui faisant respirer la vapeur de l'acide acétique, ou toute autre liqueur active: souvent il suffit de lui jeter quelques gouttes d'eau fraîche au visage.

« Lorsqu'il s'est écoulé une suffisante quantité » de sang, dit Heister, on ôte la ligature, on ap- » plique le doigt indicateur et le doigt du milieu » de la main gauche près l'ouverture de la saignée, » et l'on donne à la peau un léger mouvement » demi-circulaire pour rapprocher les lèvres de la » petite plaie. Pendant ce temps, l'un des aides » apporte les compresses et la bande; le chirur- » gien prend avec la main droite la plus petite » des deux compresses, et l'applique sur l'inci- » sion, après avoir exprimé auparavant, en écar- » tant un peu les doigts de la main gauche, tout » le sang qui peut se trouver arrêté entre la veine » et la peau. On met ensuite sur cette première » compresse une autre compresse plus grande, » qu'on soutient avec le pouce de la main gauche » jusqu'à ce qu'on ait appliqué la bande roulée ». Avant de l'appliquer, il faudra nettoyer, avec une éponge mouillée, le bras du malade du sang qui peut le salir; et quand la bande est appliquée, ramener la chemise sur l'avant-bras, que l'on met en demi-flexion la main tournée contre l'es- tomac. Le malade ne s'en servira point trop tôt, de peur de faire rouvrir la plaie ou d'en provoquer la suppuration. La cicatrisation se fait, par pre- mière intention, dans l'espace de trente-six à quarante-huit heures. Si durant cet intervalle il est besoin de retirer une nouvelle quantité de sang, il suffit pour cela de lever l'appareil, après avoir appliqué la ligature à un pouce au-dessus de la plaie.

Divers accidens peuvent compliquer la saignée du bras: tels sont, 1°. l'ecchymose, qui prend le nom de thrumbus, lorsqu'elle est portée au point que le sang infiltré fait tumeur; 2°. une douleur vive; 3°. le gonflement inflammatoire de la partie; 4°. un épanchement sanguin consécutif, quand l'artère brachiale est blessée; et de tous ces accidens, le dernier est le plus grave.

Faut-il ranger au nombre des accidens dont la saignée peut être suivie, la non-ouverture de la veine? Ces saignées blanches dépendent de ce que l'on n'a point enfoncé assez profondément la lancette, ou bien elles tiennent à ce que le vaisseau a roulé sous la peau: il se présente alors intact au fond de l'incision, et l'on doit l'ouvrir par une seconde ponction, absolument comme si la peau n'eût pas été d'abord seule divisée: les malades ne s'aperçoivent même point que la saignée a été ainsi faite en deux temps.

L'extravasation du sang veineux au voisinage de la plaie se nomme ecchymose ou thrumbus, suivant la quantité du liquide infiltré. Il n'y a aucun danger, à moins que l'infiltration ne s'étendît au loin, et ne causât le gonflement inflammatoire de tout le membre. La simple ecchymose se dissipe d'elle-même, ou bien l'on aide la résolution en imbibant les compresses de quelques liqueurs résolutives. Le thrumbus donne lieu à la formation d'un petit abcès, à l'ouverture duquel s'écoule le sang mêlé avec le pus.

L'accident dont on vient de parler tient, tantôt à ce que la veine a été entièrement coupée, et d'autres fois à ce que le parallélisme n'a point été conservé entre l'ouverture du vaisseau et celle des tégumens.

Les douleurs intolérables que les malades éprouvent après certaines saignées, dépendent de la section entière ou imparfaite de l'un de ces nombreux filets, que le nerf cutané interne et le musculo-cutané envoient autour des veines du pli du coude. Or, comme la position de ces filets et leur entrelacement avec ces vaisseaux présentent des variétés indéterminables, l'anatomiste le plus exercé n'est jamais sûr d'en éviter la piqûre. J'ai vu, dans un cas où la douleur de la saignée fut si vive que le malade jeta un grand cri, le coude et bientôt le bras se tuméfier, une fièvre ardente s'allumer, la peau devenir érysipélateuse, la gangrène s'emparer de la totalité du membre, et le malade mourir. Il étoit sans doute impossible d'attribuer au chirurgien ces suites funestes. La pointe de l'instrument eût-elle été brisée et laissée dans l'aponévrose, un filet de nerf eût-il été imparfaitement coupé, il n'en eût résulté qu'un phlegmon ordinaire, si le sujet n'avoit été prochainement disposé à une maladie dont l'opération devient alors la cause déterminante. La lancette chargée de sucs putrides, pourroit encore en inoculer le germe. De là, le soin extrême que doit avoir le chirurgien pour essuyer ses lancettes, et ne les employer qu'après en avoir bien examiné la pointe.

Depuis que les expériences de Haller ont mis hors de doute l'insensibilité relative des tendons et des aponévroses, c'est de la seule lésion des nerfs que l'on fait dépendre ces funestes effets de la saignée; il est cependant des contractures du bras, suites de certaines saignées, où le tendon du biceps a été blessé, soit que la lésion de ce tendon qui s'enflamme le prive de son extensibilité, soit, ce qui est plus probable, qu'en conservant long-temps l'avant-bras demi-fléchi, toutes les parties contractent l'habitude de cette position à laquelle la douleur oblige les malades. Des militaires, désirant obtenir leur réforme, se procurent à volonté ces contractures, en condamnant le bras à une inaction absolue après la saignée, par laquelle ils ne manquent pas de se dire estropiés. J'en ai vu plusieurs exemples; les bains, les douches thermales, et surtout l'exercice gradué du coude, dissipent à la longue ces contractures, en rendant au tendon son extensibilité.

Quant aux accidens inflammatoires ou spasmodiques dépendans de la lésion des filets nerveux, nous avons parlé de la manière d'y remédier, Tome I, à l'article des piqûres.

Lorsque la lancette, enfoncée à une profondeur trop considérable, atteint l'artère brachiale après avoir transpercé la veine placée au-dessus d'elle, le sang jaillit avec beaucoup de force, et s'élance en torrens, rutilant, écumeux, offrant toutes les qualités de celui qui coule dans les artères. Si l'on comprime au-dessous de la plaie, il n'en sort qu'avec plus de force, ce qui n'arriveroit point s'il venoit de la veine. Le chirurgien doit conserver son sang-froid, et dérober, s'il est possible, la connoissance du danger, soit au malade, soit aux spectateurs : il laissera sortir le sang jusqu'à défaillance, glissera adroitement une petite pièce de monnaie dans la compresse qu'il appliquera immédiatement sur la plaie, emploiera deux bandes roulées, afin d'exercer une compression assez forte pour aplatir l'artère blessée, renouvellera l'appareil toutes les fois que le relâchement des bandes l'exigera, et en continuera l'emploi durant quatre ou cinq semaines, temps nécessaire pour l'oblitération du vaisseau. Dans ces cas, il arrive souvent que les malades ignorant le danger, ne veulent point se soumettre à garder un aussi long repos et supporter la compression; alors le sang sort goutte à goutte, et forme un épanchement circonscrit au voisinage de l'artère. Nous ne reviendrons point sur cette maladie, décrite par les auteurs sous le nom d'anévrisme faux consécutif; nous avons parlé de ses causes, du mécanisme de sa formation, de ses signes et de son traitement, Tome IV, en faisant l'histoire des plaies artérielles. Nous ne répéterons pas non plus ce que nous y avons dit touchant l'anévrisme variqueux, suite possible, mais infiniment rare, de la saignée au pli du bras, et qui arrive lorsque l'artère brachiale, blessée par la lancette dont la veine est transpercée, se trouve immédiatement collée à ce vaisseau ; le sang alors passe de l'artère dans la veine adossée, dont la plaie extérieure se cicatrise. *Voyez* Tome IV.

La saignée du pied est, après celle du bras, celle que l'on pratique le plus fréquemment. Elle offre l'avantage de ramener énergiquement le sang vers les parties inférieures, et d'opérer une révulsion subite et puissante dans les affections de la tête et du cou. La même quantité de sang tirée par la saignée du pied, amène plus promptement la défaillance qu'évacuée par les veines du bras. Examinons le procédé opératoire. On commence par faire plonger les deux pieds dans un vase d'eau chaude, assez grand pour que le liquide monte un peu au-dessus des malléoles ; les veines se gonflent ; on choisit le pied où la saphène est la plus dilatée, car il est indifférent que la saignée soit pratiquée sur le pied gauche ou sur le pied droit. On place une ligature à un pouce au-dessus de l'endroit où l'on se propose de piquer la veine ; c'est communément à la hauteur des malléoles. La manière de conduire la lancette est ici la même que pour le bras ; la main gauche est employée à empoigner le bas de la jambe, et à fixer le pied du malade ordinairement posé sur un tabouret, ou mieux sur les bords du vase dans lequel on le plonge de nouveau quand la veine est ouverte, pour que le sang s'écoule plus abondamment. Quand il en est sorti une quantité suffisante, on défait la ligature, on retire le pied de l'eau, on l'essuie pour appliquer une petite compresse sur la plaie, et faire autour du pied et du bas de la jambe le petit bandage connu sous le nom d'étrier.

Dans la saignée du pied comme dans celle du bras, on est exposé à piquer les filets nerveux, car ceux que le nerf saphène envoie autour de la veine de ce nom, sont aussi variables dans leur nombre et dans leur direction, que les branches des nerfs cutané-interne et musculo-cutané du bras : il n'est au contraire ni tendon, ni aponévrose, ni artère que l'on risque d'intéresser. Si la lancette est trop profondément enfoncée, la pointe peut se briser, rester engagée dans le périoste du tibia, et donner lieu à la formation d'un petit abcès : le repos de la partie et l'emploi des émolliens, sous forme de cataplasmes, suffisent pour remédier à ces accidens.

La saignée du cou est peut-être encore plus efficace que celle du pied, dans les maladies de la tête et de la gorge : elle va plus directement à dégorger les vaisseaux de ces parties supérieures. Voici comment on y procède : il faut prendre garde de presser sur la trachée-artère, et de suffoquer le malade en comprimant la veine jugulaire externe, qui est celle qu'on ouvre dans la saignée dont nous parlons; pour cela, on se servira d'un petit cordon, dont le milieu sera placé sur la veine vers la partie inférieure du cou, tandis que les deux bouts seront obliquement ramenés en bas et du côté opposé, en passant l'un devant et l'autre derrière la poitrine. Si la maladie pour laquelle on saigne a son siége sur l'un des côtés du cou ou de la tête, on ouvre la veine jugulaire correspondante. Dans le cas contraire, on ouvre indifféremment la gauche ou la droite; car il n'est point vrai que la veine jugulaire interne du côté droit soit d'un calibre supérieur, et qu'elle rapporte la plus grande partie du sang cérébral. La tête du malade sera, autant que possible, penchée du côté opposé à celui sur lequel on pratique la saignée. Le chirurgien, armé d'une lancette un peu forte, l'enfonce plus profondément que si c'étoit au bras, et ouvre la veine dans une direction oblique de bas en haut et d'avant en arrière, afin de tomber perpendiculairement sur les fibres du muscle peaussier, obliques en sens contraire. Coupées ainsi transversalement, ces fibres s'écartent, la plaie reste béante, et le sang sort avec facilité; ce qui n'arriveroit point si l'incision se faisoit seulement dans les interstices des fibres du petit plan musculeux dont la veine est couverte. Il faut ouvrir la jugulaire le plus bas possible; d'abord parce que on calibre est plus considérable vers sa partie inférieure, et parce que l'on court moins le risque de blesser des filets nerveux. Les deux rameaux antérieurs du plexus cervical croisent la direction de la jugulaire, pour se diriger du côté de l'angle de la mâchoire. Ils passent sur la veine, à peu près vers le milieu de la hauteur du cou. Il est donc convenable de l'ouvrir plus bas pour éviter leur blessure. Quand on a retiré la quantité de sang dont l'évacuation a été jugée nécessaire, on cesse la compression, on essuie les lèvres de la petite plaie, puis on les recouvre à la faveur d'un emplâtre agglutinatif, par-dessus lequel on place une compresse, que l'on assujettit par des tours de bande médiocrement serrés, afin de ne pas gêner la respiration.

L'on ne saigne plus guère aux petites veines de la main, du front et de la langue; toutes ces saignées locales, si usitées chez les anciens, ont été remplacées par celles dont nous venons de donner la description. On ouvre cependant encore quelquefois les veines du dos de la main, chez les personnes dont les vaisseaux du pli du bras sont masqués par la graisse, ou qui redoutent excessivement la saignée. On substitue la saignée des jugulaires à celle des veines occipitales, préconisée par Morgagni. La veine dorsale du pénis peut être ouverte avec beaucoup d'avantage dans les inflammations violentes de ce membre. Elle est alors assez gonflée pour qu'il soit inutile d'entourer la verge d'une ligature; il suffit qu'un aide comprime avec les doigts vers sa racine. On ouvre la veine en long, afin qu'elle n'échappe point en roulant sous la peau, et surtout pour ne point blesser les nerfs honteux qui marchent à côté d'elle, et se portent vers le gland, où ils se terminent. Quand on a obtenu l'effet désiré, on rapproche les lèvres de la petite plaie, et on les colle l'une à l'autre par le moyen d'un agglutinatif. Enfin, on peut joindre aux saignées locales l'artériotomie pratiquée sur l'artère temporale. Cette évacuation de sang artériel, indiquée dans les céphalites aiguës, dans l'inflammation du globe de l'œil, et autres phlegmasies céphaliques accompagnées d'un grand danger, se pratique selon les règles suivantes.

B. L'opération de l'artériotomie consiste dans l'ouverture de l'artère temporale superficielle; elle se pratique ainsi : avec un petit bistouri tenu comme une lancette, on incise transversalement la peau et l'artère, après avoir rasé auparavant la portion de la tempe sur laquelle porte l'incision : celle-ci est faite à un pouce environ au-dessus de l'arcade zygomatique. On reconnoît à ses battemens la situation précise de la branche artérielle. Pour favoriser la sortie du sang, on peut la comprimer avec le doigt, au-dessus de l'ouverture. Enfin, lorsque l'on a retiré la quantité de sang suffisante, on rapproche, en comprimant un peu les bords de la petite plaie; on la couvre d'une compresse pardessus laquelle on fait plusieurs tours de bande. Si la compression qu'exerce cet appareil est insuffisante pour arrêter l'hémorragie, on y substitue le bandage appelé nœud d'emballeur, bandage fait avec une bande roulée, à deux globes, dont les chefs se croisent sur le point qu'il faut comprimer.

C. L'application des ventouses sèches et scarifiées produit les effets suivans sur l'économie animale. Le sang se trouve appelé vers le point sur lequel la ventouse est placée. Cette portion de la surface du corps, soustraite en partie à la pression que l'air exerce sur toutes les autres, devient le siége de l'afflux des humeurs. La peau s'élève, se tuméfie et rougit, par un mécanisme semblable à celui qui rend toute sa fraîcheur à une pomme flétrie, lorsqu'on la place sous la cloche de la machine pneumatique, et qu'on tend à faire le vide. Cet effet dérivatif des ventouses sèches est momentané; les humeurs refluent, pour la plus grande partie, aussitôt que la ventouse est enlevée; et de là l'addition des scarifications ou mouchetures sur la portion de peau qui vient de souffrir l'application de la ventouse. Les ventouses scarifiées sont une véritable saignée; le sang sort en abondance et avec facilité des petites incisions faites aux tégumens vers lesquels l'effet de la ventouse avoit déterminé son afflux, et la partie se trouve puissamment dégorgée. L'espèce de saignée locale dont nous parlons, est souverainement efficace dans certaines fluxions inflammatoires, telles que le rhumatisme aigu. Lancisi parle des bons effets des ventouses scarifiées, appliquées dans la pleurésie sur le point de côté douloureux.

Les cloches des ventouses sont de verre; un gobelet ordinaire de moyenne grandeur peut les remplacer. On en frotte l'intérieur avec quelques gouttes d'esprit-de-vin, auquel on met le feu; puis on l'applique renversé sur la peau. La combustion consume une portion de l'air renfermé sous la cloche. Mais c'est surtout en vertu de la raréfaction de celui qui reste enfermé sous la cloche que le vide s'opère, cette portion d'air raréfiée se trouvant bientôt condensée par le froid. La peau sur laquelle l'air est appliqué, se gonfle et rougit par l'affluence des humeurs. Ce n'est qu'après avoir détaché la ventouse que l'on pratique les scarifications avec la pointe d'une lancette ordinaire. Les Allemands y emploient un petit instrument, avec lequel on fait à la fois un grand nombre de piqûres, et qui est décrit en divers ouvrages sous le nom de *scarificateur*. On multiplie l'application des ventouses selon l'indication; mais en général celle-ci n'existe que dans les cas d'inflammation ou de douleurs existantes dans les tissus soujacens à la peau. L'usage des ventouses, dans l'inflammation de ce dernier, ne feroit qu'accroître les symptômes de la maladie.

D. Il en est de même des sangsues, espèce de vers à sang rouge, comme l'a démontré M. Cuvier. On ne doit jamais les appliquer aux tégumens enflammés; l'irritation que cause leur piqûre seroit plus nuisible que l'évacuation sanguine ne seroit profitable. On fera choix de la sangsue officinale, pêchée dans des eaux limpides, vide de sang, et affamée par un assez long séjour dans un vase d'eau pure. On lave la partie sur laquelle on va les appliquer, puis on l'essuie, et l'on applique les sangsues soit une à une, en les prenant avec la main garnie d'un linge, soit en les plaçant toutes dans un étroit gobelet de verre, que l'on applique ensuite sur la peau, comme si c'étoit une ventouse. Il faut que les sangsues se détachent d'elles-mêmes; cela arrive quand elles sont bien remplies. Si la foiblesse du malade exigeoit qu'on les détachât plus tôt, on y parviendroit en les saupoudrant avec une pincée de tabac. Il en est qui, pour faciliter leur morsure, humectent auparavant avec du lait ou du sang de pigeon la place à laquelle elles doivent s'attacher. L'évacuation du sang par les sangsues peut suppléer à la phlébotomie. Dix à douze sangsues procurent une évacuation de sang qui peut aller jusqu'à trois palettes, si l'on a soin d'exposer la partie piquée à la vapeur de l'eau bouillante, après que ces animaux se sont détachés. Les sangsues agissent à la fois comme moyen évacuant et irritant, ainsi que nous l'avons établi dans la thérapeutique du phlegmon, au premier tome de cet ouvrage. Il est des cas où la saignée ne pourroit les remplacer. Huit à dix onces de sang obtenu par l'application des sangsues à l'anus, sur une personne dont les hémorroïdes ont cessé d'être fluentes, produisent un effet plus salutaire qu'une bien plus grande évacuation par la saignée de la saphène ou de toute autre veine. Dans les vives inflammations de l'œil et du larynx, rien n'est plus propre à procurer un prompt dégorgement de la partie, qu'un certain nombre de sangsues appliquées au voisinage de la partie enflammée, autour de la base de l'orbite, et sur la partie antérieure du cou.

Les sangsues ne jouissent de toute leur efficacité qu'autant qu'on les applique en quantité suffisante. J'ai vu quarante sangsues appliquées à la région lombaire, dissiper, comme par enchantement, les symptômes d'une néphrite aiguë. Dans un rhumatisme aigu, il n'est pas moins profitable de couvrir de sangsues tout le siége de la douleur qu'elles rappellent à la peau, en même temps qu'elles produisent un dégorgement favorable. Remarquez que, dans tous ces cas, c'est au voisinage de la partie malade, et non pas sur le tissu enflammé, que l'on fait l'application des sangsues; car, appliquées à l'inflammation elle-même, elles ne feroient que l'accroître.

Si quelque sangsue a piqué une veine d'un certain calibre, ou même une artériole assez grosse pour que le sang coule abondamment et ne s'arrête point de lui-même, ou par l'application de compresses imbibées d'oxycrat, on saupoudre les piqûres avec la poussière d'alun calciné.

L'acupuncture usitée au Japon et en Chine, a des effets analogues à ceux que produisent les ventouses scarifiées et l'application des sangsues; c'est toujours une saignée locale, dont les effets se composent de l'évacuation d'une certaine quantité de sang, et de l'irritation assez vive que doit occasioner une multitude de petites piqûres. Le premier volume de l'histoire de la Chirurgie, par Desjardins, contient des détails peut-être trop étendus sur la pratique dont il est question.

D'autres opérations instituées à la surface de la peau, ont pour but principal l'irritation de cet organe, l'excitation de la sensibilité locale et générale; et plusieurs ajoutent à ce premier effet l'utilité d'une évacuation. Telle est la double action des épispastiques, rubéfians, vésicatoires, cautères et exutoires de toute espèce. Nous traiterons seulement de la manière d'appliquer ces divers remèdes, regardés avec raison comme une des principales ressources de la médecine.

Toutes les opérations dont nous allons parler joignent à l'avantage d'exciter les propriétés vitales dans la partie sur laquelle on les exerce, et par suite, dans tout le système, celui d'appeler les humeurs vers la peau, soit momentanément, soit d'une manière durable. Telle est la double action dont jouissent les frictions sèches ou humides, et tous les épispastiques.

E. Les frictions pratiquées soit avec la main nue, soit avec quelques étoffes sèches, stimulent les propriétés vitales, activent la circulation capillaire, et déterminent la rougeur de la peau dans l'endroit sur lequel elles sont pratiquées. Cette excitation de l'organe cutané devient plus vive, si l'on joint aux frottemens l'action d'un liquide plus ou moins irritant; par exemple, l'application de quelques gouttes d'esprit-de-vin, d'éther ou du liniment ammoniacal, composé ordinairement par le mélange d'une partie d'alkali volatil avec seize parties d'huile d'olives ou d'amandes douces. On appelle frictions humides, celles de cette dernière espèce. Les frictions sèches sont employées dans tous les cas de foiblesse, de torpeur, d'engourdissement, et même dans la simple langueur des propriétés vitales ; elles favorisent la transpiration cutanée, et facilitent l'absorption, soit en mettant les orifices absorbans à nu, par le redressement des écailles de l'épiderme, soit en excitant les propriétés vitales de ces suçoirs. Les frictions méritent la première place parmi les remèdes rubéfians ; leur emploi précède celui des épispastiques, et réussit quelquefois à rendre ces derniers remèdes inutiles. C'est ainsi que certaines sciatiques cèdent à des frictions irritantes pratiquées sur le trajet du nerf, siége de la douleur, quoique le plus souvent il faille recourir, dans le traitement de cette névralgie, à des irritans plus énergiques.

F. Le vésicatoire est tantôt appliqué dans le seul

but d'exciter la sensibilité de la peau et de rubéfier le point sur lequel on le pose, et plus souvent dans la vue d'y déterminer une sécrétion séreuse plus ou moins prolongée, par l'application continuée des excitans. Veut-on simplement réveiller la sensibilité engourdie dans une fièvre de mauvais caractère, on applique successivement, sur diverses parties du corps, des vésicatoires que l'on nomme volans; on les enlève au bout de six à sept heures, lorsque toute l'action dont ils sont capables n'est point encore exercée, mais qu'ils ont seulement produit un érythème momentané dans l'endroit de leur application. Je préfère, dans des cas semblables, ne lever le vésicatoire qu'au bout de vingt-quatre heures; puis, après l'évacuation de la sérosité, entretenir l'irritation pendant tout le temps que dure la maladie. Si c'en étoit ici le lieu, j'exposerois les avantages que j'ai obtenus de l'application des vésicatoires aux jambes, dès le début des fièvres putrides et malignes, sans attendre l'extinction presque totale des forces de la vie, qui neutralise si souvent leur action dans les dernières périodes de ces maladies.

La manière la plus ordinaire de préparer ces vésicatoires, c'est de mêler une certaine quantité de cantharides réduites en poudre à un emplâtre quelconque, ou à un cataplasme de vieux levain. On étend la substance sur une peau ou un linge d'une largeur différente, selon le degré d'irritation que l'on veut obtenir, et on l'applique sur un point de la peau, après avoir rasé les poils qui peuvent la couvrir, afin que les pansemens subséquens causent moins de douleurs. Avant d'appliquer l'emplâtre vésicatoire, on aura frotté, soit à sec, ou mieux avec un peu de fort vinaigre, l'endroit sur lequel on le pose, afin que son action soit plus prompte. C'est au moment où l'humeur de la transpiration retenue par le topique humecte les cantharides, que ces dernières agissent sur le tissu de la peau. Une ou deux compresses et une bande roulée maintiennent l'emplâtre. Après douze ou quinze heures, on lève l'appareil, on ouvre la vésicule formée par l'épiderme soulevé, quand elle ne s'est point rompue d'elle-même, et l'on enlève même cette vésicule, si l'on a besoin d'une forte irritation ; dans le cas contraire, il vaut mieux laisser la pellicule épidermoïque ; les pansemens seront moins douloureux : on les répète chaque jour, en couvrant la surface ulcérée avec un linge enduit d'une pommade irritante, à laquelle se trouve mêlée la poudre de cantharides en proportion du degré d'irritation que l'on veut établir. Le mélange d'une certaine quantité de cérat, tempère l'activité de cette pommade épispastique; souvent même on est obligé de lui substituer du beurre étendu sur une feuille de poirée, et même d'appliquer un cataplasme émollient par-dessus la partie tuméfiée. Mais bientôt la surface mise à nu par le vésicatoire, s'habitue à l'irritation, l'ulcère se dessèche, et l'on est obligé, soit d'augmenter la quantité des cantharides, d'appliquer même un nouvel emplâtre, ou de substituer à la pommade épispastique un autre irritant, comme l'onguent basilicum.

Les lieux sur lesquels on pose les vésicatoires sont déterminés par la nature de la maladie, le siége de la douleur, la connoissance des rapports sympathiques et de la situation des nerfs. C'est ainsi qu'à la suite de la suppression d'une dartre, on applique le vésicatoire sur le lieu même où elle existoit; que dans un point de côté rhumatique on le place sur l'endroit douloureux, qu'on les établit à la nuque dans les maux d'yeux, l'expérience en ayant consacré l'usage, et que dans les douleurs sciatiques, on choisit le lieu où le nerf sciatique poplité externe se trouve immédiatement placé sous la peau, au moment où il se contourne au-dessous et au côté externe de la tête du péroné. Dans les maux de gorge gangreneux, Fothergill les faisoit mettre sur les parties latérales du cou, endroit où se trouvent les nombreux rameaux du plexus cervical superficiel.

Il est certaines parties de la peau dont la sensibilité est si vive, qu'on substitue à l'emplâtre de cantharides des cataplasmes irritans, comme la moutarde délayée dans le vinaigre. Ces épispastiques appliqués à la plante des pieds, portent le nom de sinapismes, et jouissent d'une merveilleuse efficacité, pour réveiller la sensibilité engourdie dans les fièvres putrides et malignes.

Chez les personnes d'une grande susceptibilité, les cantharides offrent l'inconvénient de porter trop facilement leur action sur les organes urinaires, d'occasioner la dysurie en même temps qu'une vive excitation des organes génitaux.

On peut encore reprocher aux vésicatoires de ne pas agir dans l'instant même de leur application, ce qui seroit bien désirable lorsque l'indication est pressante, l'occasion fugitive, *occasio præceps!* et qu'il faut rallumer le flambeau de la vie prêt à s'éteindre. Dans ces cas, on a substitué, avec avantage, à l'emplâtre de cantharides, la brûlure au moyen de l'eau bouillante : c'est le moyen le plus prompt et le plus sûr d'obtenir l'irritation, la formation de la vésicule, enfin tous les effets de l'épispastique. Cette méthode a pris une nouvelle faveur, par la nécessité de l'employer où se trouvent si fréquemment les médecins des armées, dans la pénurie des moyens de toute espèce.

Les vésicatoires employés dans les cas d'inflammation, paroissent, au premier coup d'œil, seulement propres à l'accroître. Cependant si l'application en est faite loin du lieu enflammé, ils déplacent utilement l'irritation, et produisent souvent une révulsion salutaire. Un vésicatoire appliqué dans la pleurésie sur le point de côté douloureux, a quelquefois dissipé la douleur comme par enchantement. Il n'est pas moins efficace contre le rhumatisme, dans l'ophthalmie, etc. Mais il en est des vésicatoires comme des sangsues ; c'est au voisinage du tissu enflammé, et non pas sur ce tissu lui-même, que l'on doit en faire l'application. J'ai vu un vésicatoire appliqué sur un érysipèle, déterminer la gangrène de la peau enflammée.

Les moyens vésicans, efficaces pour réveiller la sensibilité engourdie et produire une excitation momentanée, réussissent assez mal pour obtenir une évacuation habituelle et durable. Sous ce point de vue, les cautères leur sont bien préférables. L'application d'un morceau de potasse concrète, en déterminant la destruction d'une partie des tégumens, établit un petit ulcère, dont on empêche la cicatrisation par un moyen mécanique.

G. C'est le meilleur des exutoires. Les cautères se placent dans les lieux où leur présence est le moins gênante pour les individus qui s'assujettissent à les porter. On choisit les endroits où se trouve un tissu cellulaire assez abondant pour fournir aux frais de la suppuration, et où l'action musculaire ne puisse déranger les moyens mécaniques dont la présence doit entretenir la suppuration. Ainsi, on les applique aux bras, vers l'angle inférieur du deltoïde, entre l'angle inférieur de ce muscle et le bord externe du biceps, dans cette légère dépression, facile à voir et surtout à sentir, au bas du moignon de l'épaule. Pour les extrémités inférieures, on choisit la partie inférieure, interne et un peu antérieure de la cuisse, entre le vaste externe et le tendon du troisième adducteur, deux à trois pouces environ au-dessus de l'articulation du genou, ou bien à la partie supérieure, antérieure et interne de la jambe, au-devant du jumeau interne. Les cautères placés aux membres inférieurs, sont bien plus incommodes que ceux du bras; leur présence apporte beaucoup de gêne dans la marche et les divers autres exercices; en sorte, qu'à moins d'une indication positive, il faut toujours préférer le bras pour établir l'exutoire dont il est question.

Ainsi donc, lorsqu'il ne s'agit point de suppléer à une évacuation établie par un vieux ulcère des parties inférieures, ou par une éruption fixée sur ces parties, on appliquera le cautère au bras de la manière suivante. On préfère généralement le bras gauche, employé à moins d'usages, et qui prête aux malades plus de facilité pour vaquer eux-mêmes aux pansemens habituels. On taille un petit morceau d'emplâtre de diachylon gommé, puis on fait, dans son centre, un petit trou avec perte de substance. Cet agglutinatif étant appliqué à la partie supérieure et externe du bras, dans l'endroit indiqué, on adapte à son ouverture un morceau de pierre à cautère, qu'on aura eu soin de conserver bien sèche dans une bouteille hermétiquement bouchée. Ce morceau, d'une grosseur proportionnée à la largeur de l'ouverture faite à l'emplâtre, sera recouvert d'un peu de charpie, par-dessus laquelle on applique un second emplâtre collant, assez large pour déborder de toutes parts le premier. Une compresse et une petite bande roulée, compléteront l'appareil. En fixant le caustique comme on vient de le dire, on n'a point à craindre qu'il se dérange ni qu'il étende trop loin son action ; l'étendue de l'escare sera proportionnée à la largeur du trou fait au premier emplâtre, ainsi qu'au volume du morceau de potasse ; à mesure que cette substance entre en fusion et se combine avec le tissu cutané, elle perd son action, et s'éteint au moment où la saturation s'achève. On lève les emplâtres au bout de vingt-quatre heures, et l'on panse avec un linge enduit d'onguent de la mère, ou de tout autre suppuratif capable de favoriser les progrès du travail qui doit amener la chute de l'escare. Elle se détache plus tôt ou plus tard, suivant les dispositions de l'individu. Un ulcère arrondi succède à sa chute. On prévient la cicatrisation en y fixant un pois ordinaire, ou fabriqué avec des morceaux de racine d'iris.

Il est des personnes qui appliquent un gros morceau de pierre à cautère, et alors il faut lever l'appareil huit heures après en avoir fait l'application ; mais il est toujours préférable de mesurer la quantité de potasse caustique à la grandeur de la plaie que l'on veut obtenir. Trois à quatre grains suffisent ; alors on ne lève l'appareil que le lendemain de son application ; on pourroit même le laisser plus long-temps sans danger, le caustique éteint n'a plus d'activité.

Des chaires fongueuses ou saignantes veulent

souvent qu'on les réprime par l'application des cathérétiques ; des cataplasmes émolliens modèrent l'inflammation trop vive qui peut survenir au petit ulcère : enfin, on provoque la suppuration languissante, en le pansant avec le baume d'arcœus et autres attractifs.

Lorsque la présence d'un cautère à la jambe ou à la cuisse devient trop incommode, et que cependant la prudence ne permet pas de le supprimer tout à-fait, il convient de commencer par en établir un au bras, et de ne laisser celui d'en bas se fermer qu'au moment où celui qu'on lui substitue est en pleine suppuration ; telles sont les précautions dont il faut user, quand on transporte un cautère d'un lieu dans un autre. Il est inutile de décrire ici les divers bracelets et autres appareils par lesquels on rend le pansement des cautères au bras plus facile.

L'irritation que procure l'application de la potasse caustique est très-modérée. La sécrétion purulente tarde quelquefois à s'établir ; c'est pourquoi certains préfèrent établir l'exutoire avec le bistouri. On fait avec sa pointe une incision d'un demi-pouce, dans laquelle on place le pois qu'il faut renouveler tous les jours.

Quoique l'établissement d'un cautère avec le bistouri procure l'avantage d'une suppuration plus prompte, on doit préférer le caustique à l'instrument tranchant, parce que la plaie produite par la chute de l'escare est beaucoup moins douloureuse, a moins de tendance à se fermer, et que d'ailleurs on peut hâter la suppuration en incisant l'escare jusqu'au tissu cellulaire placé au-dessous d'elle ; la plaie faite avec la pointe du bistouri est longitudinale, ses bords tendent à se rapprocher et à se réunir ; la présence du pois qui s'oppose à cette réunion, est bien plus douloureuse que dans la solution de continuité de forme ronde qu'a produite l'application de la potasse caustique.

L'établissement d'un exutoire avec le cautère actuel, produit également une irritation plus vive; mais, sous ce point de vue, le moxa l'emporte de beaucoup sur les cautères dont nous venons de parler.

H. On donne le nom de moxa à la brûlure d'une partie de la peau, par le moyen du coton ou du lin enflammé, procédé connu des anciens, et fort usité parmi les Orientaux. Voici quelle est la manière de le mettre en usage.

On dispose du coton en paquet bien serré, on y met le feu, puis on applique ce petit tampon par le côté opposé à celui qui déjà est en flammes ; le feu gagne lentement du côté opposé ; la peau s'échauffe, des picotemens et bientôt des élancemens douloureux se font sentir : la partie passe par tous les degrés de la brûlure, *voyez* tome I; il se forme une escare plus ou moins étendue et profonde ; toutes les chairs qui environnent le point brûlé sont vivement irritées ; l'inflammation s'en empare, elles se tuméfient ; une suppuration abondante s'établit; aucune excitation n'est à la fois plus profonde et plus énergique. Le lieu où s'applique le moxa est déterminé par la maladie.

Autant l'emploi des sétons étoit familier dans l'ancienne chirurgie, autant il est maintenant borné. On les a exclus avec raison du traitement des plaies d'armes à feu. *Voyez* tome I. Considérés comme servant d'exutoires, on ne les emploie guère que dans les cas d'ophthalmies chroniques rebelles. *Voyez*, tome II, quelle est la manière de les appliquer à la nuque.

L'application de l'électricité et du galvanisme, l'emploi de l'aimant et des forces magnétiques, les divers médicamens topiques et leur application, mériteroient de nous occuper, si tous ces objets n'étoient suffisamment exposés dans les divers Traités de matière médicale. On peut cependant dire que les auteurs de ces ouvrages ont singulièrement négligé l'histoire des topiques ou médicamens externes. L'Académie de Chirurgie avoit senti toute l'importance de cette matière, lorsque, pour sujet de ses premiers prix, elle proposoit l'histoire des répercussifs, des résolutifs, des émolliens, des anodins, des détersifs, des suppuratifs, des dessiccatifs et des caustiques. Les deux premiers volumes (1) de ses prix renferment, sur ces divers genres de topiques, une collection de travaux intéressans. Mais, il faut l'avouer, le peu de progrès

---

(1) Édition *in-4°*.

des sciences chimiques à cette époque, l'ignorance presque complète des lois vitales, dans ces temps où les théories mécaniques de Boërhaave composoient toute la physiologie des écoles, n'ont pas permis aux auteurs des mémoires couronnés, de traiter ces divers sujets d'une manière qui puisse pleinement satisfaire le lecteur d'aujourd'hui. L'histoire des remèdes topiques est encore à faire, et cette partie de la matière médicale promet d'abondantes moissons à qui saura les recueillir.

Enfin, les opérations de la seconde classe, soit qu'elles consistent à réunir les parties divisées, à séparer celles qui sont unies, à remettre les parties déplacées, à évacuer les liquides épanchés, désobstruer les conduits bouchés, ou bien extraire les corps étrangers venus du dehors ou nés dans le sein des organes; toutes ces opérations, dont le but commun est de remédier à un dérangement mécanique, contre lequel les secours diététiques et pharmaceutiques sont impuissans, se trouvent exposées, chacune en son lieu, dans les différentes parties de cet ouvrage. C'est ainsi que dans l'histoire des plaies simples, susceptibles de la réunion immédiate, nous n'avons rien omis de ce qui concerne les divers moyens de réunir les parties divisées, et que nous avons traité de l'emploi convenable des divers moyens de réunion, tels que la situation, le bandage unissant, les emplâtres agglutinatifs et la suture. L'histoire des luxations et des hernies est suivie de l'exposition des procédés que l'on met en usage pour remettre les parties déplacées. Après avoir traité des diverses fistules, nous avons dit comment on rétablissoit le cours des fluides par la désobstruction des conduits excréteurs, etc. etc. Rien n'est plus facile que de rapporter à notre classification les divers procédés opératoires décrits dans cet ouvrage, à l'occasion des maladies pour lesquelles ils se trouvent indiqués. C'est ainsi que l'histoire des opérations chirurgicales se trouve réunie à celle des maladies qui en amènent la nécessité.

Les opérations de la troisième classe consistant dans l'ablation des parties sur lesquelles le régime et les médicamens, soit internes, soit topiques, ne peuvent avoir aucune influence, se trouvent exposées en diverses parties de cet ouvrage.

Les règles de l'amputation des membres, pratiquée dans la continuité des os ou dans leurs articulations, sont tracées à la fin du quatrième et dernier volume : les préceptes relatifs à l'extirpation de l'œil, la destruction des polypes, l'ablation des boutons chancreux, l'amputation des cancers mammaires, l'opération du sarcocèle, etc. se trouvent à la suite de l'histoire de ces maladies. A cette classe d'opérations se rapportent toutes les cautérisations qui ont pour objet de détruire les parties sur lesquelles agit le cautère, tandis que ces opérations, lorsqu'elles ont pour but l'établissement d'un exutoire, ou bien l'excitation d'une partie, se rapportent à la première classe d'opérations, dont le but commun est de changer l'état des propriétés vitales.

FIN DU TOME DEUXIÈME.

TABLE ANALYTIQUE
DES MATIÈRES
CONTENUES DANS LE DEUXIÈME VOLUME.

CLASSE DEUXIÈME.

MALADIES DE L'APPAREIL SENSITIF.

TABLEAU de ces maladies, *page* 3.

ORDRE PREMIER.

MALADIES DES ORGANES DES SENS.

Lésions optiques.

De la classification des maladies des yeux, 4. Tableau de ces affections, 7. Des meilleurs ouvrages sur les maladies des yeux, 8.

GENRE PREMIER.

Maladies des sourcils, des paupières et des voies lacrymales.

I. A. Plaies des sourcils. Comment elles doivent être réunies. Leur danger, 14. B. Inflammations du sourcil. C. Chute de ses poils, 15.

II. Maladies des paupières. A. Union de leurs bords libres, 16. B. Adhérence des paupières au globe de l'œil, 17. C. Plaies des paupières, 18. D. Renversement de leurs bords, 19. Excision

de la conjonctive, 20. E. Chute de la paupière supérieure, 22.
Observation, 24. F. Clignotement. G. Loupes des paupières,
25. De leur extirpation, 27. Observation, 28. H. Orgeolet.
Grains et gravelles, 29. J. Trichiasis, 30. K. Flux chassieux,
31. Encanthis, 32.

III. Maladies des voies lacrymales. A. Squirrhes de la glande
lacrymale, 33. B. Epiphora par l'oblitération ou l'obstruction des conduits lacrymaux, 34. C. Tumeur et fistule lacrymales, 35. Marche de la maladie, 36. Causes, 37. Traitement. Deux méthodes : rétablir les voies ordinaires, ou pratiquer une route artificielle, 40. Procédés pour désobstruer
le canal nasal, 42. Opération de la fistule lacrymale par
incision du sac, 44. De la perforation de l'os unguis, 48. De
ses difficultés, 51. Cette méthode est préférée en Angleterre
et en Italie, 52. On ne doit pas opérer les enfans très-
jeunes, 55.

GENRE DEUXIÈME.

Affections du globe de l'œil.

A. De l'ophthalmie. Elle lie les maladies de l'œil à celles des
paupières, 56. Ophthalmie *idiopathique*, 57; aiguë, 58;
chronique, 59. Traitement, 60. Séton à la nuque. Son efficacité, 61. Manière de le placer, 62. Du dernier degré de
l'ophthalmie, ou *chemosis*, 63. Scarifications de la conjonctive, 64. Ophthalmies épidémiques, 65. Ophthalmies tenant
à l'exercice de certaines professions, 66. Ophthalmie *sympathique*, Emploi des évacuans, 67. Ophthalmies *spécifiques*, vénériennes, dartreuses, etc. 68. Suites de l'ophthalmie, 69.

B. Du ptérygion; c'est l'épaississement du tissu de la conjonctive oculaire, 71. Excision de cette membrane, 72.

C. Du staphylome. Il consiste dans l'épaississement des lames
de la cornée, 73.

D. Du nuage, 75.

E. De l'albugo et du leucoma, 77. Différences de ces taies, 78.

F. Ulcération de la cornée transparente, 79.

G. Hypopion, Empyème de l'œil, 80.

H. Occlusion de la pupille, 83. Des pupilles artificielles, 85.

J. Procidence de l'iris, 86.

K. De la cataracte, 87. Signes de la maladie, 88. Pronostic, 89. Nature de la maladie. Etiologie, 92. Quand faut-il opérer, 93. De la maturité de la cataracte, 95, 96. Abaissement, 97. Avantages et inconvéniens de ces deux méthodes, 98. Manière d'abaisser ou plutôt de broyer le cristallin, 99. Méthode de l'extraction, 100. Du glaucome, 106.

M. De la myopie et de l'hydrophthalmie, 107.

N. De la presbytie, 108.

O. Plaies de la sclérotique, 109.

P. Du carcinome de l'œil, 110. De l'extirpation de cet organe, 111. Des yeux artificiels, 112.

GENRE TROISIÈME.

Lésions de la sensibilité optique.

A. Augmentation. Nyctalopie, 117.

B. Diminution. Eméralopie, 118.

C. Abolition. Goutte sereine, 120.

D. Aberrations. Imaginations, 123. Observation, 125.

GENRE QUATRIÈME.

Vices de situation et de direction du globe de l'œil.

A. Exophthalmie, 126.

B. Strabisme, 128. De ses causes, 129. Des moyens d'y remédier, 130.

C. Mouvemens convulsifs des yeux, 134.

TABLE

LÉSIONS ACOUSTIQUES.

GENRE PREMIER.

Lésions de l'oreille.

A. Maladies du pavillon, 135.
B. Imperforation du conduit auditif externe, 137. Rétrécissement de ce conduit, 138. Corps étrangers, 139. Ecoulemens puriformes et polypes, 140.
C. Maladies de la membrane du tympan. De son épaississement, 141. Comment il arrive, 142. De la perforation de la membrane du tympan, 143. Du déchirement de cette membrane, 146.
D. Carie de la caisse du tambour et des cellules mastoïdiennes, 147. Destruction des osselets, 149.

GENRE DEUXIÈME.

Affections des nerfs auditifs.

A. Augmentation de leur sensibilité, 150. Observation, 151.
B. Diminution et abolition ; dureté d'ouïe et surdité nerveuses, 152.
C. Anomalies acoustiques, 153.

LÉSIONS OLFACTIVES.

GENRE PREMIER.

Affections des fosses nasales et de leurs sinus.

A. Oblitération des narines, 154.
B. Lésions du nez, 155. Fractures, plaies. Méthode de Taillacot, 156.

C. Polypes des fosses nasales, 160 ; vésiculaires ou durs, 161. Diagnostique, 162. Excision, arrachement et ligature de ces polypes, 165.
D. Du coryza ou enchifrenement, 169.
F. Abcès du sinus maxillaire, 173. Perforation du bord alvéolaire, 175.
G. Polypes du sinus maxillaire, 176. Maladies des autres sinus, 177.

GENRE DEUXIEME.

Lésions des nerfs olfactifs, 180.

LÉSIONS TACTILES.

A. Doigts surnuméraires; doigts réunis, 181.
B. Engelures, 183.
C. Panaris, 185. Les espèces de cette maladie, admises par les auteurs, n'en indiquent que les divers degrés, 187. Le danger du panaris tient à la structure des doigts, 189. Nécessité de faire avorter l'inflammation, 191. Méthodes perturbatrices. Incision. Caustique, 193. Accidens, 196.
D. Verrues, manière de les détruire, 199.
E. Callosités et gerçures de la peau des mains, 200.
F. De l'ongle entré dans la chair. Desault en a le premier établi la vraie méthode curative, 201.

ORDRE DEUXIÈME.

MALADIES DES NERFS.

GENRE PREMIER.

Lésions physiques.

A. Compressions, 202.
B. Contusions, 203.

C. Divisions, 207. Les nerfs ne sont point capables de se reproduire, 208. Erreurs à ce sujet, 209. La paralysie suit leur section, 210.

Observations, 243. Expériences, 246. Par la manière dont il est assujetti, sa masse, sa pesanteur, et la nature de sa substance, le foie est de tous les organes celui qui souffre le plus de la commotion, 248. Dans les commotions du cerveau, triple indication, 249. Trois sortes de remèdes. Saignée, 250. Stimulans, 251. Evacuans, 252. Epanchemens intérieurs, 254. Inflammation des méninges et du cerveau, 257.

B. Compression de la moelle de l'épine dans les fractures et les luxations des vertèbres, 259.

C. Caries de la colonne vertébrale, ou mal de Pott, 269. Paralysie des extrémités inférieures, 270.

D. Compression du cerveau, dans les plaies de tête, 276. Piqûres du cuir chevelu, 277. Plaies à lambeaux, 278. Contusions, bosses, 279. Dénudation des os, 280. Observation. Fractures du crâne, 281. Fractures par contre-coup, et leurs diverses espèces, 282. Diagnostique, 283. Son obscurité, 285. Des épanchemens, 286. De leur siége, 287. Est-il facile de les déterminer ? 288. Méthode évacuante, 290. Nécessité du trépan, 292. Endroits où on l'applique, 295. Instrumens, 297. Opération, 298. Le cerveau chasse le liquide qui forme épanchement, aussitôt que l'ouverture est faite, 300. Trépan proposé par Bichat, 301. Pansement, 302.

E. Hydrocéphale, 304. C'est une maladie des premiers temps de la vie, 305. Des acéphales, 306. Symptômes. Déplissement des circonvolutions cérébrales, 307. Spina bifida, 309. Pourquoi la mort suit l'évacuation du liquide, 311.

F. Tumeurs fongueuses de la dure-mère, 312. Disposition qu'a cette membrane pour végéter, 313. Diagnostique de ces tumeurs. Pulsations isochrones aux battemens du pouls, 314. Ablation du fungus, 315.

G. Encéphalocèle, 316. Tendance du cerveau pour sortir du crâne, 317. Sa hernie suppose l'affoiblissement ou la perforation des parois osseuses de cette cavité, 318. Parencéphalocèle, 319. Observations, 320. Ouvrages à consulter sur les maladies précédentes, 321.

CLASSE TROISIÈME.

MALADIES DE L'APPAREIL LOCOMOTEUR.

Les muscles et les os diffèrent autant par leurs maladies que par leur structure, et le degré de vie dont ils sont animés, 323. Tableau de ces affections, 324.

ORDRE PREMIER.

MALADIES DU SYSTÈME MUSCULAIRE.

GENRE PREMIER.

LÉSIONS DES MUSCLES.

Lésions mécaniques.

- A. Contusions, 325.
- B. Divisions. L'écartement des bords est principalement dû à la contractilité musculaire, *ibid.* Il est relatif au nombre, à la longueur des fibres, à l'embonpoint de l'individu, au degré de l'irritation, 326. La réunion n'est jamais immédiate : intersection celluleuse. Le muscle n'en est pas notablement affoibli, pourvu qu'elle ait peu de longueur, 327.
- C. Ruptures musculaires ; elles sont dues aux violentes contractions, 328. Exemples, 329. Ruptures de quelques fibres, 330. Observations, 331. Elles sont fréquentes dans les muscles du mollet. Préjugés sur la rupture du tendon du plantaire grêle, 332.
- D. Déplacemens des muscles, 335. Ils ne peuvent s'effectuer tant que les aponévroses conservent leur intégrité, 336.

Lésions vitales.

- E. Tétanos. Contraction spasmodique des muscles, 338. De

ses différentes variétés, 339. La contraction spasmodique des fléchisseurs (emprosthotonos) est bien différente et moins grave, 340. Causes du tétanos; symptômes, 343. Indications curatives, 345. Etiologie, 346. Thérapeutique. Médecine agissante, 348. On peut donner l'opium à très grande dose, 349. De la manière d'agir de l'opium sur l'économie animale, 352. Autres remèdes, 353. Observations du professeur Percy sur le tétanos, 355.

F. Asthénie musculaire, 357. Causes et moyens de la dissiper, 358. Paralysie musculaire, 359. Paralysie du sterno-cléïdomastoïdien; convulsion de ce muscle, 360. Mouvemens convulsifs, 361.

GENRE DEUXIÈME.

Lésions des parties tendineuses.

Le petit nombre de leurs maladies tient au foible développement de leurs propriétés vitales, à la simplicité de leur organisation, 362. Divisions des tendons, 363.

A. Rupture du tendon d'Achille, 364. Comment elle résulte de la contraction violente des extenseurs du pied, 365. Signes, 366. Thérapeutique, 368.

B. Ruptures du calcanéum, 369.

C. Ruptures du tendon des extenseurs de la jambe, de la rotule et de son ligament, 371. Celles de la partie osseuse sont plus fréquentes. Pourquoi, 372. Ruptures de la rotule, obliques ou transversales, 373. Dépendent d'une cause externe ou de l'action musculaire, 374. Mécanisme, 376. Ecartement, 377. Causes auxquelles il est dû; quelquefois il n'arrive point immédiatement après la rupture, 378. Diagnostique, 379. Mode de guérison, 380. La rotule n'est qu'une partie tendineuse durcie, 383. Les bouts ne se réunissent point immédiatement, parce que le mouvement d'extension de la jambe sur la cuisse est trop borné, 387. L'union se fait presque toujours au moyen d'une substance ligamenteuse intermédiaire, 389. Cependant la réunion immédiate n'est pas absolument impossible; il faut veiller à ce que la substance intermédiaire, à l'aide de laquelle s'opère la réunion dans la presque généralité des cas, soit la plus courte possible, 389. Maintenir la jambe dans une extension permanente sur la cuisse, 393. Défauts du kiastre, 394. Le bandage unissant des plaies en travers vaut mieux, 396. En y ajoutant une attelle le long de la partie postérieure du membre, 397. Comment il faut prévenir l'ankylose, 399.

G. Ruptures de l'olécrâne, 400. Elles dépendent d'une cause externe et de l'action musculaire, 401. Maintenir l'avant-bras étendu sur le bras, 402.

D. Ganglions, ou tumeurs enkystées dans les gaînes des tendons, 403. Nature de ces tumeurs, 404. Les traiter par l'écrasement, 405. De la suture des tendons, 406.

E. Lésions des aponévroses, 407.

APPENDICE CONCERNANT LES OPÉRATIONS CHIRURGICALES.

L'opération de chirurgie est le dernier et le plus efficace secours de la médecine, 409. Elle est le supplément des moyens diététiques et pharmaceutiques, 410. Division des opérations chirurgicales en trois classes, 411. Caractères de chaque classe d'opérations, 412.

§. Ier.

Des opérations de la première classe; leur but commun est de changer l'état des propriétés vitales chez les individus sur lesquels on les pratique; elles composent ce qu'on appelle la petite chirurgie, 415. De la saignée et de ses effets, 416. De la saignée du bras, 417. Choix des veines. Appareil, 418. Procédé opératoire, 419. Accidens qui pourront suivre la saignée, 420. Ecchymose, trombus, 422. Douleurs et inflammations, 425. Ouverture de l'artère brachiale, 426.

Saignée du pied, 427. Saignée du cou, 428. Autres saignées, 429.
B. Artériotomie, 430.
C. Ventouses sèches et scarifiées, 432.
D. Sangsues, 433.
E. Frictions, 435.
F. Vésicatoires, 439. De leurs effets, et de la manière de les appliquer, 441. Exutoires, cautères. Les cautères établis avec la potasse caustique sont préférables à ceux que l'on place au moyen d'une incision, 443. Endroits où on les applique, 445. Manière de les poser, 447. Du moxa, *ibid.* Autres petites opérations, 448. Opérations de la seconde classe. De la troisième, ou ablations, 450.

FIN DE LA TABLE DU DEUXIÈME VOLUME.

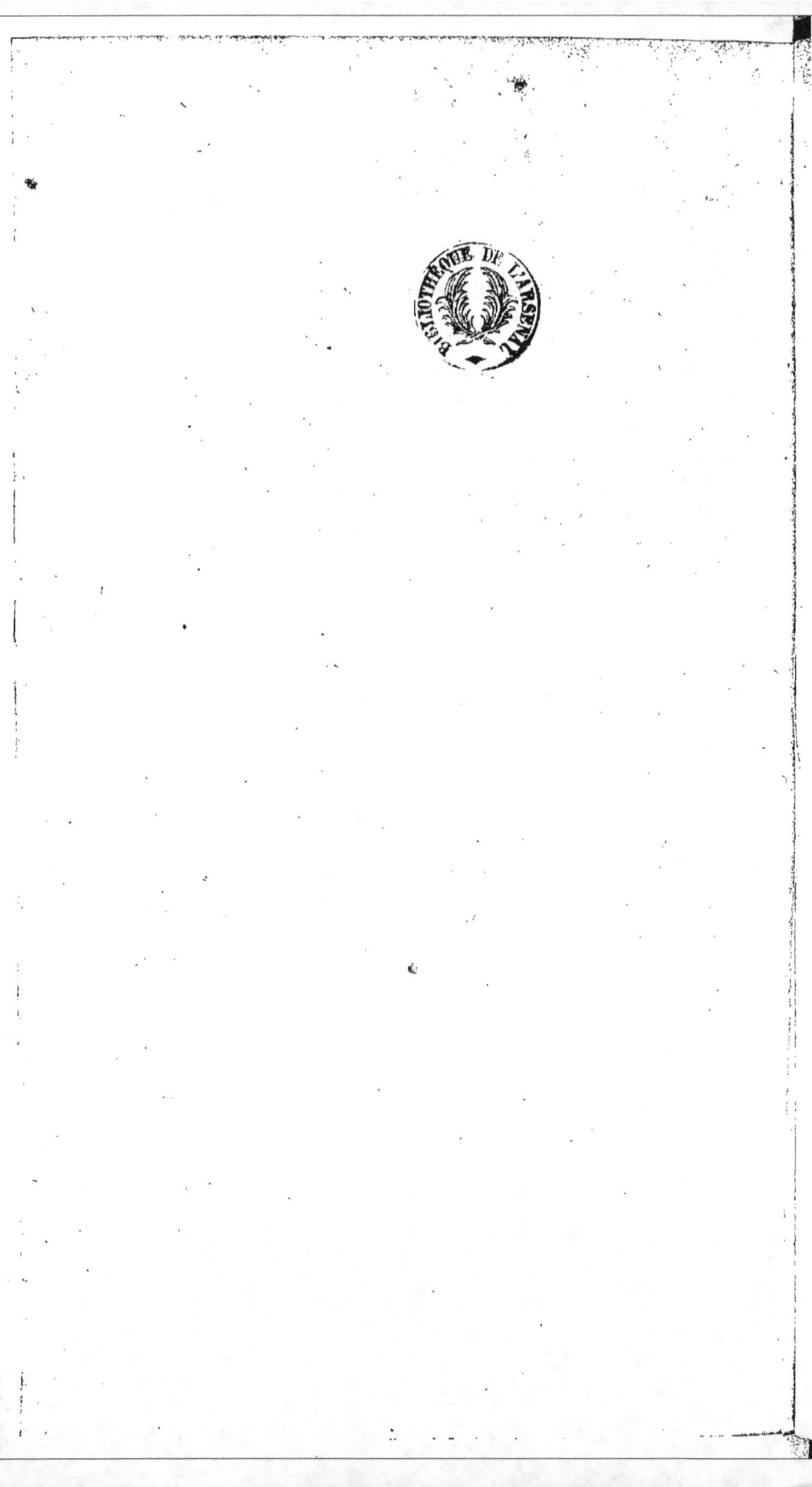

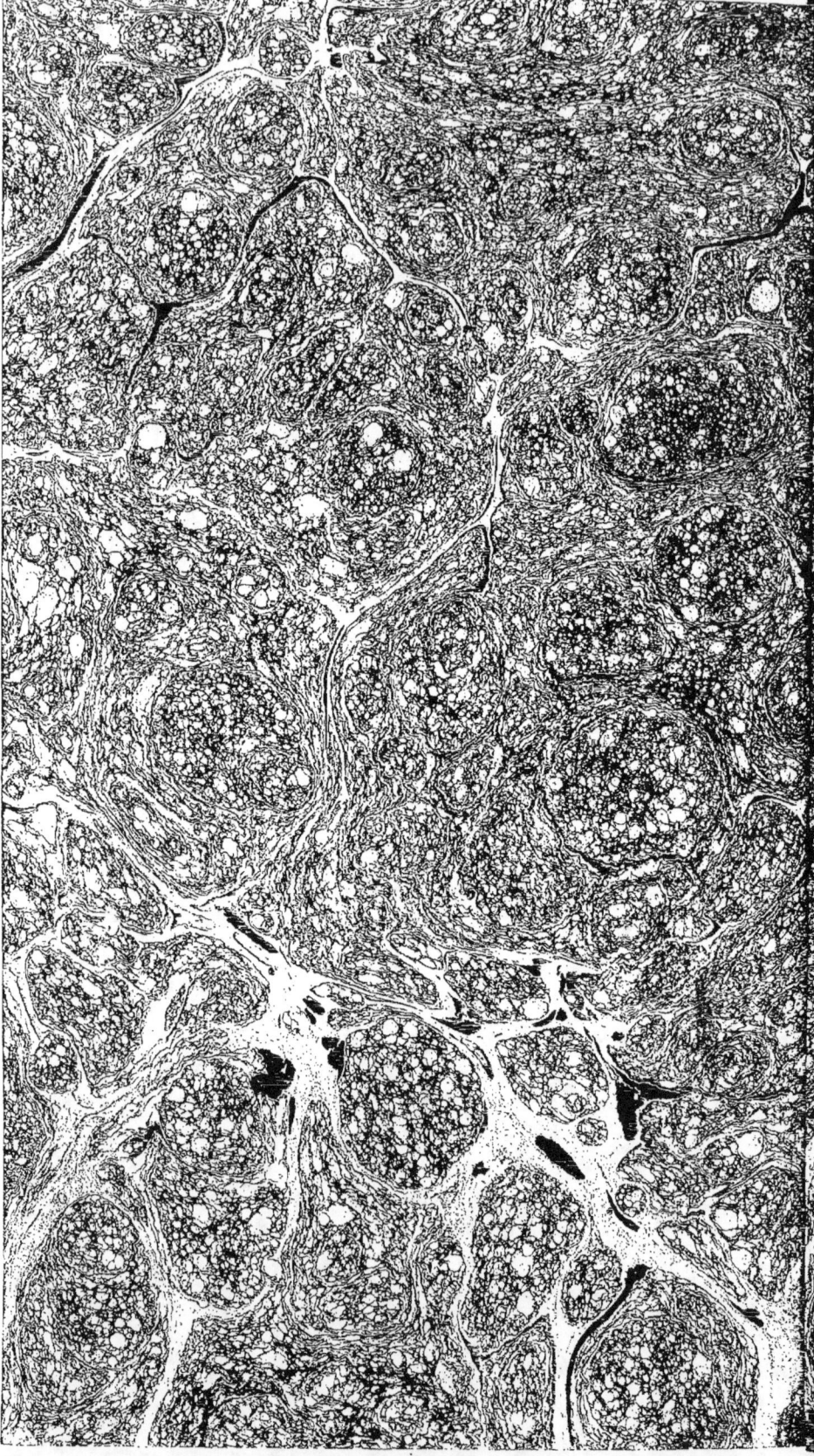

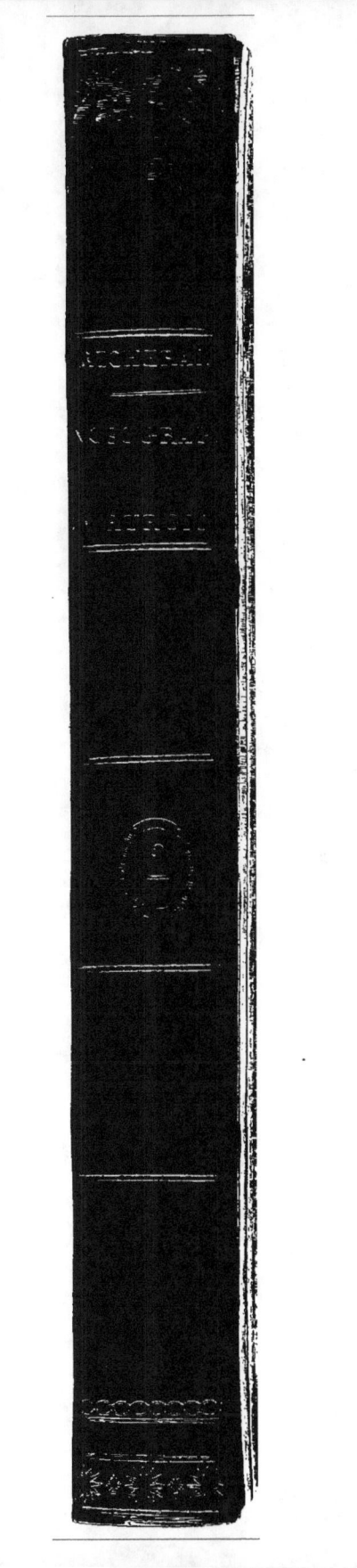

www.ingramcontent.com/pod-product-compliance
Lightning Source LLC
Chambersburg PA
CBHW072109220426
43664CB00013B/2048